SEXO antes de TUDO

Copyright © 2019 *by* Pedrazul Editora Ltda.
Todos os direitos reservados à Pedrazul Editora.
Texto adaptado à nova ortografia da Língua Portuguesa,
Decreto nº 6.583, de 29 de setembro de 2008.
Direção Geral: Chirlei Wandekoken
Direção de arte: Eduardo Barbarioli
Tradução: Marco A. D. Pontual e Alexandre A. D. Pontual
Revisão: Fernanda C. F. de Jesus

R988s Ryan, Christopher, 1962 -.
        Sexo Antes de Tudo / Christopher Ryan, Cacilda Jethá .
    Domingos Martins, ES : Pedrazul Editora, 2019.

    312 p.
    Título original: Sex at Dawn

    ISBN: 978-85-66549-69-0

    1. Sexo. 2. Sexualidade humana. 3. Costumes sexuais.
    4. Casamento. I. Título. II. C. F. de Jesus, Fernanda.

                                        CDD – 158.1

Reservados todos os direitos desta tradução e produção. Nenhuma parte desta obra poderá ser reproduzida por fotocópia, microfilme, processo fotomecânico ou eletrônico sem permissão expressa da Pedrazul Editora, conforme Lei nº 9610 de 19/02/1998.

PEDRAZUL EDITORA
www.pedrazuleditora.com.br | contato@pedrazuleditora.com.br

PhD Christopher Ryan
e Dra. Cacilda Jethá

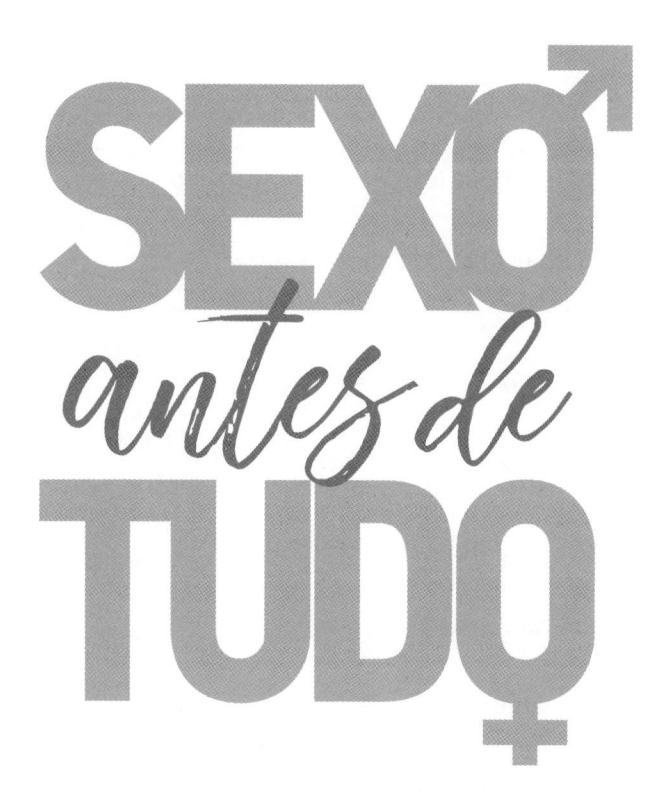

SEXO
antes de
TUDO

Como nos relacionamos, porque desejamos outros parceiros
e o que isso significa para os relacionamentos modernos.

Tradução de Marco A. D. Pontual e Alexandre A. D. Pontual

PEDRAZUL   VIDA &
  EDITORA   CARREIRA

SUMÁRIO

Prefácio: Um Primata Encontra Seu Par 6

Introdução: Uma Outra Inquisição Bem-intencionada 7

Parte I: A Origem dos Espectros 22

Capítulo 1: Lembre-se dos Iucatã! 23

Capítulo 2: O Que Darwin Não Sabia Sobre Sexo 28

Capítulo 3: Um Olhar Mais Próximo Sobre
a Narrativa Padrão da Evolução Sexual Humana 46

Capítulo 4: O Hominoide no Espelho 59

Parte II: Perdido (de desejo) no Paraíso 76

Capítulo 5: Quem Perdeu o Que no Paraíso? 77

Capítulo 6: Quem São Seus Pais? 84

Capítulo 7: Os Queridinhos das Mamães 97

Capítulo 8: Confundindo Casamento, Acasalamento
e Monogamia 104

Capítulo 9: Certeza Paternal: O Frágil Alicerce
da Narrativa Padrão 113

Capítulo 10: Ciúmes: Um Guia Para Iniciantes
Sobre Como Cobiçar a Mulher do Próximo 126

Part III: Do Jeito Que Não Éramos 137

Capítulo 11: "A Riqueza da Natureza" 138

Capítulo 12: O Meme Egoísta 149

Capítulo 13: A Batalha Sem Fim Sobre a Guerra Pré-Histórica 163

Capítulo 14: A Mentira da Longevidade 178

Parte IV: Corpos em Movimento 189

Capítulo 15: Pequeno Grande Homem 191

Capítulo 16: O Verdadeiro Tamanho do Homem 200

Capítulo 17: Às Vezes um Pênis é Apenas um Pênis 207

Capítulo 18: A Pré-História de O 217

Capítulo 19: Quando as Garotas Vão à Loucura 227

Parte V: Homens São da África, Mulheres São da África 240

Capítulo 20: Na Mente de Mona Lisa 242

Capítulo 21: O Lamento do Pervertido 250

Capítulo 22: Enfrentando Juntos o Céu 269

Notas 280

PREFÁCIO

Um Primata Encontra Seu Par
(Uma nota de um dos autores)

*"A Natureza, Sr. Allnut, é aquilo que fomos
postos no mundo para superar."*
– Katharine Hepburn, no papel de Rose Sayer,
em The African Queen.

Em uma tarde abafada de 1988, uns homens locais estavam vendendo amendoim na entrada dos jardins botânicos de Penang, na Malásia. Eu caminhava com a minha namorada, Ana, para fazer a digestão de um almoço pesado. Percebendo a nossa curiosidade, os vendedores de amendoim nos explicaram que os amendoins eram para alimentar os fofíssimos bebês macacos que rolavam na grama nas proximidades, os quais ainda não havíamos notado. Compramos alguns saquinhos.

Logo em seguida nos deparamos com um pequeno macaco dependurado pelo rabo, no meio do caminho. Seus olhos focados, tão humanos, imploravam pelo saquinho de amendoim nas mãos de Ana. Estávamos lá, parados, rindo baixinho como meninas adolescentes em uma loja de filhotes, quando do arbusto explodiu um súbito ataque símio. Um macaco adulto passou por mim num flash, esbarrou em Ana e foi embora – com os amendoins. A mão de Ana estava sangrando onde ele a havia arranhado. Estávamos paralisados, tremendo, mudos. Não havíamos tido tempo nem mesmo de gritar.

Após alguns minutos, quando a adrenalina finalmente começou a arrefecer, meu medo se transformou em repugnância. Senti-me traído como nunca havia me sentido antes. Com os amendoins ia também nossa ilusão quanto à pureza da natureza, do mal como sendo uma aflição exclusivamente humana. Uma linha havia sido cruzada. Eu não estava apenas com raiva: eu estava filosoficamente ofendido.

Senti também algumas mudanças no meu corpo. Meu peito parecia haver inchado, e meus ombros pareciam ter se alargado. Meus braços pareciam mais fortes; minha visão, mais aguçada. Senti-me como Popeye depois de uma lata de espinafre.

Olhei para os arbustos como um primata peso-pesado que eu agora sabia que era, e decidi que não toleraria mais abuso desses pesos-pena.

Eu já havia viajado pela Ásia por tempo suficiente para saber que os macacos de lá não são nada parecidos com os seus primos tocadores de tamborim que eu via na TV quando era criança. Primatas asiáticos de vida livre possuem uma característica que me chocou e confundiu quando vi pela primeira vez: respeito próprio.

Se você cometer o erro de olhar nos olhos de um macaco de rua na Índia, no Nepal ou na Malásia, vai se dar conta de estar encarando uma criatura beligerante e inteligente, cuja expressão diz, com um olhar de desconfiança à la Robert De Niro: "Tá olhando o quê? Quer vir pra cima?". Esqueça a ideia de colocar um deles num coletinho vermelho.

Não demorou muito até nos depararmos com mais um rosto peludo suplicante, pendurado de ponta-cabeça em uma árvore no meio de uma clareira. Ana estava pronta para perdoar e esquecer. Embora eu estivesse completamente dessensibilizado a qualquer tipo de fofura, concordei em dar a ele nosso último saquinho de amendoim. Ana e eu parecíamos estar seguramente distantes dos arbustos rasteiros de onde uma emboscada poderia ser lançada. Mas assim que puxei para fora o saquinho do meu bolso encharcado de suor, seu farfalhar de celofane aparentemente reverberou por toda a selva como um sino que retine para o jantar.

Em um piscar de olhos, um enorme brutamontes de trejeitos arrogantes apareceu no canto da clareira, a uns vinte metros de distância. Ele nos fitou enquanto considerava as circunstâncias, me medindo dos pés à cabeça. Seu bocejar artificial pareceu calculado para me desdenhar e ameaçar simultaneamente, com uma demorada exposição de seus caninos.

Decidido a preencher qualquer vácuo de poder, sem demora, apanhei um pequeno galho e arremessei casualmente em sua direção, deixando claro que esses amendoins definitivamente não eram para ele, e que eu não estava para brincadeira. Ele assistiu o galho cair a alguns centímetros em sua frente, sem mexer um músculo sequer. Sua testa então se enrugou em pensamentos sinistros, como se eu houvesse ferido seus sentimentos. Ele me olhou diretamente nos olhos, com uma expressão que não guardava o menor sinal de medo, respeito ou humor.

Como um tiro de canhão, ele saltou sobre o galho que eu havia jogado, grunhindo, com suas presas longas, afiadas e amarelas arreganhadas, enquanto avançava diretamente em minha direção.

Dividido entre a besta que vinha me atacar e minha namorada assustada, senti algo estalar na minha mente, como se eu houvesse perdido a razão. Em um movimento mais veloz que o pensamento, meus braços se abriram completamente, minhas pernas se flexionaram em uma base de lutador, e meus próprios dentes escurecidos de café e ajustados ortodonticamente foram arreganhados com um grunhido selvagem. Eu havia sido involuntariamente arremessado a uma exibição alucinante de supremacia.

Eu estava tão surpreso quanto ele. Ele parou e olhou para mim por um ou dois segundos antes de recuar lentamente.

Agora, pensando bem, percebo que havia ali uma expressão de riso em seus olhos.

Acima da natureza? Não mesmo. O Sr. Allnut estava certo.

INTRODUÇÃO

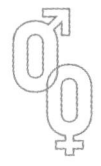

Uma Outra Inquisição Bem-intencionada

Esqueça o que você já ouviu sobre seres humanos serem descendentes de primatas. Nós não descendemos de primatas. Nós somos primatas. Metafórica e factualmente, *Homo sapiens* é uma das cinco espécies sobreviventes dos hominídeos – ou grandes primatas –, junto aos chimpanzés, bonobos, gorilas e orangotangos (gibões são considerados "macacos inferiores"). Nós compartilhamos um ancestral comum com dois desses primatas – bonobos e chimpanzés – há apenas cinco milhões de anos.[1] Isso é "anteontem", em termos evolutivos. As ressalvas que distinguem humanos dos demais grandes primatas são encaradas como "completamente artificiais" pela maioria dos primatólogos nos dias de hoje.[2]

Se estamos "acima" da natureza, estamos apenas como um surfista cambaleante está "acima" do oceano. Mesmo se nunca escorregarmos (e todos nós escorregamos), nossa natureza interior pode nos puxar para baixo a qualquer momento. Aqueles de nós que cresceram no Ocidente receberam a certeza de que nós, os seres humanos, somos especiais, únicos entre os seres vivos, acima e além do mundo que nos rodeia, isentos da humildade e humilhação que permeia e define a vida animal. O mundo natural está sob e abaixo de nós; é motivo de vergonha, nojo, escândalo, como algo malcheiroso e confuso que deve ser escondido atrás de portas trancadas, cortinas fechadas e balas de hortelã.

Nós ou pensamos isso ou exageramos pro outro lado, imaginando a natureza flutuando angelicalmente acima de tudo, inocente, nobre, equilibrada e sensata.

Assim como bonobos e chimpanzés, somos os descendentes tarados de ancestrais hipersexuais. À primeira vista isto pode parecer um exagero, mas é uma verdade que já deveria ter se tornado sabedoria popular há muito tempo. Noções convencionais de casamento monogâmico até-que-a-morte-nos-separe sofrem a pressão de um peso morto, que é a falsa narrativa que insiste em dizer que somos diferentes. Qual é a essência da sexualidade humana e como é que ela se tornou o que é? Nas páginas seguintes explicaremos como mudanças sísmicas culturais que começaram há aproximadamente dez mil anos tornaram a verdadeira história da sexualidade humana tão subversiva e ameaçadora que, por séculos, ela tem sido silenciada por autoridades religiosas, patologizada por médicos, meticulosamente ignorada por cientistas e encoberta por terapeutas moralizadores.

Conflitos profundos imperam no coração da sexualidade moderna. Nossa ignorância cultivada é devastadora. A campanha para obscurecer a verdadeira natureza da sexualidade da nossa espécie faz metade dos nossos casamentos entrar em colapso sob um turbilhão incontrolável de frustrações sexuais: tédio broxante, traição impulsiva, disfunções, confusão e vergonha. A monogamia em série se estende à frente (e atrás) de muitos de nós como um arquipélago de falhas: ilhas isoladas de felicidade transitória em um frio e escuro mar de decepções. E quantos dos casais que conseguem ficar juntos pelo longo percurso o fizeram resignando-se a sacrificar seu erotismo no altar de três das alegrias insubstituíveis da vida: estabilidade familiar, companheirismo e intimidade emocional (se não sexual)? Seriam aqueles que aspiram inocentemente a estas alegrias, amaldiçoados por natureza a presidir o lento estrangulamento da libido do seu parceiro?

A palavra espanhola *esposas* significa duas coisas: esposas e algemas. Em inglês, alguns homens, resignadamente, brincam com a noção da "corrente com a bola de ferro". Há uma boa razão pela qual o casamento é frequentemente retratado e lamentado como o início do fim da vida sexual de um homem – e mulheres não se dão muito melhor nessa. Afinal, que mulher quer compartilhar sua vida com um homem cuja honra demarca os limites de sua liberdade, e que se sente encurralado e diminuído por seu amor por ela? Quem quer passar a vida tendo que se desculpar por ser apenas *uma* mulher?

Sim, algo está muito errado. A *American Medical Association* relata que cerca de 42% das mulheres americanas sofrem de disfunção sexual, enquanto o Viagra quebra recordes de vendas ano após ano. Em todo o mundo, estima-se que a pornografia arrecade algo em torno de 57 a 100 bilhões de dólares anualmente. Nos Estados Unidos, ela gera mais receita do que a CBS, NBC e ABC [maiores redes de TV americanas] combinadas, e mais do que todas as franquias de futebol americano, beisebol e basquete profissional. De acordo com o *US News and World Report*, "os americanos gastam mais dinheiro em clubes de striptease do que na Broadway, na off-Broadway, nos teatros regionais sem fins lucrativos, na ópera, no balé, nas performances de jazz e nas de música clássica – combinados."[3]

Não há como negar que somos uma espécie com uma quedinha por sexo. O chamado casamento tradicional parece estar sendo atacado por todos os lados – ruindo de dentro pra fora. Até os mais fervorosos defensores da sexualidade *normal* são esmagados por seu próprio peso, com a exposição corriqueira de políticos de todos os partidos (Clinton, Vitter, Gingrich, Craig, Foley, Spitzer, Sanford) e figuras eclesiásticas (Haggard, Swaggert, Bakker), que alardeiam seu suporte aos *valores familiares* a caminho de mais um encontro particular com suas amantes, prostitutas ou estagiárias.

Privação não funcionou. Centenas de padres católicos confessaram milhares de crimes sexuais contra crianças, isto só nas últimas décadas. Em 2008, a Igreja Católica pagou 436 milhões de dólares em compensações a vítimas de abuso sexual. Mais de um quinto das vítimas tinha menos de dez anos de idade. Isso nós sabemos. Será que dá pra imaginar o sofrimento que crimes como esses causaram em dezessete séculos, desde que a vida sexual foi perversamente proibida a padres, no primeiro decreto papal de que se tem notícia – o *Decreta* e o *Cum in unum*, do papa Sirício (ano 385)? Qual é a dívida moral para com as vítimas esquecidas dessa rejeição insensata da sexualidade humana básica?

Com ameaça de tortura, em 1633, a Inquisição da Igreja Católica Romana forçou Galileu a declarar publicamente o que sabia ser falso: que a Terra estava imóvel no centro do universo. Três séculos e meio depois, em 1992, o papa João Paulo II admitiu que o cientista estava certo desde o início, mas que a Inquisição tinha sido "bem-intencionada".

Ah, sim, não há uma Inquisição melhor do que uma Inquisição *bem-intencionada*!

Assim como aquelas visões infantis intransigentes de um universo inteiro girando ao redor de uma Terra super importante, a narrativa padrão da pré-história oferece uma espécie de conforto primitivo, imediato. Assim como papa após papa dispensava qualquer cosmologia que removia a humanidade do centro exaltado de uma expansão infinita de espaço, e assim como Darwin foi (e, em alguns ambientes, ainda é) ridicularizado por reconhecer que os seres humanos são a criação de leis naturais, muitos cientistas são cegos, por questões emocionais, a qualquer narrativa da evolução da sexualidade humana que não gire em torno da família nuclear monogâmica.

Apesar de nós sermos levados a acreditar que vivemos em uma época de liberação sexual, a sexualidade humana contemporânea sofre com verdades óbvias e dolorosas que não podem ser ditas em voz alta. O conflito entre aquilo que nos dizem que sentimos e aquilo que realmente sentimos é, talvez, a fonte mais abundante de confusão, insatisfação e sofrimento desnecessário dos dias atuais. As respostas que geralmente nos são dadas não respondem a questões centrais da nossa vida erótica, tais como: por que homens e mulheres são tão diferentes em seus desejos, fantasias, respostas e comportamentos sexuais? Por que estamos traindo e nos divorciando em proporções cada vez maiores – isso sem falar nos que já excluíram de vez a possibilidade mesmo de um casamento? Por que o alastramento pandêmico de famílias de pais solteiros? Por que a paixão evapora de tantos casamentos tão rapidamente? O que causa a morte do desejo? Se evoluímos juntos aqui na Terra, por que tantos homens e mulheres acham mais fácil acreditar que somos de planetas diferentes?

Orientada em função de remédios e negócios, a sociedade americana tem respondido a essa crise atual desenvolvendo uma complexa indústria matrimonial de terapia de casais, ereções farmacológicas, colunistas de aconselhamento sexual, e mais um fluxo interminável de ofertas online ("Liberte o seu monstro do amor – ela vai te agradecer!"). Isso sem falar dos cultos assustadores de pureza pai-filha [NT: eventos que acontecem em algumas igrejas americanas em que a filha promete sua virgindade ao pai, que a protege e guarda até dar a mão da filha em casamento]. Todo mês, caminhões e mais caminhões de revistas reluzentes de supermercados oferecem os mesmos velhos truques para acender de volta a chama de nossas vidas sexuais moribundas.

Sim, umas velinhas aqui, uma cinta-liga ali, um punhado de pétalas de rosas na cama e as coisas vão ser como na primeira vez. O quê? Ele ainda está olhando para outras mulheres? Ela ainda está com um ar distante de decepção? Ele já finalizou antes mesmo de você começar?

Bom, então deixe os peritos descobrirem o que está afligindo você, o seu parceiro e o seu relacionamento. Talvez ele precise de um extensor peniano, ou ela precise de uma vaginoplastia. Talvez ele tenha "problemas em se comprometer", ou um "superego fragmentário", ou a temível "síndrome de Peter Pan".

Você está deprimido? Você diz que ama sua esposa com quem está há doze anos, mas não se sente atraído sexualmente por ela da mesma forma que você costumava se sentir? Um de vocês ou os dois estão se sentindo tentados por terceiros? Ora, talvez vocês devessem tentar transar no chão da cozinha! Ou melhor, talvez devessem se obrigar a transar toda noite por um ano![4] Talvez ele esteja atravessando a crise da meia-idade. Tome estes remédios. Faça um corte novo no cabelo. *Alguma coisa* deve estar errada com você.

Você alguma vez já se sentiu vítima de uma Inquisição bem-intencionada?

Esse relacionamento de dupla personalidade com a nossa verdadeira natureza sexual não é nenhuma novidade para as empresas de entretenimento, que já refletem há muito tempo a mesma sensibilidade contraditória entre o pronunciamento público e o desejo privado. Em 2000, sob o título "Wall Street se encontra com a Pornografia", o jornal *The New York Times* relatou que a General Motors vendeu mais filmes de sexo explícito do que Larry Flynt, dono do império pornográfico *Hustler*. Mais de oito milhões de assinantes norte-americanos da *DirecTV*, uma subsidiária da General Motors, estavam gastando cerca de 200 milhões de dólares por ano em filmes *pay-per-view* de sexo de suas empresas de televisão por satélite. Da mesma forma, Rupert Murdoch, dono da *Fox News Network* e do jornal conservador número um dos Estados Unidos, *The Wall Street Journal*, estava arrecadando mais dinheiro com pornografia através de uma empresa de comunicação satélite do que a Playboy com suas revistas, serviços a cabo e de Internet combinados.[5] A *AT&T*, também uma defensora de valores conservadores, vende pornô *hardcore* para mais de um milhão de quartos de hotel em todo o país através de sua *Hot Network*.

A hipocrisia sexual frenética nos Estados Unidos é inexplicável se aceitarmos o modelo tradicional da sexualidade humana, que insiste que a monogamia é natural, que o casamento é uma universalidade humana e que qualquer outra estrutura familiar que não seja a nuclear é uma aberração. Precisamos de um novo conhecimento de nós mesmos, baseado não em proclamações de púlpitos ou comédias românticas hollywoodianas, mas em uma análise sem medo e sem pudor da vasta literatura científica que ilumine as verdadeiras origens da sexualidade humana.

Estamos em guerra com nosso erotismo. Nós batalhamos contra nossos apetites, nossas expectativas e nossas decepções. Religião, política e até mesmo a ciência põem-se em guarda contra a biologia e milhões de anos de desejos evoluídos. Como resolver esse conflito espinhoso?

Nas páginas a seguir nós reavaliaremos alguns dos mais importantes estudos da atualidade. Nós questionaremos os mais profundos pressupostos encontrados nas visões contemporâneas de casamento, estrutura familiar e sexualidade – questões que afetam cada um de nós todos os dias e todas as noites.

Iremos mostrar que os seres humanos evoluíram em grupos íntimos, onde quase tudo era partilhado – comida, abrigo, proteção, cuidado infantil e até mesmo prazer sexual. Nós não alegamos que os seres humanos são hippies marxistas natos, e também não defendemos que o amor romântico era desconhecido ou sem importância em comunidades pré-históricas. O que vamos demonstrar é que a cultura contemporânea distorce a relação entre amor e sexo. Com e sem amor, uma sexualidade casual era a norma para os nossos antepassados pré-históricos.

Endereçemos então a pergunta que você provavelmente já está se fazendo: como é que podemos saber alguma coisa sobre o sexo na pré-história? Nenhum ser humano vivo hoje estava lá para testemunhar, e uma vez que comportamento social não deixa fósseis, não seria tudo isso apenas uma especulação sem sentido?

Não exatamente. Há uma velha história sobre o julgamento de um homem acusado de arrancar com uma mordida o dedo de outro homem em uma briga. Uma testemunha prestou depoimento, e o advogado de defesa perguntou: "Você realmente viu meu cliente morder o dedo?" A testemunha disse: "Bem, não, eu não vi." "Ahá!" – disse o advogado, com um sorriso de satisfação. "Como, então, você pode alegar que ele mordeu e arrancou o dedo do homem?" "Bem", respondeu a testemunha, "eu o vi cuspi-lo."

Além de uma quantidade substancial de provas circunstanciais de sociedades ao redor do mundo e primatas não-humanos muito próximos a nós, daremos uma olhada em algumas das coisas que a evolução pôs pra fora. Examinaremos as diferenças anatômicas ainda evidentes em nossos corpos e o anseio por novidade sexual manifesto em nossa pornografia, publicidade e saídas ao barzinho depois do expediente. Iremos até decodificar as mensagens nas chamadas "vocalizações copulatórias" da mulher do *próximo* quando ela berra em êxtase na calada da noite.

Os leitores mais familiarizados com a literatura recente sobre a sexualidade humana estão acostumados com o que chamamos de narrativa padrão da evolução sexual humana (que de agora em diante chamaremos apenas de "narrativa padrão"). É mais ou menos assim:

1. Um rapaz conhece uma moça.
2. Rapaz e moça se analisam mutuamente e julgam o *valor do acasalamento* a partir de critérios relacionados aos diferentes interesses reprodutivos/capacidades:
• Ele procura sinais de jovialidade, fertilidade, saúde, ausência de experiência sexual anterior e probabilidade de futura fidelidade sexual. Em outras palavras, seu julgamento é enviesado a favor de uma parceira jovem e fértil, com muitos anos de concepção pela frente e sem filhos prévios para drenar seus recursos.
• Ela procura sinais de riqueza (ou pelo menos perspectivas de riqueza

futura), status social, saúde física e probabilidade de que ele vá permanecer por perto para suprir e proteger seus filhos. Seu companheiro deve estar disposto e ser capaz de prover materialmente a ela (especialmente durante a gravidez e amamentação) e a seus filhos (comportamento conhecido como *investimento paternal*).

3. Rapaz conquista a moça. Supondo que eles atendam aos critérios um do outro, eles "acasalam", formando um par com um vínculo de longo prazo – a "condição fundamental da espécie humana", como disse o famoso autor Desmond Morris. Uma vez que o vínculo é formado:

• Ela estará alerta aos indícios de que ele está considerando a hipótese de deixá-la (vigilante aos sinais de infidelidade envolvendo *intimidade* com outra mulher que ameace seu acesso a seus recursos e proteção) e ao mesmo tempo atenta (principalmente durante a ovulação) para a possibilidade de um caso rápido com um homem geneticamente superior a seu marido.

• Ele estará atento a sinais de infidelidade sexual por parte dela (o que reduziria sua importantíssima certeza de paternidade) –, enquanto aproveita oportunidades sexuais de curta duração com outras mulheres (uma vez que seu esperma é facilmente produzido e abundante).

Pesquisadores alegam ter confirmado esses padrões básicos em estudos conduzidos por décadas em todo o mundo. Seus resultados parecem dar sustento à narrativa padrão da evolução sexual humana, que parece fazer bastante sentido.

Mas eles não dão sustento e ela não faz sentido.

Embora não questionemos que esses padrões ocorram em muitas partes do mundo moderno, não os vemos tanto como elementos da natureza humana quanto como adaptações a condições sociais – muitas das quais foram introduzidas com o advento da agricultura há não mais que dez mil anos. Esses comportamentos e predileções não são traços biologicamente programados da nossa espécie; eles são prova da flexibilidade do cérebro humano e do potencial criativo da coletividade.

Tomando um só exemplo, nós sustentamos que a preferência aparentemente consistente de mulheres por homens com acesso a riquezas *não* é um resultado inato da programação evolutiva, como o modelo padrão afirma, e sim uma simples adaptação de comportamento a um mundo onde homens controlam uma fatia desproporcional dos recursos totais. Conforme exploraremos em mais detalhes nos capítulos seguintes, antes do surgimento da agricultura, há uma centena de séculos, mulheres tinham tipicamente tanto acesso à comida, proteção e suporte social quanto homens. Veremos que perturbações nas sociedades humanas resultantes da mudança para vida em comunidades agrárias fixas trouxeram alterações radicais nas formas de sobrevivência das mulheres. De repente, as mulheres se viam em um mundo onde era necessário negociar sua capacidade reprodutiva por acesso a recursos e proteção, ambos necessários à sobrevivência. Mas essas condições são bem diferentes daquelas nas quais nossa espécie vinha evoluindo anteriormente.

É importante manter em mente que, quando comparados com a totalidade do tempo de existência da nossa espécie, dez mil anos é apenas um breve momento. Mesmo se nós ignorarmos os aproximadamente dois milhões de anos desde o surgimento de nossa linhagem *Homo* (durante os quais nossos ancestrais diretos viviam em pequenos grupos sociais coletores), estima-se que humanos anatomicamente modernos tenham existido há até 200.000 anos. Sendo o vestígio mais antigo da agricultura datado de 8.000 a.C., a quantidade de tempo vivida por nossa espécie em sociedades agriculturais fixas corresponde a somente cinco por cento de nossa experiência coletiva, no máximo. Apenas algumas centenas de anos atrás, a maior parte do planeta ainda era ocupada por coletores.

Sendo assim, para rastrear as raízes mais profundas da sexualidade humana, é vital enxergarmos por debaixo da fina camada da história recente da humanidade.

Até o surgimento da agricultura, seres humanos haviam evoluído em sociedades organizadas em função da grande insistência no compartilhamento de praticamente tudo. Mas todo esse compartilhamento não faz de ninguém um *nobre selvagem*. Essas sociedades pré-agriculturais eram tão nobres quanto você é quando paga seus impostos ou o prêmio do seu seguro. Compartilhamento universal compulsório, culturalmente imposto, era simplesmente a forma mais eficaz para a nossa espécie altamente social de minimizar o risco. Compartilhamento e interesse próprio, conforme veremos, não são mutuamente excludentes. De fato, o que muitos antropólogos chamam de *igualitarismo feroz* era o modelo padrão de organização social por todo o mundo, por milênios, antes do advento da agricultura.

Mas sociedades humanas mudaram radicalmente a partir do momento em que começaram a cultivar alimentos e criar animais domesticados. Elas passaram a organizar-se em torno de estruturas políticas hierárquicas, propriedade privada, povoamentos densamente habitados, mudanças radicais no *status* da mulher e outras configurações sociais, que juntas representam um desastre enigmático para a nossa espécie: a população humana cresceu rapidamente ao passo que a qualidade de vida desabou. A mudança para a agricultura, escreveu o autor Jared Diamond, é uma "catástrofe da qual nunca nos recuperamos".[6]

Diversas evidências sugerem que nossos ancestrais pré-agriculturais (pré-históricos) viviam em grupos onde a maioria dos indivíduos maduros mantinha vários relacionamentos sexuais concomitantes em qualquer momento de suas vidas. Ainda que frequentemente casuais, esses relacionamentos não eram aleatórios ou insignificantes. Muito pelo contrário: eles reforçavam laços sociais cruciais na manutenção dessas comunidades altamente interdependentes.[7]

Nós encontramos evidências esmagadoras da nossa mui casual e amigável sexualidade humana pré-histórica refletidas em nossos próprios corpos, nos costumes das sociedades relativamente isoladas remanescentes e em alguns cantos surpreendentes da cultura ocidental contemporânea. Mostraremos como tudo – nosso comportamento entre quatro paredes, preferências pornográficas, fantasias, sonhos e reações sexuais – apoia essa forma reelaborada de entender nossas origens sexuais. Perguntas para as quais você encontrará respostas nas próximas páginas, incluem:

- Por que a fidelidade sexual a longo prazo é tão difícil para tantos casais?
- Por que a paixão sexual frequentemente se esmaece, mesmo quando o amor aumenta?
- Por que mulheres são potencialmente multi-orgásmicas, ao passo que homens muitas vezes atingem o orgasmo frustrantemente rápido e perdem imediatamente o interesse?
- O ciúme sexual é uma parte inevitável e incontrolável da natureza humana?
- Por que os testículos humanos são tão maiores que os dos gorilas, mas menores que os dos chimpanzés?
- A frustração sexual pode nos fazer adoecer? Como foi que a falta de orgasmos causou uma das doenças mais comuns da história, e como é que ela foi tratada?

Alguns Milhões de Anos em Algumas Páginas

Em suma, esta é a história que contaremos nas próximas páginas: há alguns milhões de anos, nosso velho ancestral *(Homo erectus)* mudou de um sistema de acasalamento no estilo dos gorilas, onde um macho-alfa lutava para vencer e manter um harém de fêmeas, para um onde a maioria dos machos tinha acesso sexual às fêmeas. Poucos, se é que algum, *experts* questionam as provas fósseis dessa mudança.[8]

Mas nós seguimos caminhos diferentes daqueles que apoiam a narrativa padrão quando olhamos para o que essa mudança significa. A narrativa padrão sustenta que foi aí que começou a união a longo prazo de nossa espécie: afinal, se cada homem tivesse apenas uma parceira por vez, a maior parte dos homens conseguiria ter uma garota pra chamar de sua.

Na verdade, onde há um debate sobre a natureza da sexualidade humana inata, as duas únicas opções *aceitáveis* parecem ser as de que ou os seres humanos evoluíram para serem monogâmicos (H-M), ou evoluíram para serem poligínicos (H-MMM...), com a conclusão normalmente sendo a de que mulheres, via de regra, preferem a primeira configuração, e homens, a segunda.

Mas e múltiplos acasalamentos, onde a maior parte dos indivíduos, masculinos e femininos, tem mais de um parceiro sexual concomitante? Por que – além da repulsa moral – a promiscuidade pré-histórica não é nem mesmo considerada, quando quase todas as fontes relevantes apontam nessa direção?

Afinal, sabemos que as sociedades coletoras nas quais os seres humanos evoluíram, eram grupos de pequena escala altamente igualitários e que compartilhavam quase tudo. Existe uma notável coerência em como os grupos coletores de *retorno-imediato* vivem, onde quer que estejam.* Os !*Kung San* do Botsuana têm muita coisa em comum com os povos aborígenes que vivem no interior da Austrália e com as tribos nos bolsões remotos da floresta amazônica. Antropólogos têm demonstrado inúmeras vezes que sociedades caçadoras-coletoras de retorno-imediato são quase universais em seu feroz igualitarismo. Partilhar não é só encorajado; é obrigatório. Acumular para si ou esconder comida, por exemplo, é considerado um comportamento profundamente vergonhoso, quase imperdoável nessas sociedades.[9]

Coletores dividem e distribuem carne equitativamente, amamentam os bebês uns dos outros, têm pouca ou quase nenhuma privacidade entre si e dependem uns dos outros para sobreviver. Assim como o nosso mundo social gira em torno das noções de propriedade privada e responsabilidade individual, o deles gira na direção contrária, no sentido do bem-estar do grupo, da identidade grupal e da profunda inter-relação e dependência mútua.

Embora isso possa soar como um inocente idealismo Nova Era, ou um choro pela Era de Aquário perdida, ou até uma glorificação do comunismo pré-histórico, nenhum desses aspectos das sociedades pré-agriculturais é contestado por acadêmicos sérios. Um consenso esmagador diz que organizações sociais igualitárias são de fato o sistema das sociedades coletoras em todos os contextos. Na verdade, nenhum outro sistema poderia funcionar para as sociedades coletoras. A partilha obrigatória, de participação compulsória, é simplesmente a melhor maneira de distribuir os riscos em benefício de todos. Pragmático? Sim. Nobre? Nem tanto.

Acreditamos que esse comportamento compartilhador se estenda para o sexo também. Uma grande quantidade de pesquisas em primatologia, antropologia, anatomia e psicologia aponta fundamentalmente para a mesma conclusão: seres humanos e nossos ancestrais hominídeos passaram quase todos dos últimos milhões de anos em bandos pequenos e íntimos, em que quase todos os adultos mantinham várias relações sexuais em qualquer período. Essa postura diante da sexualidade provavelmente persistiu até o surgimento da agricultura e da propriedade privada, há não mais de 10 mil anos. Além das volumosas evidências científicas, muitos exploradores, missionários e antropólogos sustentam essa perspectiva, redigindo relatos ricos em descrições de orgias ritualísticas, compartilhamento de parceiros (as) sem o menor problema e sexualidade aberta e livre de culpa ou vergonha.

Se você passar um tempo com os primatas mais próximos dos seres humanos, verá chimpanzés fêmeas tendo dúzias de relacionamentos sexuais por dia, com a maioria ou com todos os machos dispostos, e bonobos fazendo sexo grupal desenfreadamente, para relaxar e preservar redes sociais complexas. Explore o desejo do ser humano atual por determinados tipos de pornografia, ou analise nossa célebre dificuldade com a monogamia sexual de longo prazo e logo tropeçará em relíquias dos nossos ancestrais hipersexuais.

Nossos corpos ecoam a mesma história. O ser humano masculino tem testículos bem maiores do que um primata monogâmico precisaria, pendurados vulneravelmente fora do corpo, onde a temperatura mais baixa ajuda a preservar células espermáticas em *stand-by* para múltiplas ejaculações. Ele também ostenta o mais longo e mais grosso pênis entre os primatas do planeta, e também uma constrangedora tendência a alcançar o orgasmo rápido demais. Seios femininos que pendem (absolutamente necessários para amamentar crianças), gritos de prazer impossíveis de ignorar (*vocalização copulatória feminina*, para os que gostam de termos técnicos) e capacidade de ter orgasmo atrás de orgasmo sustentam essa perspectiva da promiscuidade pré-histórica. Cada uma dessas questões é um grande atravanco para a narrativa padrão.

Depois que as pessoas começaram a cultivar o mesmo solo estação após estação, a propriedade privada rapidamente substituiu a propriedade comunitária como *modus operandi* na maioria das sociedades.

Para coletores nômades, propriedade pessoal – qualquer coisa que precise ser carregada – é reduzida ao mínimo, por motivos óbvios. Pouco se pensa sobre de quem é a terra, ou os peixes no rio, ou as nuvens no céu. Os homens (e, frequentemente, as mulheres) enfrentam os perigos juntos. Um *investimento parental* individual masculino (elemento essencial da narrativa padrão) tende a ser difuso em sociedades como essas nas quais evoluímos, e não focado em uma só mulher em particular e suas crianças, como o modelo convencional insiste em defender. Mas quando as pessoas começaram a viver em comunidades agrícolas estáveis, a realidade social mudou profunda e irrevogavelmente. De repente se tornou crucialmente importante saber onde o seu terreno terminava e onde começava o do vizinho.

Lembre-se do décimo mandamento: "Não cobiçarás a mulher do teu próximo, nem seus servos ou servas, nem seu boi ou jumento, nem coisa alguma que lhe pertença". Claramente, quem mais saiu perdendo na revolução agricultural (sem contar os escravos) foi a mulher, que de posição central em sociedades coletoras se tornou mais um objeto para o homem conquistar e defender, junto com sua casa, seus escravos e seu rebanho.

"A origem da agricultura", diz o arqueólogo Steven Mithen, "é o evento que define a história humana – foi o ponto crucial que resultou em os seres humanos modernos terem um tipo bem diferente de estilo de vida e de cognição dos demais animais e tipos anteriores de seres humanos."[10] O ponto pivô mais importante na história da nossa espécie, a transição para a agricultura, redirecionou a trajetória da vida humana mais essencialmente do que o controle do fogo, a Carta Magna, a imprensa, a máquina a vapor, a fissão nuclear ou qualquer outro evento do passado e, quiçá, do futuro. Com a agricultura, praticamente tudo mudou: a natureza do status e do poder, estruturas sociais e familiares, a forma como os seres humanos interagiam com o mundo natural, os deuses que adoravam, a probabilidade e a natureza da guerra entre os grupos, a qualidade de vida, a longevidade e, certamente, as regras relativas à sexualidade.

Sua pesquisa dos indícios arqueológicos relevantes levou o arqueologista Timothy Taylor, autor do livro *A Pré-História do Sexo*, a afirmar: "Ao passo que o sexo dos caçadores-coletores havia sido modelado por uma ideia de partilha e complementaridade, o sexo agricultural, a princípio, era voyeurístico, repressor, homofóbico e focado na reprodução." "Com medo do indomesticado", ele conclui, "fazendeiros decidiram destruí-lo".[11]

O solo agora poderia ser apropriado, possuído e passado de geração em geração. Alimento que antes era caçado e coletado agora precisava ser plantado, cuidado, colhido, guardado, defendido, comprado e vendido. Cercas, muros e sistemas de irrigação tiveram de ser construídos e reforçados; exércitos para defender isso tudo precisaram ser erguidos, alimentados e controlados. Por causa da propriedade privada, *pela primeira vez na história da nossa espécie, a paternidade tornou-se uma preocupação crucial.*

Mas a narrativa padrão insiste que a certeza da paternidade sempre foi de extrema importância para a nossa espécie, que os nossos próprios genes ditam que organizemos nossas vidas sexuais em torno dela. Por que, então, o registro antropológico é tão rico em exemplos de sociedades onde a paternidade biológica é de pouca ou nenhuma importância? E onde a paternidade não é importante, homens tendem a ser relativamente despreocupados quanto à fidelidade sexual das mulheres.

Mas, antes de entrar nesses exemplos da vida real, vamos fazer uma rápida viagem ao Iucatã.

---

* O antropólogo James Woodburn (1981/1998) classificou as sociedades coletoras em possuidoras de sistemas de *retorno imediato* (simples) ou de sistemas de *retorno adiado* (complexas). No primeiro caso, o alimento é consumido dentro de dias da aquisição, sem processamento ou armazenamento elaborado. Salvo quando explicitamente dissermos o contrário, nos referiremos aqui a estas sociedades.

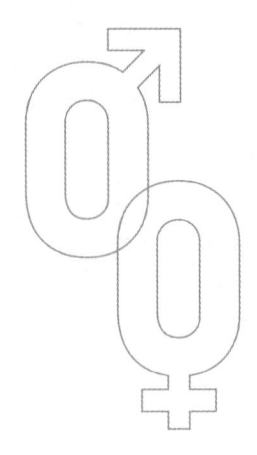

PARTE I
A Origem dos Espectros

CAPÍTULO UM

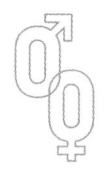

Lembre-se do Iucatã!

"A função da imaginação não é a de fazer coisas estranhas parecerem normais, mas fazer coisas normais parecerem estranhas."
– G. K. Chesterton

Esqueça o Álamo. Os Iucatã nos Fornecem Uma Lição Muito Mais Útil.

Era o início da primavera, 1519. Hernán Cortés e seus homens haviam apenas chegado na costa do México continental. O conquistador ordenou aos seus homens que trouxessem um dos nativos ao deck do navio, onde Cortés então o indagou sobre o nome desse lugar exótico que haviam encontrado. O homem respondeu: *"Ma c'ubah than"*, que em espanhol soava como *Iucatã*. Bom o bastante. Cortés anunciou que daquele dia em diante, *Iucatã* e qualquer ouro ali presente pertenciam ao rei e à rainha da Espanha, e assim por diante.

Quatro séculos e meio depois, nos anos 1970, linguistas pesquisando dialetos maias arcaicos concluíram que *Ma c'ubah than* significava "Eu não entendo você".[1]

A cada primavera, milhares de estudantes universitários americanos se divertem com concursos de camiseta molhada, festas de espuma e luta livre em banheiras de gelatina nas belas praias da Península de *Eu Não Entendo Você*.

Mas confusão que se confunde com conhecimento não se limita às férias de primavera. Todos nós caímos nessa armadilha (uma noite, durante o jantar, um amigo próximo mencionou que sua canção favorita dos Beatles é "Hey Dude"). Apesar de seus anos de formação, mesmo pessoas de muito rigor científico escorregam e pensam estar observando algo, quando na verdade estão simplesmente projetando seus vieses e ignorância.

O que engana os cientistas é a mesma falha cognitiva que todos nós partilhamos: é mais difícil reconhecer um erro quando pensamos que já dominamos um assunto. Interpretando um mapa de forma equivocada, temos certeza de saber onde estamos, e diante de provas contrárias tendemos a confiar na intuição.

Mas a intuição pode não ser um guia confiável.

Você é o Que Você Come

Pegue a comida como exemplo. Todos nós presumimos que nosso desejo ou nojo é consequência de algo relativo à comida em si, e não a uma resposta arbitrária pré-programada por nossa cultura. Nós entendemos que australianos preferem críquete ao beisebol, ou que os franceses de alguma forma acham o Gérard Depardieu sexy, mas quão faminto você teria que estar antes de considerar pegar uma mariposa no ar noturno e enfiá-la, desesperada e empoeirada, em sua boca? *Flap, flap, nhoc, crunch, hum!* Um pouco de cerveja de saliva pode ajudar a descer. O que você acha de um prato de cérebro de ovelha? Filhotinhos de cachorro grelhados com molho? Te interessariam talvez orelhas de porco ou cabeças de camarão? Talvez um passarinho frito inteiro, pra você mastigar tudo, inclusive ossos e bico?

Um jogo de críquete em um campo gramado é uma coisa, mas grilos fritos com citronela? Isso já é demais.

Ou não seria? Se costelas de carneiro são boas, por que não cérebros? O ombro, o quadril e a barriga do porco são comidos sem problemas, mas as orelhas, o focinho e os pés são nojentos? O que difere tanto lagostas de gafanhotos? Quem distingue o que é delicioso do que é asqueroso, e qual é a lógica? E o que dizer de todas as exceções? Moa todos os restos das partes do porco, enfie-as em um intestino e você terá respeitáveis salsichas ou linguiças. Você pode pensar que bacon e ovos simplesmente combinam, como batata frita e ketchup ou sal e pimenta-do-reino. Mas a combinação de bacon com ovos para o café da manhã foi idealizada cem anos atrás, por uma agência de publicidade contratada para vender mais bacon. E os holandeses comem batata frita com maionese, não ketchup.

Você acha que é racional ter nojo de comer insetos? Pense novamente. Cem gramas de grilo desidratado contém 1.550 miligramas de ferro, 340 miligramas de cálcio e 25 miligramas de zinco – três minerais comumente em falta na dieta daqueles que vivem abaixo da linha de pobreza. Insetos são mais ricos em minerais e gorduras saudáveis do que a carne bovina ou suína. Assustado com exoesqueleto, antenas e pernas em excesso?

Então continue com a relva e esqueça o mar, porque camarões, caranguejos e lagostas são todos artrópodes, assim como os gafanhotos. E eles comem o que há de mais nojento no fundo do mar, então não venha falar da dieta nojenta dos insetos. Aliás, de qualquer maneira, você pode ter pedaços de insetos presos entre os seus dentes neste exato momento. O *Food and Drug Administration** instrui seus inspetores a ignorar pedaços de insetos na pimenta-do-reino, ao menos que encontrem mais do que 475 deles a cada 50 gramas de pimenta, em média.[2] Um folheto informativo da Universidade de Ohio estima que americanos comam, sem saber, uma média de *quinhentos gramas a um quilo* de inseto por ano. Um professor italiano publicou, recentemente, um artigo intitulado *"Implicações Ecológicas da Minipecuária: O Potencial de Insetos, Roedores, Sapos e Caracóis"*. Já William Saletan, em um texto para o site Slate.com, nos conta sobre uma empresa que se chama *"Camarões da Terra Alvorada"*. O slogan da empresa: *"Mmm. Delícia de Camarão da Terra!"* Três chances para você adivinhar o que é um camarão da terra.

> *"Larvas de mariposa australiana têm gosto de ovos mexidos com castanha e muçarela, envoltos em massa folhada... delicioso com D maiúsculo!"*
> – Peter Menzel and Faith D'Aluisio, *Planeta Faminto: O Que o Mundo Come*

Os primeiros viajantes britânicos para a Austrália relataram que os aborígines encontrados viviam miseravelmente e sofriam de fome permanente. Mas os povos nativos, como a maioria dos caçadores-coletores, não tinham interesse na agricultura. Os mesmos europeus que relatavam a fome generalizada em suas cartas e diários ficavam perplexos com o fato de os nativos não parecerem magros ou fracos. Na verdade eles pareciam, aos visitantes, gordos e preguiçosos. No entanto, os europeus estavam convencidos de que os aborígines estavam morrendo de fome. Por quê? Porque eles viam os povos nativos recorrerem aos últimos recursos: comer insetos, larvas de mariposa e ratos, bichos que certamente ninguém que não estivesse morrendo de fome comeria. Que essa dieta fosse nutritiva, abundante, e tivesse gosto de "ovos mexidos com sabor de nozes e muçarela" não passava pela cabeça dos britânicos, saudosos, sem dúvida, do tradicional bucho de carneiro recheado com vísceras e farinha de aveia (*haggis*) e do creme de leite coagulado (*clotted cream*).

O que queremos dizer com isso? Que algo *parecer* natural ou artificial não significa que o seja. Todos os exemplos acima, incluindo a cerveja de saliva, são apreciados em algum lugar – por gente que sentiria nojo de muito do que você come regularmente. Especialmente quando falamos de experiências íntimas, pessoais e biológicas, como comer ou fazer sexo, não devemos nos esquecer de que a influência da cultura chega fundo em nossas mentes. Não podemos senti-la ajustando nossos botões e apertando nossos interruptores, mas toda cultura leva seus membros a acreditarem que algumas coisas são naturalmente certas e outras naturalmente erradas. Essas crenças podem parecer certas, mas esse é um sentimento no qual acreditamos por nossa própria conta e risco.

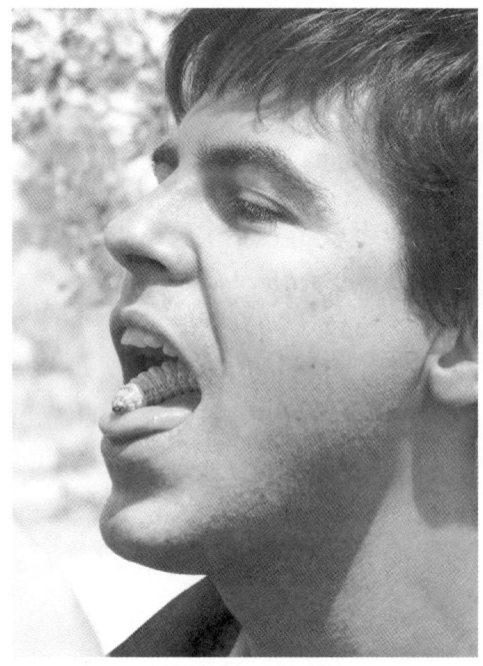

Larva da boa. Foto: Glenn Rose e Daryl Fritz

Como aqueles primeiros europeus, cada um de nós é limitado por nossa própria ideia do que é normal e natural. Somos todos membros de uma ou outra tribo – ligados pela cultura, família, religião, classe, educação, emprego, espírito de equipe, ou tantos outros critérios. Um primeiro passo essencial para o discernimento entre o *cultural* e o *humano* é o que o mitologista Joseph Campbell chamou de *destribalização*. Temos que reconhecer as várias tribos às quais pertencemos e começar a nos desembaraçar de cada um dos seus pressupostos que sem serem sondados, se confundem com a verdade.

Autoridades nos garantem que temos ciúmes de nossos companheiros porque tais sentimentos são simplesmente *naturais*. Especialistas opinam que as mulheres precisam de compromisso para sentir intimidade sexual porque "é assim que elas são". Alguns dos psicólogos evolucionistas mais proeminentes insistem que a ciência já confirmou que somos, fundamentalmente, uma espécie ciumenta, possessiva, assassina e desonesta, salva apenas por nossa capacidade precária de nos elevarmos acima da nossa essência sombria e nos submetermos ao decoro civilizado. Recapitulando, nós, seres humanos, temos anseios e aversões mais profundas do que a influência cultural, no âmago do nosso ser animal. Nós não argumentamos que os seres humanos são "folhas em branco" de nascença, aguardando instruções.

Mas a forma como algo "é sentido" está longe de ser um guia confiável para distinguir a verdade biológica da influência cultural.

Vá procurar por um livro sobre a natureza humana e você será confrontado por *Machos Demoníacos, Genes Malvados, Sociedades Doentes, Guerra Antes da Civilização, Batalhas Constantes, O Lado Negro do Homem* e *O Assassino Mora Ao Lado*. Você terá sorte se escapar vivo! Mas essas obras ensanguentadas oferecem uma descrição realista de uma verdade científica ou uma projeção de presunções e medos contemporâneos em um passado distante?

Nos próximos capítulos, reconsideraremos esses e outros aspectos do comportamento social, reorganizando-os para formar uma visão diferente do nosso passado. Acreditamos que nosso modelo vá muito mais longe na explicação de como chegamos onde estamos hoje e, mais importante, *por que muitos, se não a maioria, dos matrimônios sexualmente disfuncionais não são culpa de ninguém*. Nós mostraremos por que boa parte da informação que recebemos sobre a sexualidade humana – particularmente as recebidas de alguns psicólogos da evolução – estão equivocadas, baseadas em noções infundadas e ultrapassadas que remontam à época de Darwin, e até antes. Muitos cientistas estão trabalhando arduamente, tentando completar o quebra-cabeça errado, sofrendo para encaixar seus resultados em noções preconcebidas, aprovadas culturalmente, de como eles pensam que a sociedade *deveria ser*, ao invés de deixar as peças das informações se encaixarem onde quer que elas queiram.

Nosso modelo pode parecer absurdo, obsceno, ofensivo, escandaloso, fascinante, deprimente, esclarecedor ou óbvio. Mas mesmo que você não esteja confortável com o que apresentamos aqui, esperamos que você continue lendo. Não estamos defendendo qualquer reação particular às informações que reunimos. Francamente, nós mesmos não temos certeza de o que fazer com elas.

Sem dúvida, alguns leitores ficarão abalados com nosso modelo "escandaloso" da sexualidade humana. Nossa interpretação dos dados será descartada e ridicularizada por guerreiros defensores das muralhas da narrativa padrão. Eles gritarão: "Lembrem-se do Álamo!"[1] Mas o nosso conselho, enquanto analisamos suposições injustificáveis, conjecturas desesperadas e conclusões equivocadas, é esquecermos o Álamo, e nos lembrarmos do Iucatã.

---

1 - [NT: Grito de guerra referente à batalha de defesa do forte Álamo, no Texas.]

CAPÍTULO DOIS

O Que Darwin Não Sabia Sobre Sexo

*"Nós não estamos aqui preocupados com esperanças
e medos, apenas com a verdade em tanto quanto
nossa razão nos permite desvendar."*
– Charles Darwin, *A Descendência do Homem*

Uma folha de figueira pode esconder muitas coisas, mas uma ereção humana não é uma delas. A narrativa padrão sobre as origens e a natureza da sexualidade humana alega explicar o desenvolvimento de um certo tipo de monogamia sexual traiçoeira e relutante. De acordo com esse velho conto, homens e mulheres heterossexuais são marionetes em uma guerra orquestrada por interesses genéticos opostos. A catástrofe toda resulta, assim nos dizem, do design biológico básico de homens e mulheres*. Homens esforçam-se para espalhar sua semente abundante e barata por todo o lado, ao passo em que tentam se manter no controle de uma ou algumas mulheres para aumentar sua certeza de paternidade. Enquanto isso, as mulheres estão protegendo seu estoque limitado de óvulos metabolicamente caros, de pretendentes indignos. Mas assim que elas laçam um marido provedor, rapidamente levantam suas saias, durante a ovulação, para oportunidades rápidas de acasalamento clandestino com homens de maxilar quadrado e óbvia superioridade genética. Não é um cenário bonito.

A bióloga Joan Roughgarden assinala que é um retrato que pouco mudou em relação ao descrito por Darwin há 150 anos. "A narrativa darwiniana dos papéis sexuais não é um anacronismo pitoresco", escreve ela. "Consolidado no jargão biológico de hoje, a narrativa é considerada fato cientificamente comprovado. [...] A visão da seleção sexual sobre a natureza enfatiza o conflito, o engano e os conjuntos de genes sujos".[1]

Ninguém menos do que a própria Deusa do Conselho (a colunista americana Amy Alkon) manifesta a expressão popular desse conto tão repetido:

"Existem muitos lugares ruins para ser uma mãe solteira, mas provavelmente um dos piores era nas savanas há 1,8 milhão de anos. As mulheres ancestrais que transmitiram seus genes com sucesso para nós foram aquelas que eram exigentes em relação aos homens com os quais iam para trás do arbusto, peneirando os pais que valiam a pena e deixando de lado aqueles que não valiam. Os homens tinham um imperativo genético diferente – evitar se desgastar para alimentar crianças que não fossem suas – e evoluíram considerando garotas que se abriam muito facilmente como um risco demasiado alto para qualquer coisa além de um rolo nas pedras".[2] Observe como tanta coisa se encaixa nessa mala pronta: as vulnerabilidades da maternidade, a separação de pais que valem a pena dos que não valem, o investimento paterno, o ciúme e a dupla moral sexual. Mas, como dizem no aeroporto, cuidado com as malas que não foram arrumadas por você.

> *"Em relação às damas inglesas, já quase esqueci o que elas são – alguma coisa muito boa e angelical."*
> – Charles Darwin, em uma carta enviada do Navio de Sua Majestade *Beagle Gentry*

> *"Charles Darwin, em sua carta do Navio de Sua Majestade Beagle Gentry, merece compaixão. Eles tinham pouquíssimas vantagens em relação ao amor: Eles podiam dizer que sonhavam 'com um beijo de uma esposa saltitante em um jardim', mas não podiam dizer coisas como 'ela urrava debaixo de mim e arranhava minhas costas, e eu disparei meus espécimes em chamas.'"*
> – Roger Mcdonald, *Mr. Darwin's Shooter*

O melhor lugar para começar um reexame da nossa relação conflituosa com a sexualidade pode ser com o próprio Charles Darwin. O trabalho brilhante de Darwin inadvertidamente emprestou um verniz científico ao que é essencialmente um viés antierótico. Apesar de sua genialidade, daria para preencher muitos livros com o que Darwin não sabia sobre sexo. Este é um deles.

A Origem das Espécies foi publicada em 1859, época em que pouco se sabia sobre a vida humana antes da era clássica. A pré-história, período que definimos como os aproximadamente 200.000 anos em que humanos anatomicamente modernos viviam sem agricultura nem escrita, era uma folha em branco que teóricos podiam preencher apenas com conjecturas. Até Darwin e outros começarem a afrouxar o nó entre doutrinas religiosas e verdades científicas, palpites sobre o passado distante estavam restritos aos ensinamentos da Igreja. O estudo de primatas, por sua vez, estava em sua infância. Considerados os dados científicos que Darwin nunca viu, não deve nos surpreender que os pontos cegos desse grande pensador possam ser tão esclarecedores quanto suas descobertas.[3]

Por exemplo, a pronta aceitação de Darwin da famosa tipificação de Thomas Hobbes, de uma vida humana pré-histórica "solitária, pobre, desagradável, brutal e curta", manteve essas suposições equivocadas incorporadas às teorias atuais da sexualidade humana. Convidados a imaginar o sexo humano pré-histórico, a maioria de nós evocaria a imagem clichê do homem das cavernas arrastando pelo cabelo uma mulher atordoada, com uma mão, e um porrete na outra. Como veremos, essa imagem da vida humana pré-histórica está errada em cada um de seus detalhes hobbesianos. Da mesma forma, Darwin incorporou teorias infundadas de Thomas Malthus sobre o passado distante em sua própria teorização, o que o levou a estimativas dramaticamente exageradas sobre o sofrimento humano de antigamente (e, portanto, da superioridade comparativa da vida vitoriana). Esses mal-entendidos decisivos persistem em muitos estudos evolutivos contemporâneos.

Apesar de ele certamente não ter originado essa narrativa do tango interminável entre machos excitados e fêmeas exigentes, Darwin rufou os tambores para sua "naturalidade" e inevitabilidade. Ele escreveu trechos como: "A fêmea [...] com raríssimas exceções, é menos ávida que o macho. [...] Ela requer cortejo; é recatada e pode ser vista frequentemente empenhada durante longos períodos em escapar do macho". Embora essa reticência feminina seja uma característica-chave no sistema de acasalamento de muitos mamíferos, ela não é particularmente aplicável aos seres humanos, e nem mesmo aos primatas mais próximos de nós.

À luz da infidelidade masculina que via acontecendo ao seu redor, Darwin se perguntou se os primeiros seres humanos poderiam ter sido poligínicos (um homem acasalando com várias mulheres) e escreveu: "*A julgar pelos hábitos sociais do homem como ele existe agora*, e pelo fato de a maioria dos selvagens serem polígamos, a perspectiva mais provável é a de que o homem primitivo vivia em pequenas comunidades locais, cada um com quantas mulheres pudesse manter, obter, e guardar zelosamente contra todos os outros homens (grifo nosso)".[4]

O psicólogo evolucionista Steven Pinker também parece estar "julgando a partir dos hábitos sociais do homem conforme ele existe hoje" (mas sem a autoconsciência de Darwin) quando bruscamente afirma: "Em todas as sociedades o sexo é, ao menos um pouco, 'indecente'. É conduzido em particular, ponderado obsessivamente, regulado pelos costumes e tabus, sujeito à fofoca e a provocações e é um gatilho para ciúmes furiosos".[5]

Mostraremos que, embora o sexo seja realmente "regulado por costumes e tabus", há múltiplas exceções para quase todos os outros elementos da declaração presunçosa de Pinker.

Como todos nós, Darwin incorporou sua própria experiência pessoal – ou sua ausência de experiência – a suas suposições sobre a natureza de toda a vida humana.

Em *A Mulher do Tenente Francês*, John Fowles dá uma noção da hipocrisia sexual que caracterizava o mundo de Darwin. A Inglaterra do século XIX, escreve Fowles, era "uma época em que a mulher era sagrada, mas você podia comprar uma menina de treze anos por algumas libras – ou alguns xelins se a quisesse por apenas uma ou duas horas. [...] Época em que o corpo feminino jamais fora tão escondido da visão, mas todo escultor era julgado por sua habilidade em esculpir mulheres nuas [...], onde era universalmente mantido que mulheres não têm orgasmos, mas toda prostituta era instruída a fingi-los".[6]

Em alguns aspectos, os costumes sexuais da Grã-Bretanha vitoriana replicavam a mecânica do motor a vapor, característico de sua época. Bloqueando o fluxo de energia erótica cria-se uma pressão cada vez maior, que é colocada para trabalhar através de rajadas curtas e controladas de produtividade. Embora estivesse errado sobre muita coisa, parece que Sigmund Freud acertou quando observou que a "civilização" é construída em grande parte sobre a energia erótica que foi bloqueada, concentrada, acumulada e redirecionada.

"Para manter o corpo e a mente incólumes", explica Walter Houghton em *O Ponto de Vista Vitoriano*, "o menino era ensinado a ver mulheres como objetos dignos do maior respeito, até mesmo reverência. Ele deveria considerar mulheres de bem (sua irmã, sua mãe e sua futura esposa), criaturas mais angelicais que humanas – uma imagem maravilhosamente calculada não só para dissociar o amor do sexo, como também para transformar amor em adoração, e adoração da pureza."[7] Quando não estivessem no clima para adorar a pureza de suas irmãs, mães, filhas e esposas, era esperado que homens expurgassem sua luxúria com prostitutas ao invés de ameaçar a estabilidade familiar e social "traindo" com "mulheres decentes". O filósofo do século XIX Arthur Schopenhauer observou: "Há 80.000 prostitutas apenas em Londres; o que são elas, senão sacrifícios no altar da monogamia?". [8]

Charles Darwin certamente não foi afetado pela erotofobia de sua época. Na verdade, pode-se argumentar que ele era especialmente sensível à sua influência, na medida em que o próprio Darwin se desenvolveu na sombra intelectual de seu famoso – e desavergonhado – avô, Erasmus Darwin, que desprezou os códigos sexuais de seus dias tendo abertamente filhos com várias mulheres e até mesmo celebrando o sexo grupal em sua poesia.[9] A morte da mãe de Charles, quando ele tinha apenas oito anos de idade, pode ter aguçado a sua percepção das mulheres como criaturas angelicais que flutuam acima das vontades e impulsos terrenos.

O psiquiatra John Bowlby, um dos biógrafos mais respeitados de Darwin, atribui os ataques de ansiedade permanentes, a depressão, as dores de cabeça crônicas, a tontura, a náusea, os vômitos e os choros histéricos de Darwin à angústia da separação criada pela perda precoce de sua mãe. Essa interpretação é apoiada por uma estranha carta que o adulto Charles Darwin escreveu a um primo cuja mulher havia recentemente morrido: "Nunca tendo em minha vida perdido uma pessoa próxima", disse ele, aparentemente reprimindo a memória da perda da própria mãe, "eu ouso dizer que não posso imaginar quão severa a sua dor deve ser".

Outra indicação dessa cicatriz psicológica foi recordada por sua neta, que lembrou o quão confuso Charles havia ficado quando alguém adicionou a letra "M" ao início da palavra "other" em um jogo similar ao de palavras cruzadas. Charles olhou para o tabuleiro por um longo tempo até declarar, para a confusão de todos, que tal palavra não existia.[10]

Uma aversão hiper-vitoriana (e obsessão) ao erótico parece ter continuado na filha sobrevivente mais velha de Charles, Henrietta. "Etty", como era conhecida, editou os livros de seu pai, passando sua caneta azul nas passagens que considerava inadequadas. Na biografia escrita por Charles sobre a vida de seu avô "pensador livre", por exemplo, ela suprimiu uma referência ao "amor ardente às mulheres" de Erasmus. Ela também removeu passagens "ofensivas" da obra *A Descendência do Homem* e da autobiografia de Darwin. O entusiasmo diligente de Etty em pôr termo a qualquer coisa sexual não se limitou à palavra escrita. Ela travou uma pequena guerra bizarra contra o chamado cogumelo stinkhorn (*phallus ravenelii*), que ainda aparece, nos dias de hoje, na floresta em torno da propriedade Darwin. Aparentemente, a semelhança entre o cogumelo e o pênis humano era um pouco demais para a pobre Etty. Conforme recordação de sua sobrinha (neta de Charles), anos mais tarde, "a tia Etty, [...] armada com uma cesta e uma vara pontuda, vestindo uma capa especial de caça e luvas", saía em busca dos cogumelos.

No fim do dia, tia Etty "[os] queimava, em grande segredo, na lareira da sala de visitas, com a porta trancada – para assegurar a integridade das criadas".[11]

> *"Ele vos estimará, quando sua paixão houver esgotado*
> *sua força original, como algo melhor que seu cachorro,*
> *um pouco mais querida que seu cavalo."*
> – Alfred, Lord Tennyson

Não nos leve a mal. Darwin sabia muito, e merece seu lugar no panteão dos grandes pensadores. Se você é um anti-Darwin à procura de apoio, você vai encontrar pouco aqui. Charles Darwin foi um gênio e um cavalheiro por quem nós temos infinito respeito. Mas, como é frequente nos casos envolvendo gênios cavalheiros, ele não tinha muita noção quando o assunto era mulheres.

Em termos de comportamento sexual humano, Darwin tinha pouco no que se basear além de conjecturas. Sua própria experiência sexual parece ter sido limitada a sua digníssima esposa, Emma Wedgwood, que era também sua prima de primeiro grau. Durante sua circunavegação do globo no *Beagle*, o jovem naturalista parece nunca ter procurado em terra os prazeres sexuais e sensuais buscados por muitos dos trabalhadores marítimos daquela época. Darwin, aparentemente, era inibido demais para as "coletas de dados demasiadamente práticas" mencionadas por Herman Melville em seus *best-sellers Typee* e *Omoo*, ou para experimentar os prazeres sombrios do Pacífico Sul, que inspiraram a tripulação sexualmente frustrada à insurreição no filme *Rebelião em Alto Mar*.

Darwin era muito careta para essas atividades carnais. Sua abordagem formal a tais questões fica evidente em sua consideração meticulosa sobre o casamento em termos abstratos, antes mesmo de ter qualquer mulher em particular em mente. Ele esboçou os prós e os contras em seu caderno: *Casar-se* e *Não Casar-se*. No lado *Casar-se,* ele listou: "Filhos – (caso Deus queira); companhia constante (e amizade na velhice) que manterá interesse no cônjuge; objeto para amar e brincar – de certa forma melhor do que um cachorro; [...] conversas casuais femininas, [...] mas uma perda de tempo terrível."

Do outro lado da página, Darwin listou preocupações como "liberdade para ir onde eu quiser – e de escolher meus círculos sociais ou reduzi-los. [...] Não ser forçado a visitar parentes e estar presente em todas as trivialidades. [...] Obesidade e ociosidade – ansiedade e responsabilidade. [...] Talvez minha esposa não gostará de Londres (*sic*), e neste caso a condenação será ser banido e degradado em um tolo indolente e ocioso".[12]

Apesar de Darwin ter se mostrado um marido e pai amoroso, esses prós e contras do casamento sugerem que ele tenha considerado seriamente optar pela companhia apenas de um cachorro.

A Flintstonização da Pré-História

"Julgar a partir dos hábitos sociais do homem como ele é hoje" é tudo menos um método confiável para conhecer a pré-história (apesar de, admitidamente, Darwin não haver possuído muito mais no que se basear). A busca por pistas sobre o passado distante em meio aos esmagadores detalhes do presente imediato tende a gerar narrativas mais próximas de mitos autojustificados do que de ciência.

A palavra *mito* foi rebaixada e barateada no uso moderno, sendo frequentemente usada para se referir a algo falso, uma mentira. Mas esse uso negligencia a função mais profunda do *mito*, que é a de emprestar uma ordem narrativa a fragmentos de informação aparentemente desconexos, da mesma forma que constelações agrupam estrelas infinitamente distantes em padrões bem definidos e facilmente reconhecíveis, sendo ao mesmo tempo imaginárias *e* reais. Os psicólogos David Feinstein e Stanley Krippner explicam: "Mitologia é o tear no qual tecemos os materiais brutos da experiência cotidiana em uma história coerente".

Essa tecelagem se torna realmente traiçoeira quando mitologizamos a respeito da experiência diária de ancestrais separados de nós por vinte ou trinta mil anos, ou até mais. Com demasiada frequência, nós inadvertidamente tecemos nossas próprias experiências no pano da pré-história. Chamamos essa tendência generalizada de projetar inclinações culturais contemporâneas em um passado distante de "flintstonização".[13]

Assim como os Flintstones eram "a moderna família da idade da pedra", a especulação científica contemporânea sobre a vida humana pré-histórica é, muitas vezes, distorcida por premissas que *parecem* fazer perfeito sentido. Mas essas suposições podem nos levar para longe do caminho da verdade.

A flintstonização tem dois pais: a falta de dados sólidos e a necessidade psicológica de explicar, justificar e celebrar a própria vida e tempo. Mas, para os nossos propósitos, a flintstonização tem pelo menos três avôs intelectuais: Hobbes, Rousseau e Malthus.

Thomas Hobbes (1588-1679), um refugiado de guerra em Paris, solitário e assustado, flintstonizou quando olhou para as brumas da pré-história e conjurou vidas humanas miseráveis que eram "solitárias, pobres, desagradáveis, brutais e curtas". Ele invocou uma pré-história muito parecida com o mundo que via em torno de si na Europa do século XVII, e a piorou em todos os aspectos. Impulsionado por uma motivação psicológica bem diferente, Jean-Jacques Rousseau (1712-1778) olhou para o sofrimento e a sujeira das sociedades europeias e pensou ter visto a natureza humana primordial corrompida. Contos de viajantes sobre selvagens de vida simples nas Américas alimentaram suas fantasias românticas. O pêndulo intelectual se voltaria em direção à visão hobbesiana algumas décadas mais tarde, quando Thomas Malthus (1766-1834) afirmou demonstrar matematicamente que a pobreza extrema e o desespero que a acompanha tipificam a condição humana eterna. Miséria, argumentou, é intrínseca ao cálculo de reprodução dos mamíferos. Enquanto a população aumenta geometricamente, dobrando a cada geração (2, 4, 8, 16, 32, etc.), e os agricultores só podem aumentar a oferta de alimentos por adição de superfície aritmeticamente (1, 2, 3, 4, ...), nunca haverá – *nunca poderá haver* – o suficiente para todos. Assim, Malthus concluiu que a pobreza é tão inevitável quanto o vento e a chuva. Não é culpa de ninguém. É apenas como as coisas são. Esta conclusão foi muito popular entre os ricos e poderosos, que estavam compreensivelmente ávidos por legitimar sua boa fortuna e justificar o sofrimento dos pobres como um fato inevitável da vida.

O momento *eureka* de Darwin foi um presente de dois terríveis Thomas e um amigável Fred: Hobbes, Malthus e Flintstone, respectivamente. Articulando uma descrição detalhada (embora errônea) da natureza humana e dos tipos de vidas que humanos levavam na pré-história, Hobbes e Malthus forneceram o contexto intelectual para a teoria da seleção natural de Darwin. Infelizmente, suas premissas completamente flintstonizadas foram inteiramente integradas ao pensamento de Darwin e persistem até os dias de hoje.

Os tons sóbrios de ciência séria frequentemente mascaram a natureza mítica do que está sendo narrado sobre a pré-história, e com demasiada frequência esse mito é disfuncional, impreciso e autojustificante.

Nossa ambição central para este livro é distinguir algumas estrelas de suas respectivas constelações. Acreditamos que o mito geralmente aceito sobre a origem e a natureza da sexualidade humana não é meramente falha em questões factuais, mas destrutiva, sustentando um falso senso do que quer dizer ser um ser humano. Essa falsa narrativa distorce nossa noção a respeito de nossas capacidades e necessidades. É como uma propaganda falsa de uma peça de roupa que não cabe em quase ninguém, mas pensamos que devemos todos comprá-la e vesti-la mesmo assim.

Como todos os mitos, este busca definir quem e o que nós somos, e assim o que podemos esperar e demandar uns dos outros. Por séculos, autoridades religiosas disseminaram essa narrativa definidora, nos alertando quanto a serpentes tagarelas, mulheres enganosas, sabedoria proibida e agonia eterna. O problema é que, mais recentemente, isso tem sido propagandeado na sociedade secular como ciência rigorosa.

Exemplos são abundantes. Escrevendo para o prestigioso periódico *Science*, o antropólogo Owen Lovejoy sugeriu que "a família nuclear e o comportamento sexual humano talvez tenham suas origens fundamentais muito antes do início do Pleistoceno [1.8 milhões de anos atrás]".[14] A conhecida antropóloga Helen Fischer concorda, escrevendo: "A monogamia é natural?" E dá uma resposta de uma palavra: "Sim." Ela então continua: "Entre seres humanos, [...] monogamia é a regra".[15]

Muitos elementos diferentes da pré-história humana parecem se encaixar bem entre si na narrativa padrão da evolução sexual humana. Mas lembre-se, aquele indígena *parecia* responder à pergunta de Cortés, e *parecia* indiscutível ao papa Urbano VIII e a praticamente todo mundo que a Terra permanece firme no centro do sistema solar. Com um foco sobre os estimados benefícios nutricionais da formação de pares, o zoólogo e escritor de ciência Matt Ridley demonstra a sedução nesta aparente relação: "cérebros grandes precisam de carne [...] [e] a partilha de alimentos permitia uma dieta com carne, porque permitia aos homens arriscar falhar em sua busca por caça [...] e a partilha de alimentos exigia cérebros grandes (sem memórias de cálculos detalhados, você poderia facilmente ser enganado por um aproveitador barato)". Até aqui, tudo certo. Mas agora Ridley insere os passos sexuais em sua dança: "A divisão sexual do trabalho promovia a monogamia (sendo a formação de pares agora uma relação econômica); a monogamia levava à seleção sexual neotênica, isto é, que valoriza a juventude do parceiro". É uma valsa, com um pressuposto rodopiando para o próximo, em "uma espiral de justificativas reconfortantes, provando como viemos a ser como somos".[16]

Perceba como cada elemento antecipa o próximo, todos se juntando em uma constelação perfeita que parece explicar a evolução sexual humana. As estrelas distantes fixadas na constelação convencional incluem:

• O que motivou machos pré-humanos a "investirem" em uma fêmea em especial e seus filhos;
• O ciúme sexual masculino e os dois pesos e duas medidas referentes à autonomia sexual masculina *versus* a feminina;
• O repetido "fato" de que o momento da ovulação feminina fica "escondido";

- Os inexplicavelmente irresistíveis seios da fêmea humana;
- Sua notória deslealdade e traição, fonte de muitos sucessos da música sertaneja;
- E, claro, a renomada ânsia masculina por transar com tudo que tenha pernas – uma fonte igualmente rica de material musical.

É contra isso que nos posicionamos. É uma música poderosa, concisa, autorreforçadora, que toca no rádio o dia e a noite toda [...] mas ainda errada, *baby*, oh, tão errada.

A narrativa padrão é tão cientificamente válida quanto a história de Adão e Eva. Em muitos aspectos, aliás, é um recontar da *queda* no pecado original conforme representado em *Gênesis* – cheio de enganação sexual, sabedoria proibida e culpa. Ela esconde a verdade da sexualidade humana atrás de uma folha de figueira de sigilo anacrônico vitoriano, reembalado como ciência. Mas a ciência real, ao contrário da mítica, tem um jeito de espiar por trás da folha de figueira.

Charles Darwin propôs dois mecanismos básicos pelos quais mudanças evolutivas ocorrem. O primeiro, e mais conhecido, é a *seleção natural*. O filósofo econômico Herbert Spencer cunhou posteriormente o termo "sobrevivência do mais apto" para descrever esse mecanismo, embora a maioria dos biólogos ainda prefira "seleção natural". É importante entender que a evolução *não é* um processo de melhora. A seleção natural simplesmente afirma que as espécies mudam na medida em que se adaptam aos ambientes, que estão em constante mudança. Um dos erros crônicos cometidos por aspirantes a darwinistas sociais é presumir que evolução é um processo no qual seres humanos ou sociedades tornam-se *melhores*. Não é.

Aqueles organismos mais capazes de sobreviver em um ambiente inconstante e desafiador, vivem e reproduzem. Como sobreviventes, seus códigos genéticos provavelmente contêm informações vantajosas à sua descendência *para aquele ambiente em particular*. Mas o ambiente pode mudar a qualquer momento, neutralizando a vantagem.

Charles Darwin estava longe de ser o primeiro a propor que um tipo de evolução estava acontecendo no mundo natural. O avô de Darwin, Erasmus Darwin, havia apontado o processo de diferenciação evidente tanto em plantas quanto em animais. A grande questão era *como* isso acontecia: qual era o mecanismo através do qual espécies se diferenciavam umas das outras?

Darwin ficou particularmente impressionado pelas sutis diferenças entre os passarinhos (fringilídeos) que havia visto em várias ilhas de Galápagos. Esse *insight* sugeria que o ambiente era crucial ao processo, mas durante muito tempo ele não tinha uma forma de explicar *como* o meio molda os organismos através das gerações.

O Que é Psicologia Evolutiva e Por Que Você Deveria se Importar?

A teoria evolucionista tem sido aplicada ao corpo desde que Darwin publicou *A Origem das Espécies*. Ele permaneceu sentado sobre sua teoria por décadas, com medo da controvérsia que certamente se seguiria à sua publicação. Se você quer saber por que os seres humanos têm as orelhas nos lados de suas cabeças e os olhos na frente, a teoria evolucionista pode explicar, assim como também pode explicar por que pássaros têm olhos nos lados da cabeça e nenhuma orelha visível. A teoria evolucionista, em outras palavras, oferece explicações sobre como os *corpos* tornaram-se como são.

Em 1975, E. O. Wilson fez uma proposta radical. Em um livro pequeno e explosivo chamado *Sociobiologia*, Wilson defendeu que a teoria evolutiva poderia ser, aliás, *deveria* ser, aplicada ao comportamento – não só aos corpos. Posteriormente, para evitar conotações negativas que rapidamente se acumulavam – algumas associadas à eugenia (fundada pelo primo de Darwin, Francis Galton) –, a abordagem foi renomeada "psicologia evolutiva" (abreviado PE). Wilson propôs trazer a teoria evolutiva para tratar de algumas "questões centrais [...] de importância indescritível: como a mente funciona e, além disso, por que ela funciona de uma forma tal e não de outra? E a partir dessas duas considerações, qual é a natureza suprema do homem?". Ele argumentou que a teoria evolutiva é "a hipótese primeira, essencial para qualquer consideração séria sobre a condição humana", e que "sem ela as humanidades e as ciências sociais são descritores limitados de fenômenos superficiais, como astronomia sem física, biologia sem química e matemática sem álgebra."[18]

Começando com *Sociobiologia*, e *Da Natureza Humana*, um volume sequencial que Wilson publicou três anos depois, teóricos evolucionistas começaram a mudar o foco de olhos, ouvidos, penas e pele para questões menos tangíveis e muito mais controversas, tais como amor, ciúme, escolha de parceiro, guerra, assassinato, estupro e altruísmo. Assuntos calorosos levantados a partir de epopeias e telenovelas tornaram-se combustível para estudos e debates em respeitadas universidades americanas. Nascia a psicologia evolutiva.

Foi um parto difícil. Muitos se ressentiram com a implicação de que nossos pensamentos e sentimentos fossem tão programados no nosso código genético quanto o formato de nossas cabeças e o comprimento de nossos dedos, sendo, portanto, supostamente incontornáveis e imutáveis. Pesquisas em PE tornaram-se, rapidamente, focadas nas diferenças entre homens e mulheres, moldadas por seus supostos interesses reprodutivos conflitantes. Críticos sentiram nessa empresa um tom de determinismo racial e presunção sexista que haviam justificado séculos de conquistas, escravidão e discriminações.

Apesar de Wilson nunca ter defendido que a herança genética *sozinha* cria fenômenos psicológicos, e sim meramente que tendências evoluídas *influenciam* a cognição e o comportamento, seus *insights* moderados foram rapidamente obscurecidos pelas disputas imoderadas que eles deflagaram. Muitos cientistas sociais da época acreditavam que humanos eram criaturas praticamente totalmente culturais, quadros em branco a serem preenchidos pela sociedade.[19] Mas a perspectiva de Wilson foi altamente atraente para outros acadêmicos, ávidos por introduzirem uma metodologia científica mais rigorosa em campos que consideravam excessivamente subjetivos e distorcidos por visões políticas liberais e pensamentos ilusórios. Décadas mais tarde, os dois lados do debate permanecem amplamente entrincheirados em suas posições extremas: comportamento humano como geneticamente determinado *versus* comportamento humano como socialmente determinado. Como é de se imaginar, a verdade – e a ciência mais valiosa sendo conduzida na área – repousa em algum lugar entre esses dois extremos.

Hoje, os autodenominados "realistas" da PE alegam que é a natureza humana milenar que nos leva a entrar em guerra com nossos vizinhos, enganar nossos cônjuges e abusar de nossos enteados. Eles alegam que o estupro é uma estratégia reprodutiva lamentável, mas amplamente eficaz, e que o casamento se constitui em uma batalha frustrante sem vencedores. O amor romântico é reduzido a reações químicas que nos seduzem a emaranhados reprodutivos do qual o amor paternal não nos permite escapar. Eles têm uma narrativa abrangente que afirma explicar tudo pela redução de toda interação humana à vil busca da satisfação de interesses próprios.[20]

Claro, há muitos cientistas trabalhando em psicologia evolutiva, primatologia, biologia evolutiva e outros campos que não assinam embaixo da narrativa que estamos criticando nestas páginas, ou cujos paradigmas se sobrepõem em alguns pontos e diferem em outros. Esperamos que eles nos perdoem se às vezes parece que simplificamos demais, mas a ideia é ilustrar de forma clara as linhas gerais dos vários paradigmas sem se perder nos espinheiros das diferenças sutis (os leitores que procuram mais informações detalhadas são encorajados a consultar as notas finais).

A narrativa padrão da psicologia evolutiva contém diversas contradições conspícuas, mas uma das mais dissonantes envolve a libido feminina. Mulheres, nos dizem continuamente, são do sexo seletivo, reservado. Homens gastam suas energias tentando impressionar mulheres – ostentando relógios caros, se empacotando em carros esportivos brilhantes, escalando posições de fama, status e poder – tudo para convencer mulheres recatadas a concederem seus bem guardados favores sexuais. Para mulheres, a narrativa sustenta que o sexo é questão de segurança – emocional e material – do relacionamento, e não do prazer físico. Darwin concordava com esse ponto de vista. A mulher "recatada" que "requer cortejo" está profundamente incorporada à sua teoria de seleção sexual.

Se mulheres fossem tão libidinosas quanto homens, dizem, a própria sociedade entraria em colapso. Lord Acton estava apenas repetindo o que todos sabiam, em 1875, quando declarou: "A maioria das mulheres, felizmente para elas e para a sociedade, não são muito perturbadas por sentimentos sexuais de qualquer tipo".

E, no entanto, apesar das repetidas garantias de que as mulheres não são criaturas particularmente sexuais, nas culturas ao redor do mundo os homens têm percorrido caminhos extremos para controlar a libido feminina: mutilação genital, burca dos pés à cabeça, queima das bruxas medievais, cintos de castidade, espartilhos sufocantes, cochichos pejorativos sobre prostitutas "insaciáveis", patologização, diagnóstico médico paternalista de ninfomania ou histeria, desprezo debilitante amontoado sobre qualquer mulher que opte por ser generosa com sua sexualidade... uma campanha mundial para manter a libido feminina, supostamente discreta, sob controle. Por que a cerca elétrica de arame farpado e alta tensão para conter um gatinho inofensivo?

O deus grego Tirésias tinha uma perspectiva singular sobre o prazer sexual masculino e o feminino.

Enquanto ainda era jovem, Tirésias se deparou com duas cobras enroscadas copulando. Com sua bengala separou as serpentes enamoradas, e foi subitamente transformado em mulher.

Sete anos depois, a mulher Tirésias estava andando pela floresta quando novamente interrompeu duas cobras em um momento íntimo. Apoiando seu cajado entre elas, completou o ciclo e foi transformado de volta em um homem.

Essa amplitude única de experiência levou o primeiro casal do panteão grego, Zeus e Hera, a invocar Tirésias para resolver uma prolongada disputa matrimonial: quem desfruta mais do sexo, homens ou mulheres? Zeus estava certo de que eram as mulheres, mas Hera não concordava de forma alguma. Tirésias respondeu que as mulheres não apenas desfrutavam mais do sexo do que os homens, elas desfrutavam nove vezes mais!

Sua resposta indignou Hera de tal forma que ela fez com que Tirésias ficasse cego. Sentindo-se responsável por ter arrastado o pobre Tirésias para essa bagunça, Zeus tentou compensá-lo dando a ele o dom de profetizar. Foi a partir desse estado de cegueira que Tirésias vislumbrou o terrível destino de Édipo, que sem se dar conta matou o pai e casou com a mãe.

Pedro Hispano, autor de um dos livros médicos mais lidos do século XIII, o *Thesaurus Pauperum*, foi mais diplomático quando confrontado com a mesma pergunta. Sua resposta (publicada em *Quaestiones super Viaticum*) era que, embora fosse verdade que mulheres tinham maior *quantidade* de prazer, o prazer sexual dos homens era de *qualidade* superior. O livro de Pedro incluía ingredientes para trinta e quatro afrodisíacos, cinquenta e seis receitas para aumentar a libido masculina e aconselhamento para as mulheres que desejam evitar a gravidez. Talvez tenha sido a sua diplomacia, ou seu conselho sobre o controle de natalidade, ou ainda a sua abertura de espírito que culminou com uma das mais estranhas e trágicas reviravoltas da história: em 1276, Pedro Hispano foi eleito Papa João XXI, mas morreu apenas nove meses depois quando, de forma suspeita, o teto de sua biblioteca caiu sobre ele enquanto dormia.

Por que essas histórias importam? Por que é importante que nós corrijamos equívocos amplamente difundidos sobre a evolução sexual humana?

Bom, pergunte a si mesmo o que poderia mudar se todos soubessem que as mulheres gostam (ou, pelo menos, podem gostar, em certas circunstâncias) de sexo tanto quanto os homens (para não dizer nove vezes mais, como Tirésias afirmou). E se Darwin estivesse errado sobre a sexualidade da mulher – enganado por seu viés vitoriano? E se o maior segredo de Victoria [*Victoria's Secret*] fosse o de que homens e mulheres são *ambos* vítimas de falsa propaganda sobre a nossa verdadeira natureza sexual e que *a guerra entre os sexos* – ainda hoje travada –, é uma operação de bandeira falsa, uma distração de nosso inimigo em comum?

Estamos sendo ludibriados por um mantra constantemente repetido, no entanto infundado, sobre a *naturalidade* da satisfação em estar casado, da reticência sexual feminina, da monogamia sexual "felizes-para-sempre" – uma narrativa opondo o homem à mulher em um trágico tango de expectativas irreais, de bolas de neve de frustrações e de decepções esmagadoras. Vivendo sob essa *tirania a dois*, como a chama a autora e crítica midiática Laura Kipnis, carregamos o peso da "ansiedade central do amor moderno"– a saber, "a expectativa de que romance e atração sexual podem durar uma vida inteira de intimidade em casal, apesar de muitas evidências confiáveis apontando para o contrário".[21]

Construímos nossos relacionamentos mais sagrados no campo de batalha onde os desejos evoluídos se chocam com a mitologia romântica do casamento monogâmico. Conforme nos relata Andrew J. Cherlin em *O Carrossel do Casamento*, esse conflito não resolvido entre o que somos e o que muitos gostariam que fôssemos resulta em "uma grande turbulência na vida americana, um fluxo familiar, um ir e vir de parceiros em uma escala não vista em nenhum outro lugar". A pesquisa de Cherlin mostra que "há mais parceiros na vida pessoal de americanos do que na vida de pessoas de qualquer outro país ocidental".[22]

Mas raramente nos atrevemos a enfrentar a contradição no cerne de nossos ideais equivocados sobre o casamento. E se o fizermos? Durante uma discussão rotineira sobre mais um político que, casado há muito tempo, foi pego por aí com as calças arriadas, o comediante/crítico social Bill Maher pediu aos convidados em seu programa de TV para considerarem a realidade tácita subjacente a muitas destas situações: "Quando um homem é casado há vinte anos", disse Maher, "ele não quer ter relações sexuais, ou sua esposa não quer ter relações sexuais com ele. O que quer que seja. *Qual é a opção certa?* Quer dizer, eu sei que é ruim por parte dele ter traído, mas *qual é a solução certa?* É apenas engolir isso tudo e viver o resto da vida sem paixão, e pensar em outra pessoa quando você estiver tendo relações sexuais com sua esposa nos três dias por ano em que você faz sexo?" Depois de um silêncio longo e constrangedor, um dos convidados de Maher eventualmente sugeriu: "a resposta certa é sair do relacionamento, [...] ir em frente. Afinal, você é um adulto". Outro concordou, adicionando: "Divórcio é legal neste país". O terceiro, P. J. O'Rourke, um jornalista geralmente franco, apenas olhou para seus sapatos e não disse nada.

"Seguir em frente e sair do relacionamento"? Sério? Abandonar a família é a opção "adulta" para lidar com o conflito inerente entre as sanções sociais do ideal romântico e as verdades inconvenientes da paixão sexual?[23]

A noção de Darwin da *mulher recatada* não era baseada apenas em suas premissas vitorianas. Além da seleção natural, ele propôs um segundo mecanismo de mudança evolutiva: *seleção sexual*. A premissa central da seleção sexual é a de que na maioria dos mamíferos, a fêmea investe muito mais na prole do que o macho. Ela está presa pela gestação, pela lactação e por extensos cuidados com a cria. Por causa dessa desigualdade de sacrifícios inevitáveis, Darwin ponderou, ela é a participante mais hesitante, precisando ser convencida de que é uma boa ideia – ao passo que o homem, com sua abordagem reprodutiva pá-pou-muito-obrigado-tchau, é ávido em tentar convencê-la. A psicologia evolutiva é fundada sobre a crença de que a abordagem masculina e a feminina têm conflitos de interesse intrínsecos.

A seleção do pretendente vitorioso envolve tipicamente competição masculina: carneiros batendo as cabeças, pavões coloridos desfilando, rabos que atraem predadores, homens ostentando presentes caros e prometendo amor eterno à luz de velas. Darwin viu a seleção sexual como uma luta entre os machos para o acesso sexual às fêmeas passivas e férteis que sucumbiriam ao vencedor. Dado o contexto competitivo que suas teorias supõem, ele acreditava que "a relação sexual promíscua, em um contexto natural, [é] extremamente improvável". Mas pelo menos um dos contemporâneos de Darwin discordou.

Lewis Henry Morgan

Para o homem branco, ele era conhecido como Lewis Henry Morgan (1818 – 1881), um advogado ferroviário fascinado por erudição e pela forma como as sociedades se organizam.[24] A tribo seneca da Nação Iroquesa adotou Morgan quando adulto, dando-lhe o nome de *Tayadaowuhkuh*, que significa "preenchendo a lacuna". Em sua casa, próxima a Rochester, em Nova Iorque, Morgan passou suas noites estudando e escrevendo, buscando trazer rigor científico ao entendimento da vida íntima de pessoas separadas por tempo ou espaço. O único acadêmico americano a ser citado por cada um dos três gigantes intelectuais de seu século – Darwin, Freud e Marx –, muitos consideram Morgan o cientista social mais influente de sua época e o pai da antropologia americana. Ironicamente, talvez seja a admiração de Marx e Engels a razão pela qual o trabalho de Morgan não é melhor conhecido hoje. Apesar de não ser marxista, Morgan duvidava de importantes premissas darwinianas referentes à centralidade da competição sexual no passado humano. Esse posicionamento era suficiente para ofender alguns dos defensores de Darwin – apesar de não ao próprio Darwin, que respeitava e admirava Morgan. Inclusive, Morgan e sua esposa passaram um fim de tarde com os Darwin durante uma viagem à Inglaterra. Anos mais tarde, dois dos filhos de Darwin hospedaram-se na residência dos Morgan no interior do estado de Nova Iorque.

Morgan estava especialmente interessado na evolução da estrutura familiar e da organização social em geral. Contradizendo a teoria darwiniana, ele hipotetizou a sexualidade típica dos tempos pré-históricos como sendo muito mais promíscua. "Os maridos viviam em poliginia [isto é, mais de uma esposa], e as esposas em poliandria [isto é, mais de um marido], o que parece ser tão antigo quanto a sociedade humana. Uma família assim não era nem antinatural nem notável", escreveu ele. "Seria difícil mostrar qualquer outro começo possível de família no período primitivo". Algumas páginas depois, Morgan concluiu que "parece não haver fuga" da conclusão de que um "estado de relações promíscuas" era típico dos tempos pré-históricos, "apesar de questionado por um escritor tão eminente como o Sr. Darwin."[25]

O argumento de Morgan de que as sociedades pré-históricas praticavam casamento em grupo (também conhecido como *a horda primitiva* ou *omnigamia* – sendo este último termo aparentemente cunhado pelo autor francês Charles Fourier), influenciou tanto o pensamento de Darwin que ele admitiu: "Parece certo que o hábito de casamento tem sido desenvolvido gradualmente e que a relação sexual quase promíscua já foi extremamente comum em todo o mundo". Com sua humildade cortês característica, Darwin concordou que havia "tribos nos dias presentes" em que "todos os homens e mulheres da tribo são maridos e esposas uns dos outros". Em deferência à erudição de Morgan, Darwin continuou: "Aqueles que estudaram mais de perto o assunto, e cujo julgamento vale muito mais do que o meu, acreditam que o casamento comunal foi a forma original e universal em todo o mundo, [...] os indícios indiretos em favor dessa crença são extremamente fortes [...]".[26]

E são mesmo. E os indícios – tanto diretos quanto indiretos – se fortaleceram muito mais do que Darwin, ou até mesmo Morgan, poderia ter imaginado.

Mas, primeiramente, uma palavra sobre uma palavra. *Promíscuo* tem significados diferentes para pessoas diferentes, então vamos definir nossos termos. A raiz latina é *miscere*, "misturar", e é isso que queremos dizer. Não insinuamos nenhuma *aleatoriedade* no acasalamento, uma vez que escolhas e preferências ainda exercem suas influências. Procuramos outro termo para usarmos neste livro, um sem desdém pejorativo, mas os sinônimos são ainda piores: *safado(a), devasso(a), desavergonhado(a), puto(a)*.

Favor lembrar-se de que, quando descrevemos as práticas sexuais em diferentes sociedades ao redor do mundo, estamos descrevendo o comportamento que é *normal* para as pessoas em questão. No uso comum, *promiscuidade* sugere um comportamento imoral ou amoral, desinteressado e insensível. Mas a maioria das pessoas que descreveremos está agindo bastante de acordo com os limites do que suas respectivas sociedades consideram como comportamento aceitável. Não são rebeldes, transgressores ou idealistas utópicos. Dado que os grupos de caçadores-coletores (tanto os que ainda existem hoje quanto os da pré-história) raramente superam o número de 100 ou 150 pessoas, é provável que cada um conheça todos os seus parceiros profunda e intimamente – provavelmente em um grau muito mais elevado do que um homem ou mulher moderna conhece seus parceiros casuais.

Morgan fez esta observação em *A Sociedade Antiga*, escrevendo: "Este retrato da vida selvagem não precisa causar revolta à mente, porque para eles era uma forma da relação do casamento, e, portanto, desprovida de indecência".[27]

O biólogo Alan F. Dixson, autor do levantamento mais abrangente da sexualidade primata (chamado, sem surpresa, *Sexualidade Primata*), faz uma observação semelhante sobre o que ele prefere chamar de "sistemas de acasalamento com parceiros múltiplos", tanto dos machos quanto das fêmeas, típicos dos nossos parentes primatas mais próximos: chimpanzés e bonobos. Ele escreve: "O acasalamento é raramente indiscriminado em grupos de primatas de acasalamento com parceiros múltiplos. Uma variedade de fatores, incluindo laços de parentesco, posição social, atração sexual e preferências sexuais individuais podem influenciar a escolha do companheiro em ambos os sexos. É, portanto, incorreto rotular estes sistemas de acasalamento como *promíscuos*."[28]

Logo, se *promiscuidade* sugere uma série de relacionamentos sexuais concomitantes e não-exclusivos, então, sim, nossos ancestrais eram muito mais promíscuos do que a maioria de nós, excluindo nossos mais sem-vergonhas. Por outro lado, se entendemos *promiscuidade* como algo que refere a uma falta de discriminação na escolha de parceiros, ou a ter relações sexuais com estranhos aleatórios, então nossos antepassados eram provavelmente muito *menos* promíscuos do que muitos seres humanos modernos. Para este livro, *promiscuidade* refere-se somente ao ato de ter variadas relações sexuais concomitantes. Dada a configuração da vida pré-histórica em pequenos bandos, é improvável que muitos desses parceiros tenham sido estranhos.

---

* Nosso uso da palavra "design" é puramente metafórico – sem o objetivo de implicar um "designer" ou de intencionalidade por trás do comportamento humano evoluído ou da anatomia.

CAPÍTULO TRÊS

Um Olhar Mais Próximo Sobre a Narrativa Padrão da Evolução Sexual Humana

Temos uma boa notícia e uma má notícia. A boa notícia é que a visão sombria refletida na narrativa padrão está equivocada. Homens *não* evoluíram para serem canalhas desonestos, e milhões de anos não forjaram mulheres mentirosas, dissimuladas e interesseiras.

A má notícia é que as instâncias amorais da evolução criaram em nós uma espécie com um segredo que não consegue esconder. *Homo sapiens* evoluíram para tornarem-se inegável, inescapável e descaradamente sexuais. Libertinos luxuriosos. Depravados, libidinosos, impudicos. Gatos e gatas sexuais. Tarados. Cadelas no cio.[1]

É verdade, alguns de nós conseguem elevar-se acima desse aspecto da nossa natureza (ou descer abaixo dele). Mas esses impulsos pré-conscientes permanecem sendo nossa linha de base biológica, nosso ponto de referência, o *zero* em nosso sistema numérico pessoal. Nossas tendências evoluídas são consideradas "normais" pelo corpo que cada um de nós ocupa. A força de vontade, fortificada com uma boa dose de culpa, medo, vergonha e mutilação do corpo e da alma, pode fornecer algum controle sobre esses ímpetos e impulsos. Às vezes. Ocasionalmente. Esporadicamente. Conforme aponta o filósofo alemão Arthur Schopenhauer, "*Mensch kann tun was er will; er kann aber nicht wollen was er will*" [o indivíduo pode escolher o que fazer, mas não o que querer].

Reconhecidos ou não, esses anseios evoluídos persistem e clamam por nossa atenção, e há custos envolvidos em negar a própria natureza sexual evoluída. Custos pagos pelos indivíduos, casais, famílias e sociedades todos os dias e todas as noites. Eles são pagos com o que E. O. Wilson chamou de "a moeda menos tangível da felicidade humana, que devemos gastar para contornar nossas predisposições naturais."[2] Se o investimento da nossa sociedade na repressão sexual gera ganhos ou perdas em valores brutos, é uma questão para outro momento. Por ora, iremos apenas sugerir que tentar elevar-se acima da natureza é sempre um empreendimento arriscado e exaustivo, que frequentemente resulta em um espetacular colapso.

Qualquer tentativa de entender quem somos, como nos tornamos assim e o que fazer sobre isso, deve começar por encarar nossas predisposições sexuais evoluídas. Por que tantas forças resistem à nossa satisfação prolongada? Por que o casamento tradicional é tão trabalhoso? Como é que a incessante e massacrante campanha sociocientífica que insiste na *naturalidade* da monogamia sexual, combinada com um par de milênios de fogo e enxofre, não conseguiu livrar nem mesmo os padres, pregadores, políticos e professores universitários de seus desejos proibidos? Para que nos vejamos tais como somos, devemos começar por reconhecer que, de todas as criaturas da Terra, nenhuma é tão disposta, criativa e constantemente sexual como a *Homo sapiens*.

Não alegamos que homens e mulheres experimentam o erotismo precisamente das mesmas maneiras, mas como Tirésias observou, ambos, mulheres e homens, encontram um prazer considerável nele. É verdade, talvez leve a maior parte das mulheres um pouco mais de tempo para dar partida no motor sexual do que os homens, mas uma vez aquecida, a maioria das mulheres é plenamente capaz de deixar qualquer homem para trás. Sem dúvidas, homens tendem a preocupar-se mais com a aparência das mulheres, enquanto mulheres tendem a achar o caráter do homem mais atraente do que sua aparência (dentro de limites, claro). E é verdade que a biologia da mulher lhe dá muito mais sobre o que ponderar antes de rolar com alguém no palheiro.

O comediante Jerry Seinfeld resume bem em termos de incêndio e bombeiros: "O conflito básico entre homens e mulheres, sexualmente, é que homens são como bombeiros. Para os homens, o sexo é uma emergência, e não importa o que estamos fazendo, podemos ficar prontos em dois minutos. Mulheres, por outro lado, são como o incêndio. São muito intensas, mas as condições precisam estar certas para que ocorra".

Talvez, para muitas mulheres, a libido seja como a fome de um apreciador culinário. Ao contrário de muitos homens, tais mulheres não anseiam por comer simplesmente para matar a fome. Estão buscando satisfações específicas, apresentadas de formas determinadas. Enquanto muitos homens podem desejar (e desejam) o sexo de forma pura e abstrata, mulheres relatam querer narrativa, personagem e uma *razão* para o sexo. Mas quem contestaria que o apreciador da boa mesa sente *menos* prazer em sua comida do que o glutão?

Em outras palavras, nós concordamos com muitas das *observações* centrais à psicologia evolucionária – são as *explicações* contorcidas e internamente contraditórias que consideramos problemáticas.

No entanto, existem, *sim,* explicações simples, lógicas e consistentes para a maioria dessas observações comuns a respeito da sexualidade humana – explicações que oferecem uma narrativa alternativa da evolução sexual humana, e que são tão parcimoniosas quanto elegantes; um modelo revisado que não requer nem estratégias complicadas e confusas nem a flintstonização intrínseca à história aceita atualmente.

A narrativa padrão pinta uma imagem sombria de nossa espécie, no lugar de uma verdade muito mais brilhante (embora um pouco escandalosa).

Antes de apresentar o nosso modelo em detalhes, vamos dar uma olhada mais de perto na narrativa padrão, com foco nas quatro grandes áreas de pesquisa que incorporam as hipóteses mais aceitas:

- A relativamente fraca libido feminina;
- Investimento Parental Masculino (IPM);
- Ciúme sexual e certeza da paternidade;
- Receptividade estendida e ovulação oculta (ou críptica).

Como Darwin Insulta Sua Mãe
(A Ciência Sombria da Economia Sexual)

O que o pretendente vencedor supostamente ganha com toda sua pose e ostentação? Sexo. Bom, não só sexo, mas acesso *exclusivo* a uma mulher em particular. O modelo padrão defende que a exclusividade sexual é crucial porque durante a evolução essa era a única forma de o homem garantir sua paternidade. De acordo com a psicologia evolutiva, esse acordo relutante está no coração da família humana. Homens oferecem bens e serviços (em ambientes pré-históricos isso se traduz principalmente em carne, abrigo, proteção e status) em troca do acesso sexual exclusivo e relativamente consistente. Helen Fisher chamou isso de *O Contrato do Sexo.*

Economia, frequentemente chamada de *a ciência sombria,* nunca é mais sombria do que quando aplicada à sexualidade humana. O contrato do sexo é frequentemente explicado em termos de teoria dos jogos econômica, na qual aquele ou aquela que tem mais descendentes que sobrevivem a ponto de se reproduzir, vence – porque o *retorno de investimentos* dele ou dela é maior. Assim, se uma mulher engravida de um sujeito que não tem intenção alguma de ajudá-la durante a gravidez ou de guiar a criança através dos arriscados primeiros anos de vida, ela está provavelmente desperdiçando o tempo, a energia e os riscos da gravidez. De acordo com essa teoria, sem a ajuda do pai as chances são muito maiores de que a criança morra antes de atingir a maturidade sexual, isso sem falar nos maiores riscos à saúde da mãe, que está grávida ou amamentando. O proeminente psicólogo evolutivo Steven Pinker chama essa forma de olhar a reprodução humana de *a economia genética do sexo*: "O investimento mínimo de um homem e de uma mulher são... desiguais", explica Pinker, "porque uma criança pode nascer de uma mãe solteira cujo marido fugiu, mas não de um marido solteiro cuja mãe fugiu. Mas o investimento do homem, ainda assim, é maior do que zero, o que significa que é previsto que mulheres também compitam no mercado do casamento, apesar de, no caso delas, a competição ser pelos homens com maiores chances de investir".[3]

Por outro lado, se um cara investe todo seu tempo, energia e recursos em uma mulher que está fazendo "aquilo" escondido, ele estaria correndo o risco de criar o filho do outro – uma perda total se o seu único propósito na vida era passar os genes para o futuro. E não se engane: segundo a lógica fria da teoria evolutiva padrão, deixar um legado genético *é* nosso único propósito na vida. Esse é o motivo pelo qual os psicólogos evolutivos Margo Wilson e Martin Daly defendem que os homens assumem uma visão decididamente *proprietária* da sexualidade das mulheres: "Os homens reivindicam a posse de mulheres particulares como pássaros reivindicam a posse sobre territórios, como leões reivindicam a posse sobre uma caça, ou como pessoas de ambos os sexos reivindicam a posse de objetos de valor", escrevem. "Tendo localizado um recurso individualmente identificável e passível de ser defendido, a criatura proprietária anuncia e exerce sua intenção de defendê-lo dos rivais."[4]

"Baby, eu te amo como um leão ama sua caça". Certamente nunca houve uma descrição do casamento mais romântica.

Leitores atentos devem ter reparado que a narrativa padrão da interação heterossexual se reduz à prostituição: uma mulher troca seus serviços sexuais por acesso a recursos. Talvez a ressonância mítica explique parte do encanto de enormes sucessos de bilheteria como *Uma Linda Mulher*, em que o personagem de Richard Gere troca o acesso à sua riqueza pelo que a personagem de Julia Roberts tem a oferecer (ela interpreta uma garota de programa com um coração de ouro, caso você tenha perdido essa). Por favor, perceba que o que ela tem a oferecer se resume ao supracitado coração de ouro, um sorriso do tamanho do Texas, um par de longas e adoráveis pernas e a promessa solene de que, de agora em diante elas se abrirão somente para ele. A genialidade de *Uma Linda Mulher* reside em tornar explícito o que esteve implícito em centenas de filmes e livros. De acordo com essa narrativa, mulheres evoluíram para, de forma irrefletida e desavergonhada, trocar prazer erótico por acesso à riqueza, proteção, status e outros tesouros do homem, que poderiam beneficiar a ela e a seus filhos.

Darwin diz que sua mãe é uma prostituta. Simples assim.

Antes que você pense que enlouquecemos, te garantimos que a permuta da fertilidade e fidelidade feminina por bens e serviços é uma das premissas fundamentais da psicologia evolutiva. *A Mente Adaptada*, livro que muitos consideram a bíblia da área, explica o contrato do sexo muito claramente: atratividade sexual masculina para mulheres seria uma função de traços que eram correlacionados com alto valor de acasalamento no ambiente natural. A pergunta crucial é: quais traços teriam sido correlacionados com alto valor de acasalamento? Três respostas possíveis se seguem:

• A disposição e habilidade de um homem de prover para sua mulher e filhos;
• A disposição e habilidade de um homem em proteger uma mulher e seus filhos;
• A disposição e habilidade de um homem para se envolver diretamente em atividades parentais.[5]

Agora vamos revisar algumas das mais proeminentes pesquisas fundadas sobre essas premissas a respeito de homens, mulheres, estrutura familiar e vida pré-histórica.

A Famosa Libido Flácida Feminina

> "A fêmea, [...] com raríssimas exceções,
> é menos desejosa que o macho [...]"
> – Charles Darwin, *A Origem das Espécies*.

Mulheres têm pouco interesse em sexo, certo? Apesar das observações de Tirésias, até bem recentemente esse tem sido o consenso quase que universal, tanto na cultura popular ocidental quanto na medicina e na psicologia evolutiva. Nos últimos anos, a cultura popular começou a questionar a suposta falta de interesse feminino em sexo – mas no que se refere ao modelo tradicional, pouco mudou desde que o Dr. William Acton publicou suas famosas reflexões sobre o assunto, em 1875, garantindo aos leitores que "as melhores mães, esposas e gestoras domésticas sabem pouco ou quase nada sobre indulgências sexuais.[...] Como via de regra, uma mulher modesta raramente deseja qualquer gratificação sexual para si própria. Ela se sujeita ao seu marido, mas apenas para dar prazer a ele."[6]

Mais recentemente, em seu trabalho, hoje clássico, *A Evolução da Sexualidade Humana*, o psicólogo Donald Symons confiantemente proclamou que "dentre todos os povos, o ato sexual é entendido como um serviço ou favor que as mulheres prestam aos homens."[7] Em um artigo fundacional, publicado em 1948, o geneticista A. J. Bateman não hesitou em extrapolar suas descobertas a respeito de moscas da fruta para seres humanos, comentando que a seleção natural encoraja "uma ânsia indiscriminada em machos e uma passividade criteriosa em fêmeas".[8]

O número massivo de provas acumuladas para nos convencer de que mulheres não são seres particularmente sexuais é deveras impressionante. Centenas, se não milhares, de estudos alegaram confirmar a flacidez da libido feminina. Um dos estudos mais citados em toda a psicologia evolutiva, publicado em 1989, é típico do gênero.[9] Uma estudante universitária voluntária, atraente, dirigia-se a um inocente estudante do sexo oposto e dizia: "Oi, tenho reparado em você por aqui ultimamente e te acho muito atraente. Você quer ir pra cama comigo hoje à noite?". Aproximadamente 75% dos jovens abordados disseram que sim. Dos que negaram, muitos perguntaram se poderia ser num outro dia. Quando o mesmo experimento foi feito com mulheres, *nenhuma* das abordadas pelo atraente desconhecido aceitou a oferta. Caso encerrado.

Sim, é sério, esse estudo é *realmente* um dos mais conhecidos em toda a PE. Pesquisadores o citam para demonstrar que mulheres não se interessam por sexo casual – o que é importante se sua teoria defende que mulheres instintivamente negociam para ganhar coisas dos homens. Afinal de contas, se elas oferecerem o que têm, de graça, o mercado entra em colapso e as outras mulheres terão mais dificuldade em permutar sexo por qualquer coisa de valor.

Investimento Parental Masculino (IPM)

Conforme mencionado acima, subjacente a cada uma dessas teorias, assim como à teoria evolutiva de forma geral, está a noção de que a vida pode ser conceituada em termos de economia e teoria dos jogos. O objetivo do jogo é enviar seu código genético para o futuro através da produção do número máximo possível de descendentes que sobrevivam e reproduzam-se. Se essa dispersão leva ou não à felicidade, isso é irrelevante. Em sua pesquisa *best-seller* sobre a PE, intitulada *O Animal Moral*, Robert Wright faz a colocação de forma sucinta, dizendo: "Somos feitos para sermos animais eficazes, e não felizes. É claro, somos projetados para buscar a felicidade, e alcançar os objetivos darwinianos (sexo, status e etc.) costuma trazer felicidade, ao menos por um momento. Entretanto, a frequente falta de felicidade é o que nos faz continuar buscando-a, nos tornando, assim, produtivos."[10]

Essa é uma noção curiosa de produtividade – ao mesmo tempo manifestamente política e ainda assim apresentada inocentemente o bastante, como se houvesse apenas um significado possível para "produtividade". Essa perspectiva sobre a vida incorpora a ética de trabalho protestante (de que "produtividade" é o que faz um animal "eficaz") e ecoa a noção do *Velho Testamento* de que a vida deve ser suportada, e não aproveitada. Essas premissas estão incorporadas por toda a literatura da psicologia evolutiva.

O etólogo/primatólogo Frans de Wall, um dos filósofos mais "cabeça-aberta" da natureza humana, chama isso de *sociobiologia calvinista*.

O interesse feminino na qualidade, ao invés da quantidade, é considerado importante em dois aspectos: ela estaria claramente interessada em conceber um filho com um homem saudável e em maximizar as chances de que seu filho sobreviva e prospere. "Os recursos reprodutivos femininos são preciosos e finitos, e mulheres ancestrais não os desperdiçavam com um homem aleatório qualquer", escreve o psicólogo evolutivo David Buss. "Obviamente, as mulheres não pensam conscientemente que esperma é barato e óvulos são caros", Buss continua, "mas as mulheres do passado que fracassaram em exercer sua sagacidade antes de aceitar se relacionar sexualmente foram deixadas na poeira evolutiva; nossas mães ancestrais fizeram uso de sabedoria emocional para diagnosticar os perdedores".[11]

Buss não explica por que há ainda tantos "perdedores" no patrimônio genético atual, se seus ancestrais foram sujeitos a uma análise tão minuciosa por milhares de gerações.

Enquanto uma porção substancial do investimento parental feminino é biologicamente inevitável em nossa espécie, teóricos evolucionistas acreditam que o *Homo sapiens* possui níveis extraordinariamente superiores de investimento parental masculino (IPM), comparados aos demais primatas. Eles argumentam que nosso alto nível de IPM constitui a base da (suposta) universalidade do casamento. Como Wright afirma: "Em toda cultura humana no registro antropológico, o casamento [...] é a regra, e a família é o átomo da organização social. Pais em todo lugar sentem amor por seus filhos [...] e esse amor os leva a ajudar a alimentar e a defender seus filhos, além de a ensiná-los coisas úteis."[12]

O biólogo Tim Birkhead concorda, escrevendo: "A questão da paternidade está no centro de boa parte do comportamento masculino – e por boas razões evolutivas. Em nosso passado primitivo, homens que investiram em filhos que não eram seus próprios deixaram, em média, menos descendentes do que aqueles que criaram apenas sua própria prole. Como consequência, os homens eram, e ainda são, preocupados com a paternidade..."[13]

Por ora, iremos apenas apontar algumas das premissas questionáveis implícitas nessa alegação:

• *Toda* cultura é organizada em torno do casamento e da família nuclear;
• Pais humanos que proviam *apenas* para seus próprios filhos deixariam muito mais descendentes do que aqueles menos seletivos em termos de generosidade material (*note como isso presume uma discreta base genética para algo tão amorfo quanto "preocupação com paternidade"*);
• Um caçador poderia se recusar a dividir sua caça com outras pessoas famintas dentro de um mesmo pequeno grupo de caçadores-coletores (onde estão sobrinhas, sobrinhos e filhos de amigos de uma vida inteira) sem ser constrangido, rejeitado e banido da comunidade;

E que, ainda:

• No ambiente ancestral, um homem conseguia saber quais filhos eram biologicamente seus, ou seja:
• Ele entende que um ato sexual pode resultar em um filho;
• Tem 100% de certeza da fidelidade de sua parceira.

Então, de acordo com a narrativa padrão, uma vez que o investimento parental masculino se traduz em vantagens para os filhos de tal homem (mais comida, proteção e educação – as outras crianças que se danem), mulheres teriam evoluído para escolher pares que tivessem mais acesso a esses recursos e cujo comportamento indicasse que os compartilhariam apenas com ela e seus filhos (sinais de generosidade, fidelidade e sinceridade seletiva). Mas, de acordo com essa narrativa, esses dois objetivos femininos (bons genes e acesso aos recursos do homem) criam situações de conflito para homens e mulheres – tanto dentro do relacionamento quanto com seus competidores do mesmo sexo. Wright resume essa compreensão da situação: "Alto investimento parental masculino faz a seleção sexual funcionar em duas direções ao mesmo tempo. Não só os homens evoluíram para competir por óvulos femininos escassos: mulheres evoluíram para competir pelo escasso investimento parental masculino".[14]

"Estratégias Mistas" na Guerra dos Sexos

Não é coincidência que o homem que celebremente observou que o poder é o maior dos afrodisíacos não era, nem de longe, bonito.[15] Frequentemente (naquilo que podemos chamar do *efeito Kissinger*), os homens com o maior acesso a recursos e status carecem da riqueza genética assinalada pela atratividade física. O que é que a mulher pode fazer?

A teoria convencional sugere que ela se casará com um rapaz bacana, rico, previsível, sincero, que provavelmente pagará o financiamento da casa, trocará as fraldas e colocará o lixo pra fora – mas depois ela o trairá com caras selvagens, sexy e perigosos, especialmente perto do período em que estiver ovulando, para aumentar as chances de que ela tenha um filho do garotão. Conhecida como *estratégia mista* na literatura científica, alega-se que ambos, homens e mulheres, empregam suas próprias versões dessa estratégia sombria para tentar alcançar seus objetivos opostos no acasalamento (mulheres maximizando a qualidade dos parceiros e homens maximizando a quantidade de oportunidades de acasalamento).

É um mundo selvagem.

Os estudos mais conhecidos que supõem demonstrar a natureza dessas duas estratégias distintas são os realizados por David Buss e seus colaboradores. Sua hipótese sustenta que se homens e mulheres têm interesses divergentes no que diz respeito ao comportamento de acasalamento, as diferenças devem aparecer na forma em que homens e mulheres experienciam o ciúme sexual. Esses pesquisadores constataram que mulheres ficam consistentemente mais aborrecidas pela ideia da infidelidade *emocional* de seus parceiros, ao passo que homens demonstram mais inquietação em relação à infidelidade *sexual* de suas parceiras, como a hipótese prevê. Tais resultados são frequentemente citados como confirmação do modelo baseado no investimento parental masculino. Eles parecem refletir os interesses distintos que o modelo prevê. Uma mulher, de acordo com a teoria, ficaria mais aborrecida com o envolvimento *emocional* de seu parceiro com outra mulher, uma vez que isso ameaçaria mais seus interesses vitais. De acordo com o modelo padrão, a pior das hipóteses para uma mulher pré-histórica nesse jogo evolutivo seria perder acesso aos recursos e ao suporte de seu homem. Se ele se limitar a galanteios sexuais inócuos (equivalente a, nos dias de hoje, se envolver com uma mulher de classe social inferior ou uma prostituta, com as quais ele provavelmente não se casará), isso seria muito menos ameaçador ao padrão de vida dela e ao dos seus filhos. No entanto, se ele viesse a se apaixonar por outra mulher e fosse embora, as perspectivas de vida da esposa (e de todos os seus filhos) sucumbiriam drasticamente.

A partir da perspectiva masculina, conforme observado acima, a pior das hipóteses seria gastar tempo e recursos criando o filho de outro homem (e propulsionando os genes de outra pessoa rumo ao futuro, às custas dos seus). Se sua parceira tivesse uma conexão emocional com outro homem, mas não sexual, essa catástrofe genética não poderia acontecer. Mas se ela fizesse sexo com outro homem, ainda que sem intimidade emocional envolvida, o parceiro fixo poderia se encontrar inadvertidamente perdendo seu "investimento" evolutivo. Logo, a narrativa prevê – e as pesquisas parecem confirmar – que seus ciúmes devem ter evoluído para controlar o comportamento *sexual* dela (garantindo assim a paternidade da prole), enquanto os ciúmes dela devem ser orientados ao controle do comportamento *emocional* dele (assim protegendo seu acesso exclusivo aos recursos dele).*

Como você pode imaginar, a *estratégia mista* referida anteriormente seguiria rumos similares. A estratégia mista masculina seria a de ter uma parceira de longo prazo, cujo comportamento sexual ele pudesse controlar: mantendo-a descalça e grávida caso seja pobre, de sapatilhas apertadas e grávida caso seja chinesa, ou de salto alto e grávida caso seja rica. Enquanto isso, ele deve continuar fazendo sexo casual (de investimento baixo) com o maior número de mulheres possível, aumentando suas chances de paternidade. É assim que a teoria evolutiva padrão postula que homens evoluíram para se tornar sacanas e mentirosos. De acordo com a narrativa padrão, a estratégia comportamental evoluída para um homem é trair sua esposa grávida e ao mesmo tempo ser insanamente – até mesmo violentamente – ciumento. Encantador.

Apesar das chances de sobrevivência de qualquer criança resultante desses encontros casuais serem presumivelmente menores do que aquelas que ele ajuda a criar, esse investimento ainda seria sensato da parte dele, dados os baixos custos em que incorre (algumas bebidas e um quarto de um motel qualquer). Já a estratégia mista feminina seria a de extrair um compromisso de longo prazo do homem que a oferecer o melhor acesso a recursos, status e proteção, enquanto ela ainda busca encontros casuais com caras sarados vestindo jaquetas de couro, que oferecem vantagens genéticas das quais seu amável, porém domesticado parceiro, carece. É difícil decidir quem é que é retratado pior.

Diversos estudos demonstraram que mulheres estão menos propensas a usar anticoncepcionais e mais propensas a trair seus maridos (a ter cópulas extra-pares, ou CEPs) quando estão ovulando do que quando não estão. Além disso, mulheres têm maior propensão a usar perfume e joias quando estão ovulando do que em outros momentos do ciclo menstrual, e a se sentirem atraídas por homens de aparência mais *macho man* (aqueles com traços físicos de genes mais vigorosos). Esses interesses conflitantes e a eterna luta que eles parecem suscitar – essa "guerra dos sexos" – é central à visão sombria da vida sexual humana exibida nas narrativas científicas e terapêuticas contemporâneas.

Conforme resume Wright: "Mesmo com alto IPM (Investimento Parental Masculino), e, de certa forma, por causa dele, uma dinâmica básica inerente entre homens e mulheres é a *exploração mútua*. Homens e mulheres parecem, em certos momentos, *feitos para fazerem um ao outro infelizes* [ênfase nossa]."[16] Symons expressa a mesma resignação nas primeiras linhas de *A Evolução da Sexualidade Humana*.

Um tema central desse livro é que, em relação à sexualidade, há uma natureza humana feminina e uma natureza humana masculina, e essas naturezas são extraordinariamente diferentes, ainda que as diferenças sejam, até certo ponto, mascaradas pelas concessões que relações heterossexuais acarretam e por injunções morais. Para o autor, homens e mulheres diferem em sua natureza sexual porque, através do longuíssimo período de caça e coleta da história evolutiva humana, os desejos sexuais e as disposições que eram adaptativas para cada um dos sexos era, para o outro, um ingresso para a aniquilação reprodutiva.[17]

Deprimente, não? A teoria evolutiva convencional nos garante que todas vocês, mulheres interesseiras e calculistas lendo isto, evoluíram para ludibriar caras confiáveis, porém entediantes, para que eles se casem com vocês, só para então vocês se perfumarem bastante e correrem para a boate de solteiros mais próxima do bairro e tentarem engravidar de um Neandertal barbado assim que o maridão adormecer no sofá. Como vocês podem ser capazes? Mas antes que os leitores masculinos comecem a se sentir superiores, lembrem-se de que, de acordo com a mesma narrativa, vocês evoluíram para atrair e casar com alguma jovem beleza inocente usando promessas vazias de amor eterno e um Rolex falsificado enorme no pulso, engravidá-la o quanto antes e então começar a "trabalhar até tarde" com o maior número de secretárias que você conseguir. Não tem nada do que se orgulhar, meu caro.

Receptividade Sexual Estendida e Ovulação Oculta

Ao contrário das suas parentes primatas mais próximas, a fêmea humana padrão não vem equipada com partes íntimas que incham até duas vezes de tamanho e ficam avermelhadas quando estão perto da ovulação. Na verdade, uma premissa fundamental da narrativa padrão é a de que o homem não tem como saber quando a mulher está fértil. Como somos supostamente as criaturas mais inteligentes do pedaço, é interessante que se pense que seres humanos são praticamente os únicos a viver com essa ignorância. A vasta maioria das outras fêmeas mamíferas propagandeiam quando estão férteis, e são decididamente desinteressadas em sexo nos demais momentos. Diz-se que a ovulação oculta é uma significativa exceção dos humanos. Dentre os primatas, a capacidade e a disposição feminina para fazer sexo a qualquer hora e em qualquer lugar são características apenas dos bonobos e dos humanos. "Receptividade estendida" é apenas uma forma científica de dizer que mulheres podem ser ativas sexualmente durante todo o ciclo menstrual, ao passo que a maioria dos mamíferos faz sexo apenas quando "importa" – isto é, quando uma gravidez pode ocorrer.

Se aceitarmos a premissa de que mulheres não são particularmente interessadas em sexo, a não ser na medida em que ele as permite manipular os homens para que compartilhem seus recursos, por que fêmeas humanas teriam evoluído essa capacidade sexual atipicamente abundante? Por que não guardar o sexo para aqueles poucos dias do ciclo em que a gravidez é mais provável, como fazem praticamente todos os outros mamíferos?

Duas teorias principais foram propostas para explicar esse fenômeno, e elas não poderiam ser mais diferentes uma da outra. A que a antropóloga Helen Fisher chamou de "explicação clássica" é a seguinte: tanto a ovulação oculta quanto a receptividade sexual estendida (ou, mais precisamente, constante) evoluíram dentre as primeiras humanas como uma forma de desenvolver e cimentar o vínculo com o parceiro, segurando a atenção de um macho constantemente excitado. Essa capacidade funcionava supostamente de duas maneiras: primeiro, não haveria razão para ele buscar outras fêmeas para o prazer sexual, uma vez que ela estaria constantemente disponível para o sexo, mesmo quando não estivesse ovulando. Em segundo lugar, uma vez que sua fertilidade estava escondida, ele se sentiria mais motivado a ficar por perto o tempo todo para garantir que nenhum outro homem acasalasse com ela em momento algum – e não apenas durante um breve cio. Fisher diz: "A ovulação oculta mantinha um amigo especial em proximidade constante, provendo proteção e comida para a mulher premiada." Conhecido como o "comportamento de vigilância da parceira", pelos cientistas, mulheres contemporâneas talvez o conheçam como "aquele peste inseguro que nunca me deixa em paz".

A antropóloga Sarah Blaffer Hrdy oferece uma explicação diferente para a incomum capacidade sexual da fêmea humana. Ela sugere que a ovulação oculta e a receptividade estendida nas primeiras hominídeas podem ter evoluído não para *reassegurar* os homens, mas para *confundi-los*.

Havendo observado a tendência dos machos-alfa babuínos recém-entronizados de matar todos os bebês do patriarca anterior, Hrdy levantou a hipótese de que tal aspecto da sexualidade feminina tivesse se desenvolvido como uma forma de confundir a paternidade entre os diversos homens. A fêmea faria sexo com vários parceiros para que nenhum deles pudesse estar certo da paternidade, reduzindo assim a probabilidade de que o próximo macho-alfa matasse a prole que poderia ser sua.

Temos, portanto, a "teoria clássica" de Fisher propondo que mulheres evoluíram sua sexualidade especial como uma forma de manter o interesse de um homem, e Hrdy dizendo que é tudo para deixar vários caras confusos. A teoria de Fisher se encaixa melhor com o modelo padrão, no qual mulheres trocam sexo por comida, proteção, e assim por diante. Mas essa explicação funciona apenas se acreditarmos que homens – incluindo nossos ancestrais "primitivos" – estavam interessados em sexo o tempo todo com *apenas uma mulher*. Isso contradiz a premissa de que homens são fortemente inclinados a espalhar suas sementes o máximo que conseguirem, enquanto simultaneamente protegem seus investimentos na família/parceira primária.

A teoria das "sementes da confusão", de Hrdy, postula que a ovulação oculta e a receptividade constante beneficiariam uma mulher que tivesse parceiros masculinos múltiplos, os prevenindo de matar seus filhos e induzindo-os a defendê-los ou ajudá-los. A visão de Hrdy da evolução sexual humana coloca mulheres em direto conflito com homens, os quais presumivelmente veem mulheres férteis como "pacotes de recursos individualmente reconhecíveis e potencialmente defensáveis", valiosos demais para serem compartilhados.

De qualquer maneira, da forma retratada na narrativa padrão, a pré-história humana era caracterizada por enganação, decepção e desespero. De acordo com essa visão, tanto homens quanto mulheres são, por natureza, mentirosos, prostitutos e trapaceiros. Em nosso nível mais elementar, dizem, homens e mulheres heterossexuais evoluíram para ludibriarem-se uns aos outros enquanto egoisticamente perseguem agendas genéticas antagônicas de soma zero, ainda que isso demande a traição de pessoas que afirmam amar com muita sinceridade.

Pecado original, de fato.

---

* Examinaremos a natureza dos ciúmes sexuais em maior detalhe no Capítulo 9.

CAPÍTULO QUATRO

O Hominoide no Espelho

"Por que nossa sordidez tem que ser a bagagem de um passado primata, e nossa bondade, exclusivamente humana? Por que não deveríamos buscar continuidade com outros animais em nossos traços 'nobres' também?"
– Stephen Jay Gould

"É pela similaridade entre as ações externas de animais e aquelas que nós mesmos desempenhamos que julgamos que também seus interiores se assemelham aos nossos; e o mesmo princípio de raciocínio, levado um passo adiante, nos fará concluir que, uma vez que nossas ações internas se assemelham às dos animais, as causas das quais elas derivam devem também assemelhar-se. Quando qualquer hipótese, portanto, for estabelecida para explicar uma operação mental, que é comum a homens e animais, devemos aplicar a mesma hipótese a ambos."
– David Hume, *Um Tratado da Natureza Humana* (1739–1740)

Geneticamente, os chimpanzés e os bonobos do zoológico estão muito mais próximos de você e dos demais visitantes do que dos gorilas, orangotangos, macacos ou qualquer outra coisa presente nas jaulas. Nosso DNA difere do dos chimpanzés e dos bonobos em aproximadamente 1,6 por cento, de forma que estamos mais próximos deles do que um cachorro está de uma raposa, um gibão-de-mãos-brancas está de um gibão-de-bochechas-brancas, um elefante indiano está de um elefante africano ou, se você é daqueles que curtem pássaros, uma juruviara norte-americana está de uma juruviara sul-americana.

```
Hominídeos ─────────────► Chimpanzé
              ──────────► Bonobo
              ──────────► Humano
              ─────────► Gorila
            ────────► Orangotango
          ──────► Gibão
                      ► Babuíno
Macacos do
velho mundo ─────────► Macaca

30    25    20    15    10    5    PRESENTE
```

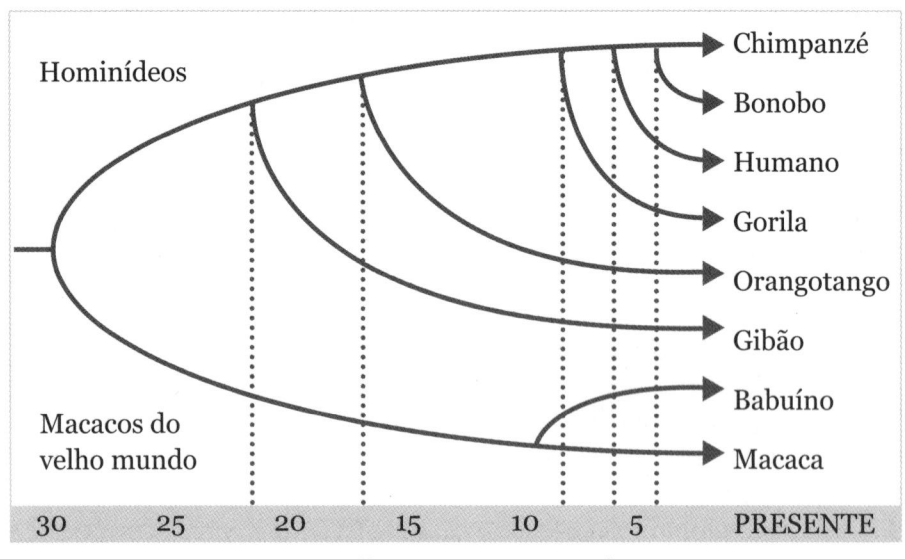

MILHÕES DE ANOS ATRÁS

A linha ancestral que chega até os chimpanzés e os bonobos se separou da que chega aos humanos há apenas cinco ou seis milhões de anos (apesar de a reprodução cruzada ter provavelmente continuado por aproximadamente um milhão de anos após a divisão), tendo as linhas evolutivas dos chimpanzés e dos bonobos se separado em algum momento entre 3 milhões e 860.000 anos atrás.[1] Para além desses dois primos próximos, a distância familiar dos outros primatas cresce muito mais: o gorila seguiu um caminho diferente há 9 milhões de anos; os orangotangos, 16 milhões; e os gibões, únicos hominoides monogâmicos, pularam fora mais cedo, 22 milhões de anos atrás. Provas por DNA mostram que o último ancestral comum para ambos, hominoides e macacos, viveu há aproximadamente 30 milhões de anos. Se você imaginar essa distância genética como se fossem distâncias geográficas, considerando 1,6 quilômetro (uma milha) uns 100.000 anos desde o último momento em que compartilhamos um ancestral, fica mais ou menos assim:

• *Homo sapiens sapiens* vivem em Petrópolis, nas montanhas do estado do RJ;
• Chimpanzés e bonobos são praticamente vizinhos, vivendo a menos de quarenta e cinco quilômetros, na Barra da Tijuca e Niterói, respectivamente. Ambos a uns oitenta quilômetros de Petrópolis, uma distância tranquila da perspectiva histórica da humanidade;
• Gorilas estão curtindo uma praia em Cabo Frio;

- Orangotangos estão em Campos dos Goytacazes, fazendo o que quer que seja que as pessoas fazem em Campos dos Goytacazes;
- Gibões estão retirados, vivendo em monogamia em Itaperuna;
- Macacos do velho mundo (babuínos, macacas) estão para lá de Governador Valadares, em MG.

Carl Linnaeus, o primeiro a fazer a distinção taxonômica entre humanos e chimpanzés (na metade do século 18), chegou a se arrepender do próprio trabalho. Essa divisão (*Pan* e *Homo*) é atualmente considerada carente de justificativas científicas, e muitos biólogos defendem a reclassificação de humanos, chimpanzés e bonobos em um mesmo grupo, para refletir nossas surpreendentes semelhanças.

Nicolaes Tulp, um famoso anatomista holandês, imortalizado na pintura de Rembrandt *A Lição de Anatomia*, produziu a primeira descrição precisa de um hominoide não-humano, em 1641. O corpo que Tulp dissecou parecia ser tão semelhante ao de um humano que ele comentou que "seria difícil encontrar dois ovos tão parecidos". Apesar de Tulp ter chamado seu espécime de Sátiro Indiano, e observado que os nativos o chamavam de orangotango, primatólogos contemporâneos que estudaram as anotações de Tulp acreditam que se tratava de um bonobo.[2]

Assim como nós, chimpanzés e bonobos são hominídeos africanos. Como todos os hominoides, eles não têm rabo. Passam boa parte de suas vidas no solo e são ao mesmo tempo criaturas altamente inteligentes e intensamente sociais. Para os bonobos, uma sexualidade turbinada, absolutamente dissociada da reprodução, é característica central em sua interação social e coesão grupal.

O antropólogo Marvin Harris argumenta que os bonobos obtêm uma "recompensa reprodutiva que compensa sua abordagem desperdiçadora em termos de atingir o alvo ovulatório". A recompensa é "uma forma mais intensa de cooperação social entre machos e fêmeas, que acarreta um grupo social mais intensamente cooperativo e um ambiente mais seguro para criar crianças e, com isso, um grau mais alto de sucesso reprodutivo para os machos e para as fêmeas mais sexualmente ativos."[3] A promiscuidade do bonobo, em outras palavras, confere a estes hominoides benefícios evolutivos significativos.

O único hominoide monogâmico, o gibão, vive no sudeste asiático em pequenas unidades familiares que consistem em um casal de um macho e uma fêmea e suas crias, isolados em um território de trinta a cinquenta quilômetros quadrados. Eles nunca deixam as árvores, praticamente não interagem (ou interagem muito pouco) com outros grupos de gibões, não possuem grande inteligência e copulam ocasionalmente, para reproduzir.

A monogamia não é encontrada em nenhum primata social que vive em grupos, exceto – se formos acreditar na narrativa padrão – em nós.

O antropólogo Donald Symons fica tão espantado quanto nós com as tentativas frequentes de defender que gibões monogâmicos podem servir de modelos viáveis para a sexualidade humana, escrevendo que "falar do porquê (ou do se) humanos se associam em pares como os gibões me parece pertencer ao mesmo reino de discurso que aquele que se pergunta por que o mar está fervendo ou se porcos têm asas."[4]

Primatas e Natureza Humana

Se a Thomas Hobbes tivesse sido oferecida a oportunidade de projetar um animal que personificasse suas convicções mais sombrias sobre a natureza humana, ele talvez tivesse bolado algo semelhante a um chimpanzé. Esse hominoide parece confirmar todas as terríveis premissas hobbesianas sobre a inerente sordidez da existência pré-Estado. Relata-se que chimpanzés são loucos por poder, ciumentos, rápidos em recorrer à violência, desonestos e agressivos. Assassinatos, guerras organizadas entre grupos, estupros e infanticídios são proeminentes nos relatos de seu comportamento.

Uma vez que essas observações assustadoras foram publicadas, nos anos 1960, teóricos rapidamente propuseram a teoria do "primata assassino", explicando a origem humana. Os primatólogos Richard Wrangham e Dale Peterson resumem essa teoria demoníaca utilizando termos severos, encontrando, no comportamento dos chimpanzés, provas da sede de sangue ancestral dos seres humanos, escrevendo: "Violência como a dos chimpanzés precedeu e pavimentou o caminho para a guerra humana, fazendo dos homens modernos, sobreviventes confusos de um hábito de agressão letal de 5 milhões de anos".[5]

Antes do chimpanzé começar a ser considerado o melhor modelo vivo do comportamento humano ancestral, um parente muito mais distante, o babuíno-da-savana, preenchia essa posição. Esses primatas que vivem no solo são adaptados ao tipo de nicho ecológico que nossos ancestrais provavelmente ocuparam quando desceram das árvores. Os babuínos deixaram de ser considerados modelo quando ficou claro que eles careciam de algumas características humanas fundamentais: caças cooperativas, utilização de ferramentas, guerras organizadas e disputa pelo poder envolvendo a construção de coalizões complexas.

Enquanto isso, Jane Goodall e outros pesquisadores estavam observando essas qualidades no comportamento dos chimpanzés. O neurocientista Robert Sapolsky, um expert em comportamento babuíno, diz que "chimpanzés são o que os babuínos adorariam ser se eles tivessem um pingo de autodisciplina".[6]

Talvez não seja surpreendente, portanto, que tantos cientistas supuseram que chimpanzés são o que humanos seriam, com um pouco *menos* de autodisciplina. O destaque dos chimpanzés nos modelos da natureza humana do final do século 20 é importante de ser frisado. Os mapas que elaboramos (ou herdamos de pesquisadores anteriores) predeterminam onde faremos nossa exploração e o que encontraremos lá. A astuta brutalidade exibida por chimpanzés, combinada com a vergonhosa crueldade que caracteriza boa parte da história humana, parece confirmar a noção hobbesiana do que é a natureza humana quando não contida por uma força maior.

Tabela 1: Organização Social Entre Hominoides[7]

Bonobos	Igualitárias e pacíficas, as comunidades de bonobos são mantidas principalmente pela criação de laços sociais entre as fêmeas, embora elas criem laços também com os machos. O status do macho vem da mãe, e laços entre filhos e mães duram a vida toda. Acasalamento com parceiros múltiplos, tanto dos machos quanto das fêmeas.
Chimpanzés	Os laços mais fortes são formados entre os machos, e levam à constituição de coalizões masculinas em constante mudança. Fêmeas se movem entre os limites dos territórios patrulhados por machos, mas não criam laços com outras fêmeas nem com nenhum macho em especial. Acasalamento com parceiros múltiplos, tanto dos machos quanto das fêmeas.
Humanos	De longe, a espécie social mais diversa entre os primatas. Há provas abundantes de todos os tipos de criação de laços sociais e sexuais, cooperação e competição entre humanos contemporâneos. Acasalamento com parceiros múltiplos, tanto dos machos quanto das fêmeas.*

Gorilas	Geralmente um único macho dominante (o famoso "Costas Prateadas") ocupa uma área para si e para sua família, composta de várias fêmeas e filhotes. Machos adolescentes são forçados para fora do grupo quando atingem a maturidade sexual. Os laços sociais mais fortes são entre machos e fêmeas adultos. Acasalamento poligínico.
Orangotangos	Os orangotangos são solitários e demonstram haver poucos laços sociais de qualquer tipo. Orangotangos machos não toleram a presença uns dos outros. Um macho adulto estabelece um amplo território onde várias fêmeas vivem, e cada uma delas tem sua própria área. Acasalamento disperso, raro e frequentemente violento.
Gibões	Os gibões estabelecem unidades familiares nucleares, e cada casal mantém um território, do qual outros casais estão excluídos. Acasalamento é monogâmico.

*A não ser que você siga o modelo padrão, onde humanos são classificados como monogâmicos ou poligínicos, dependendo da fonte.

Duvidando do Modelo Chimpanzé

Há, no entanto, alguns problemas sérios em tornar o comportamento dos chimpanzés o modelo através do qual se pretende entender sociedades humanas pré-históricas.

Chimpanzés são extremamente hierárquicos, ao passo que grupos humanos de caçadores-coletores são veementemente igualitários. No compartilhamento da carne vê-se, precisamente, a hierarquia entre os chimpanzés, enquanto, no caso dos humanos, uma caça bem-sucedida ativa mecanismos de nivelamento importantíssimos para caçadores-coletores.

A maioria dos primatólogos está de acordo em relação à proeminência da noção de poder entre os chimpanzés, mas tal generalização, estabelecida a partir da observação de chimpanzés em Gombe, pode ser prematura. Isso porque observações feitas em outros locais – Taï, na Costa do Marfim, por exemplo – sugerem que alguns chimpanzés selvagens lidam com o compartilhamento de carne de forma mais análoga à de caçadores-coletores humanos do que à dos chimpanzés observados em Gombe. O primatólogo Craig Stanford descobriu que, enquanto os chimpanzés de Gombe são "totalmente nepotistas e maquiavélicos" em relação à distribuição de carne, os chimpanzés em Taï compartilham a carne entre todos os indivíduos do grupo de caça, sejam eles amigos ou inimigos, parentes ou desconhecidos.[8]

Portanto, ao passo que dados coletados por Goodall e outros pesquisadores em Gombe parecem corroborar com a ideia de que um egoísmo calculado e implacável é típico do comportamento dos chimpanzés, informações advindas de outros locais de estudo podem contradizer ou enfraquecer esses achados. Dadas as dificuldades inerentes à observação de chimpanzés em meio selvagem, devemos ter cuidado ao generalizar a partir dos dados limitados dos quais dispomos sobre chimpanzés soltos em reservas. E dada a sua incontestável inteligência e natureza social, devemos suspeitar igualmente de dados coletados sobre chimpanzés em cativeiro, que é tão generalizável quanto o comportamento de prisioneiros seria para seres humanos em geral.

Há questões ainda sobre o quão violentos são os chimpanzés quando deixados intocados em seu habitat. Como discutiremos no capítulo 13, diversos fatores podem ter alterado profundamente o comportamento observado nos chimpanzés. O historiador cultural Morris Berman explica que se nós "mudarmos coisas como abastecimento de comida, densidade demográfica e a possibilidade da formação ou dissolução espontânea de grupos, [...] será um deus-nos-acuda não só no caso dos hominídeos, mas também no dos seres humanos".[9]

Ainda que nos limitemos ao modelo do chimpanzé, a certeza pessimista e sombria dos neo-hobbesianos modernos pode ser considerada infundada. O biólogo evolutivo Richard Dawkins, por exemplo, pode não estar tão correto assim em sua avaliação tenebrosa da natureza humana ao dizer: "esteja avisado de que se você quer, assim como eu, construir uma sociedade na qual indivíduos cooperem generosamente e altruisticamente em direção a um bem-estar comum, você pode esperar pouca ajuda da natureza biológica. Tentemos, portanto, *ensinar* generosidade e altruísmo, porque nós nascemos egoístas."[10] Talvez, mas a cooperação permeia profundamente nossa espécie também. Achados recentes em inteligência primata comparativa levaram os pesquisadores Vanessa Woods e Brian Hare a se questionarem se um impulso à cooperação não é talvez a chave para a inteligência que define nossa espécie. Eles escrevem: "Ao invés de partir diretamente da premissa de que os hominídeos mais inteligentes foram os que sobreviveram e deram continuidade às gerações seguintes, como é frequentemente sugerido, talvez tenham sido os hominídeos mais sociáveis, por resolver os problemas em conjunto, que atingiram um nível de adaptabilidade maior e fizeram que a seleção natural favorecesse aqueles capazes de resolver problemas cada vez mais complexos." [11] Humanos ficaram mais espertos, é a hipótese deles, porque nossos ancestrais aprenderam a cooperar.

Inatamente egoísta ou não, os efeitos do abastecimento de comida e da degradação do habitat, tanto para chimpanzés selvagens quanto para humanos caçadores-coletores, sugerem que Dawkins e os demais defensores da hipótese do humano inatamente agressivo e egoísta devem ter cuidado ao citar os dados referentes aos chimpanzés, em apoio a suas afirmações. Grupos humanos tendem a reagir aos excedentes alimentares e seu armazenamento, com comportamentos semelhantes aos observados nos chimpanzés: organização social intensamente hierárquica, violência intergrupal, defesa dos perímetros territoriais e alianças maquiavélicas. Em outras palavras, humanos, assim como chimpanzés, tendem a lutar quando há algo pelo qual valha a pena lutar. Mas na maior parte da pré-história não havia excedente alimentar para se ganhar ou perder, nem uma base principal para defender.

Na Busca Pela Continuidade Primata

"Dois elementos em comum entre mulheres e bonobos fêmeas são que sua ovulação é escondida da detecção imediata e que elas fazem sexo durante todo o ciclo menstrual. Mas as semelhanças terminam por aqui. Onde está o inchaço genital? E a disponibilidade para sexo num piscar de olhos?"
– Frans de Waal[12]

"Sexo era uma expressão de amizade: na África, era como andar de mãos dadas, [...] era amigável e divertido. Não havia coerção. Era oferecido por vontade própria."
– Paul Theroux[13]

O que quer que seja que uma pessoa conclua sobre a violência dos chimpanzés e sua relevância à natureza humana, o bonobo, nosso primo mais próximo dentre os primatas, oferece um contramodelo fascinante. Da mesma forma que os chimpanzés parecem incorporar a visão hobbesiana da origem humana, os bonobos refletem a visão rousseauísta da nossa origem. Apesar de ser hoje mais conhecido como o propositor do *nobre selvagem*, a autobiografia de Rousseau detalha uma fascinação com o sexo que sugere que ele teria considerado os bonobos seus irmãos de sangue, caso os tivesse conhecido. De Waal resume a diferença entre o comportamento desses dois hominoides dizendo que "os chimpanzés resolvem questões sexuais através do poder; os bonobos resolvem questões de poder através do sexo".

Bonobos ultrapassam até mesmo os chimpanzés na frequência de seu comportamento sexual, sendo que as fêmeas de ambas as espécies se engajam em múltiplas sessões de acasalamento, em rápida sucessão, com machos diferentes. Dentre os chimpanzés, fêmeas ovulando copulam, em média, de seis a oito vezes por dia, ávidas por responderem aos convites de todo e qualquer macho do grupo. Ao descrever o comportamento das chimpanzés que monitorava, Anne Pusey observa: "Cada uma, depois de acasalar dentro da própria comunidade natal, visitava outra comunidade de forma sexualmente receptiva. [...] Elas então, avidamente, se aproximavam e copulavam com os machos da nova comunidade."[14]

Esse comportamento sexual extragrupal é comum entre os chimpanzés, o que sugere que suas relações intergrupais não são tão violentas quanto alguns alegam. Por exemplo, um estudo recente com amostras de DNA extraídas de folículos capilares coletados em ninhos de chimpanzés na área de estudo de Taï, na Costa do Marfim, mostrou que *mais da metade das crias* (sete, de treze) eram de machos de fora do grupo doméstico da fêmea. Se esses chimpanzés estivessem vivendo em uma zona de guerra permanente, é improvável que essas fêmeas seriam livres para escapulir tão frequente e facilmente a ponto de ter mais da metade de seus filhotes gerados fora do grupo.

Ou seja: as fêmeas chimpanzés, enquanto ovulam (não obstante o alto monitoramento dos machos, de acordo com o modelo tradicional), escapam de seus protetores/capturadores por tempos longos o suficiente para perambularem por outros grupos, acasalarem com machos desconhecidos e retornarem tranquilamente para seus grupos de origem. Esse tipo de comportamento é improvável em um grupo que vive em alto estado de alerta.

Qualquer que seja a verdade em relação às atitudes de chimpanzés em reservas *versus* suas atitudes em grupos que vivem de forma realmente selvagem, não há como não notar o viés inconsciente contido em passagens como "Tanto na guerra quanto no romance, bonobos e chimpanzés parecem ser extremamente diferentes. Quando duas comunidades de bonobos se encontram nos limites de seus territórios em Wamba, [...] não só não há agressões letais (como acontece às vezes com os chimpanzés) como às vezes há socialização e até mesmo sexo entre as fêmeas e os machos da comunidade inimiga."[15]

Inimiga? Quando dois grupos de primatas inteligentes se reúnem para socializar e fazer sexo uns com os outros, quem pensaria nesses grupos como *inimigos*, ou em tais eventos como *guerra*? Repare nas suposições feitas nesse sentido: "chimpanzés enviam um chamado especial que alerta aqueles que estão distantes, sobre a presença de comida. Por esse lado, é como se fosse um compartilhamento de comida, *mas esse comportamento não precisa ser interpretado como caridoso*. Um chimpanzé que chama os outros, tendo à sua frente mais comida do que consegue comer, não irá perder nada em compartilhá-la, e poderá se beneficiar no futuro, quando um outro chimpanzé retribuir o favor [grifo nosso]."[16]

Talvez esse comportamento aparentemente cooperativo "não precise ser interpretado como caridoso", mas qual é o problema implícito em uma interpretação como essa? Por que devemos buscar explicações que afastam o que aparenta ser generosidade entre primatas não-humanos, ou outros animais de forma geral? Seria a generosidade uma característica exclusivamente humana? Passagens como essa fazem com que as pessoas se perguntem por que – como Gould perguntou – alguns cientistas são tão relutantes em enxergar continuidade primata em nossos impulsos positivos, ao passo que outros anseiam por localizar as raízes de nossa agressividade no nosso passado primata mais profundo.

> *"Apenas imagine que nós nunca tivéssemos ouvido falar de chimpanzés ou babuínos, e viéssemos a conhecer os bonobos primeiro. Nós provavelmente acreditaríamos, atualmente, que os primeiros hominídeos viveram em sociedades centradas na fêmea, onde o sexo servia a importantes funções sociais e onde guerras eram raras ou inexistentes."*
> – Frans de Waal [17]

Por viverem em uma área remota de uma densa floresta de um país politicamente instável (República Democrática do Congo, anteriormente conhecida como Zaire), bonobos foram uns dos últimos mamíferos a serem estudados em seu habitat. Apesar de suas diferenças anatômicas em relação aos chimpanzés comuns terem sido notadas há muito tempo (em 1929), foi apenas quando seu comportamento radicalmente diferente foi observado é que eles deixaram de ser considerados um subgrupo dos chimpanzés – frequentemente chamados de "chimpanzés pigmeus."

Para os bonobos, o status da fêmea é mais importante do que a hierarquia masculina, e o próprio ranking das fêmeas é flexível e passível de mudanças. Bonobos não têm rituais formais de dominação e submissão, como as frequentes demonstrações de poder de chimpanzés, gorilas e outros primatas. Apesar de o quesito *status* não ser completamente ausente, o primatólogo Takayoshi Kano, que coletou as informações mais detalhadas sobre o comportamento de bonobos selvagens de que temos notícia, prefere utilizar o termo "influente" do que "posição superior", ao descrever bonobos fêmeas. Ele acredita que as fêmeas são respeitadas em razão do afeto, e não por sua posição hierárquica.

Frans de Waal, inclusive, questiona até mesmo se é apropriado falar de hierarquia entre bonobos, observando que "se há um ranking entre as fêmeas, ele é em grande parte baseado em senioridade, e não em intimidação física: as fêmeas mais velhas desfrutam, geralmente, de mais prestígio do que as mais novas."[18]

Aqueles que buscam por provas de matriarcado em sociedades humanas devem refletir sobre o fato de que, entre bonobos, a "dominação" feminina não resulta na submissão masculina que seria esperada caso ela fosse simplesmente o inverso do que acontece com os chimpanzés e os babuínos. As bonobos utilizam seu poder de forma diferente dos primatas machos. E os bonobos do sexo masculino, apesar de sua função social submissa, parecem estar se dando muito melhor do que os chimpanzés e os babuínos. Como veremos mais adiante em discussões sobre sociedades dominadas pelas mulheres, os homens tendem a ser bastante bem-sucedidos quando elas estão no comando. Enquanto Sapolsky escolheu estudar babuínos em razão do estresse crônico sofrido pelos machos causado pela interminável disputa pelo poder, de Waal observa que bonobos levam um tipo diferente de existência, afirmando que "tendo em vista a frequência de suas atividades sexuais e sua baixa agressividade, acho difícil imaginar que os machos dessa espécie tenham rotinas estressantes".[19]

Fundamentalmente, humanos e bonobos, mas não os chimpanzés, parecem compartilhar uma predileção anatômica pela coexistência pacífica. Ambas as espécies possuem o que é chamado de *microssatélite repetitivo* (no gene AVPR1A), importante para a liberação de ocitocina. Também chamado de "ecstasy da natureza", a oxitocina é importante para sentimentos pró-sociais como compaixão, confiança, generosidade, amor, e, sim, erotismo. Como o autor e antropólogo Eric Michael Johnson explica, "faz muito mais sentido que chimpanzés tenham perdido esse microssatélite repetitivo do que humanos e bonobos tenham desenvolvido independentemente a mesma mutação."[20]

Mas há intensa resistência à noção de que o passado humano possa ter sido caracterizado por níveis baixos de *stress* e um excedente de liberdade sexual. Helen Fisher reconhece esses aspectos da vida do bonobo e sua correlação com o comportamento humano, e faz uma referência dissimulada à *horda primitiva* de Morgan:

"Essas criaturas viajam em grupos mistos de machos, fêmeas e crias [...]. Indivíduos vêm e vão entre os grupos, de acordo com o suprimento de comida, conectando uma comunidade coesa de várias dúzias de animais. Eis aqui uma horda primitiva [...]. O sexo é quase um passatempo diário, [...] fêmeas copulam durante a maior parte de seu ciclo menstrual – um padrão de coito mais semelhante ao das mulheres do que ao de qualquer outra criatura [...]. Bonobos fazem sexo para aliviar a tensão, para estimular o compartilhamento durante as refeições, para reduzir o *stress* durante a viagem, para reafirmar amizades durante reuniões tensas. 'Faça amor, não faça guerra' é claramente um lema dos bonobos."[21]

Fisher então faz a pergunta que não quer calar: "será que nossos ancestrais faziam o mesmo?" Ela parece estar se preparando para uma resposta positiva ao observar que bonobos "demonstram muitos dos hábitos sexuais que as pessoas exibem nas ruas, em bares, restaurantes, e entre quatro paredes em Nova Iorque, Paris, Moscou e Hong Kong". "Antes do coito", escreve ela, "bonobos frequentemente se olham profundamente nos olhos". E Fisher garante aos seus leitores que, como seres humanos, bonobos "andam de braços dados, beijam-se as mãos e os pés e se agarram com longos e profundos beijos de língua."[22]

Parece que Fisher, que compartilha das nossas dúvidas sobre outros aspectos da narrativa padrão, está prestes a reconfigurar seus argumentos a respeito do advento da criação de laços conjugais de longa duração, além de outros aspectos da pré-história humana, para melhor refletir esses comportamentos compartilhados por bonobos e humanos. Dado o papel proeminente do comportamento dos chimpanzés como suporte da narrativa padrão, como é que podemos deixar de incluir os dados igualmente relevantes sobre bonobos em nossas conjecturas sobre a pré-história humana? Lembre-se: nós somos geneticamente equidistantes de chimpanzés e bonobos. E, como observa Fisher, o comportamento sexual humano tem mais a ver com o dos bonobos do que com os de qualquer outra criatura na Terra.

Mas Fisher reluta em reconhecer que o passado sexual humano possa ter sido como a realidade atual dos bonobos, explicando sua mudança radical de atitude no último minuto, ao dizer que "bonobos têm vidas sexuais bastante diferentes daquelas de outros hominoides". Isso não é verdade, no entanto, porque humanos – cujo comportamento sexual é tão similar ao dos bonobos, conforme a própria Fisher – *são hominoides*. E ela continua: "as atividades heterossexuais dos bonobos também ocorrem durante todo o ciclo menstrual, e bonobos fêmeas retomam seu comportamento sexual um ano após o parto". Ambas essas qualidades praticamente únicas dos bonobos são compartilhadas por apenas uma outra espécie dos primatas: o *Homo sapiens*. Ainda assim, conclui Fisher, "porque chimpanzés pigmeus [bonobos] exibem esses *extremos da sexualidade primata* e porque dados bioquímicos sugerem que [eles] emergiram recentemente, há dois milhões de anos, *não sinto* que eles constituem um modelo adequado de como a vida era entre hominídeos vinte milhões de anos atrás [*grifo nosso*]".[23]

Essa passagem é bizarra em vários níveis. Depois de escrever extensivamente sobre o quão surpreendentemente semelhante é o comportamento sexual dos bonobos em relação ao dos seres humanos, Fisher dá um salto mortal duplo para trás e conclui que eles *não* servem como modelos de nossos ancestrais. Para deixar as coisas ainda mais confusas, ela muda toda a discussão para vinte milhões de anos atrás, como se o objetivo dela fosse o de falar do último ancestral comum para *todos os hominoides*, ao invés de daquele compartilhado por chimpanzés, bonobos e humanos, que divergiram de um ancestral comum há apenas *cinco* milhões de anos. Na verdade, Fisher não estava falando de ancestrais tão distantes. *A Anatomia do Amor*, livro do qual estamos retirando suas citações, é uma obra muito bem escrita de popularização de seu trabalho acadêmico inovador sobre a "evolução da formação de pares em série entre seres humanos" (não *todos os hominoides*) no decorrer dos últimos milhões de anos. Ademais, observe como Fisher se refere às exatas qualidades que os bonobos compartilham com os humanos como "extremos da sexualidade primata".

Outras pistas de neo-Vitorianismo aparecem na descrição de Fisher sobre a transição que nossos ancestrais fizeram da vida nas árvores para a vida na terra firme. "Talvez nossas fêmeas ancestrais primitivas que viviam nas árvores buscavam sexo com diversos machos para ter amigos. Então, quando nossos antepassados foram afastados para as pastagens da África, uns quatro milhões de anos atrás, e a formação de casais evoluiu para criar os filhotes, fêmeas largaram a promiscuidade aberta e passaram a copular clandestinamente, colhendo os benefícios tanto dos recursos quanto da variedade genética."[24] Fisher *presume* o advento da formação de casais há quatro milhões de anos, mesmo sem existir nenhuma prova nesse sentido.

Seguindo com essa lógica circular, ela escreve:

"Por bonobos parecerem ser os mais espertos dentre os hominídeos, por terem muitos dos traços físicos semelhantes aos dos humanos e por copularem com talento e frequência, alguns antropólogos conjecturam que bonobos são muito parecidos com o protótipo do hominoide africano, nosso último ancestral que habitava nas árvores. Talvez esses chimpanzés pigmeus sejam relíquias vivas do nosso passado, mas eles certamente manifestam algumas diferenças fundamentais em seu comportamento sexual. Por exemplo, bonobos não formam laços conjugais de longa duração como os humanos. Eles também não criam sua prole como marido e mulher. Machos cuidam de seus irmãos mais novos, sim, mas vida monogâmica certamente não é com eles. Promiscuidade é o negócio deles.[25]

Estamos aqui diante de uma expressão cristalina da flintstonização que pode distorcer o raciocínio até mesmo dos mais informados teóricos da origem do comportamento sexual humano. Estamos seguros de que a Dra. Fisher se dará conta de que o que ela chama de "diferenças fundamentais" no comportamento sexual não são diferenças de fato se ela levar em conta todo o espectro de informações que cobriremos nos próximos capítulos. Mostraremos que casamento marido/mulher e monogamia sexual estão *longe* de serem comportamentos humanos universais, como ela e outros defendem. Simplesmente porque bonobos levantam dúvidas sobre a naturalidade da formação de pares de longa duração, Fisher e a maioria das outras autoridades concluem que eles não podem servir como modelos para a evolução humana. Esses pesquisadores já partem do pressuposto de que a monogamia sexual de longa duração forma o núcleo da única, exclusiva e eterna estrutura familiar, e a partir daí fazem o raciocínio todo de trás pra frente. O Iucatã que se dane!

> *"Eu às vezes tento imaginar o que teria acontecido*
> *se nós tivéssemos descoberto os bonobos primeiro e*
> *os chimpanzés depois, ou nunca. A discussão sobre a*
> *evolução humana talvez não revolvesse tanto em torno*
> *de violência, guerra e dominação masculina, mas*
> *talvez em sexualidade, empatia, cuidado e cooperação.*
> *Que atmosfera intelectual diferente ocuparíamos!"*
> – Frans de Waal, *Nosso Hominoide Interior*

A fraqueza da "teoria do primata assassino" em relação às origens humanas se torna clara à luz do que hoje se sabe sobre o comportamento dos bonobos. De qualquer forma, de Waal apresenta uma sólida argumentação ao dizer que, mesmo sem os dados que se tornaram disponíveis nos anos 1970, muitas falhas eventualmente emergiriam da visão hobbesiana baseada em chimpanzés. Ele chama atenção para o fato de que a teoria confunde predação com agressão, partindo da premissa de que ferramentas foram criadas para serem armas, e retrata mulheres como "objetos passivos da competição masculina". Ele pede que seja estabelecido um novo cenário que "reconhece e explica a quase ausência de guerras organizadas entre as sociedades atuais de caçadores-coletores, além de suas tendências igualitárias e sua generosidade em relação ao compartilhamento de informações e recursos entre grupos."[26]

Ao projetar preocupações pós-agriculturais recentes em relação à fidelidade feminina em sua visão de pré-história, muitos teóricos foram flintstonizando até chegar em um beco sem saída. O impulso aparentemente instintivo do homem moderno para controlar a sexualidade feminina não é uma característica intrínseca da natureza humana. É uma resposta a condições socioeconômicas específicas – condições muito diferentes daquelas nas quais nossa espécie evoluiu. Essa é a chave para entender a sexualidade no mundo moderno. De Waal está correto quando diz que esse comportamento hierárquico, agressivo e territorial é de origem recente para nossa espécie. É, como veremos, uma adaptação ao mundo social que surgiu com a agricultura.

A partir da nossa perspectiva, daqui da margem oposta do rio, Helen Fisher, Frans de Waal e alguns outros parecem ter se aventurado até a ponte que cruza o rio das premissas infundadas sobre a sexualidade humana, mas não se atreveram a atravessá-la. Suas posições parecem, para nós, meios-termos que se opõem às interpretações mais simplistas dos dados que eles conhecem tão bem quanto qualquer outro pesquisador. Confrontados com um fato impossível de ser ignorado – o de que seres humanos não *agem* como espécies monogâmicas – eles criam justificativas para nosso aberrante (e perplexamente consistente) comportamento. Fisher explica o fenômeno da pane matrimonial mundial com o argumento de que os laços conjugais evoluíram para durar apenas até que a prole cresça e seja capaz de se manter com os demais membros do grupo sem a assistência paterna. Em relação a isso, de Waal ainda defende que a família nuclear é "intrinsecamente humana", e que a formação de pares é "a chave para o incrível nível de cooperação que distingue nossa espécie". Mas conclui sugestivamente dizendo que "nosso sucesso como espécie está intimamente entrelaçado com o abandono do estilo de vida dos bonobos e a um controle mais forte sobre as expressões sexuais."[27] "Abandono"? Uma vez que é impossível abandonar o que nunca se teve, de Waal provavelmente concordaria que a sexualidade hominídea era, em algum momento, profundamente semelhante àquela dos serenos e promíscuos bonobos – apesar de nunca dizer isso explicitamente. Ele também não se aventurou a dizer quando ou por quê nossos ancestrais abandonaram essa forma de ser.[28]

Tabela 2: Comparação entre o comportamento sociossexual e o desenvolvimento infantil de Bonobos, Chimpanzés e Humanos[29]

Mulheres e bonobos fêmeas **copulam durante todo o ciclo menstrual**, bem como durante a **lactação** e a **gravidez**. Chimpanzés fêmeas são sexualmente ativas apenas de 25 a 40 por cento do seu ciclo.
Crianças e filhotes de bonobos se desenvolvem muito mais lentamente que os filhotes de chimpanzés; bonobos começam a brincar com os demais filhotes com aproximadamente 1,5 ano, bem mais tarde que os filhotes de chimpanzés.
Assim como os humanos, bonobos fêmeas retornam ao grupo imediatamente após darem à luz, e copulam dentro de meses. Exibem pouco medo de infanticídio, o que nunca foi observado entre bonobos, tanto cativos quanto livres.
Bonobos e humanos desfrutam de muitas posições copulatórias distintas, sendo a ventral-ventral (papai-e-mamãe) aparentemente a preferida por bonobos fêmeas e a inserção por trás a preferida por machos, ao passo que chimpanzés preferem a inserção por trás quase que exclusivamente. **Bonobos e humanos frequentemente olham-se nos olhos quando copulam, e se beijam demoradamente.** Chimpanzés não fazem nenhuma das duas coisas.
A **vulva** é localizada entre as pernas e orientada em direção à **frente do corpo em humanos e bonobos**, em vez de orientadas para trás como no caso dos chimpanzés e dos outros primatas.
Compartilhamento de comida é altamente associado com atividade sexual em humanos e bonobos, e apenas moderadamente no caso dos chimpanzés.

Há um alto grau de **variabilidade em potenciais combinações sexuais em humanos e bonobos**; atividade homossexual é comum em ambos, mas rara em chimpanzés.

Fricção genitália-genitália (G-G) entre bonobos fêmeas parece sedimentar a criação de laços sociais entre fêmeas, e está presente em todas as populações de bonobos estudadas (selvagens e em cativeiro) e completamente ausente em chimpanzés. Dados referentes à fricção G-G em humanos atualmente não estão disponíveis (atenção, estudantes ambiciosos!).

Enquanto a atividade sexual para os chimpanzés e outros primatas parece ser primariamente reprodutiva, **bonobos e humanos utilizam a sexualidade para propósitos sociais** (redução de tensão, criação de laços, resolução de conflitos, entretenimento, etc.).

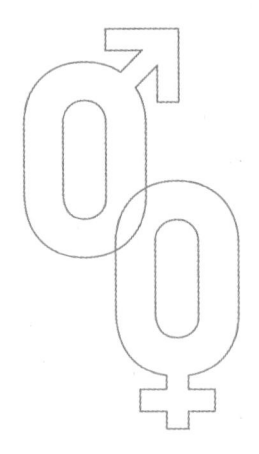

PARTE II
Perdido (de desejo) no Paraíso

CAPÍTULO CINCO

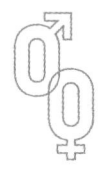

Quem Perdeu o Que no Paraíso?

"[O homem] imaginou o céu e deixou completamente de fora dele o mais supremo de todos os seus deleites, o ecstasy que se destaca no coração de todo indivíduo dessa raça... a relação sexual! É como se uma pessoa perdida, morrendo em um deserto, fosse informada por um socorrista que ela poderia escolher tudo o que ela quisesse no mundo exceto uma coisa, e ela decidisse deixar de fora a água!"
– Mark Twain, *Cartas da Terra*

Acabou que o Jardim do Éden não era realmente um jardim. Era tudo menos um jardim: selva, floresta, costas marítimas selvagens, savanas abertas, tundras com ventanias. *Adão e Eva não foram postos pra fora de um jardim. Foram postos pra dentro.* Pense comigo. O que é um jardim? Terra cultivada. Tratada. Arranjada. Organizada. Intencional. Ervas daninhas são removidas ou envenenadas sem piedade; sementes são selecionadas e plantadas. Não há nada de gratuito ou espontâneo em um local como esse. Acidentes não são bem-vindos. Mas a história conta que antes de caírem em desgraça, Adão e Eva viviam sem se preocupar, pelados e inocentes – e nada lhes faltava. Seu mundo fornecia o que precisavam: comida, teto e companheirismo.

Mas depois da Queda, a vida boa acabou. Comida, anteriormente um presente de um mundo generoso, agora precisava ser conseguida através do trabalho duro. Mulheres passaram a sofrer no parto. E o prazer sexual, até então uma atividade sem culpa, se tornou fonte de humilhação e vergonha. Apesar de a história bíblica descrever que os primeiros humanos foram expulsos do jardim, a narrativa foi claramente revertida em algum momento no passar do tempo. A maldição sofrida por Adão e Eva gira em torno da troca do que parece ser uma vida de baixo estresse e alto prazer de caçadores-coletores (ou bonobos), pela labuta de sol a sol de um fazendeiro em seu jardim. O pecado original representa uma tentativa de explicar a razão pela qual nossos ancestrais aceitaram uma proposta tão ruim.[1]

A história da Queda fornece uma estrutura narrativa à transição traumática do pegue-o-que-quiser-onde-quiser, da vida dos caçadores-coletores, à luta árdua dos agricultores. Lutando contra insetos, roedores, condições meteorológicas e a própria terra, fazendeiros foram forçados a conseguir seu pão pelo suor de suas têmporas, ao invés de simplesmente encontrarem a (agora) fruta proibida e comê-la com as mãos, como seus ancestrais faziam desde sempre. Não é de se estranhar que caçadores-coletores não tenham praticamente jamais demonstrado interesse em aprender técnicas agrárias dos europeus. Como um caçador-coletor disse, "pra que plantar, se tem tantas castanhinhas de mongongo no mundo?"

* * * * *

Livros como este, a respeito da natureza humana, são chamarizes de confusão. Por um lado, todo mundo é um expert. Sendo humanos, todos temos opiniões sobre a natureza humana. Tal entendimento parece requerer pouco mais que uma pitada de bom senso e alguma atenção aos nossos próprios desejos e aversões incessantes. Muito simples.

Mas dar sentido à natureza humana é tudo, menos simples. A natureza humana foi ajardinada, replantada, fertilizada, cercada, semeada e irrigada tão intensamente quanto um campo de golfe. Seres humanos têm sido cultivados a mais tempo do que qualquer outra coisa. Nossa cultura nos domestica por propósitos obscuros, nutrindo e encorajando certos aspectos e tendências do nosso comportamento enquanto busca eliminar tantos outros que podem ser problemáticos. A agricultura, poderia se dizer, evoluiu a domesticação do ser humano tanto quanto a de qualquer planta ou outro animal.[2]

Nossa noção do alcance total da natureza humana, assim como a nossa dieta, tem sido gradativamente reduzida. Independentemente do quão nutritivo possa ser, tudo o que é selvagem é arrancado – apesar de, como veremos, algumas das ervas daninhas que crescem em nós têm raízes que alcançam profundamente o nosso passado compartilhado. Pode arrancá-las se você quiser, mas elas apenas continuarão a voltar, repetidamente.

O que é cultivado – em solos e em mentes – não é necessariamente benéfico aos indivíduos em uma determinada sociedade. Algo pode beneficiar uma cultura, de forma geral, ao mesmo tempo em que é desastroso para a maioria dos indivíduos membros daquela sociedade. Indivíduos sofrem e morrem em guerras das quais a sociedade pode se beneficiar tremendamente. Venenos industriais no ar e na água, acordos comerciais globais, produtos geneticamente modificados... são todos aceitos por indivíduos que provavelmente sairão perdendo no negócio.

Essa desconexão entre os interesses individuais e grupais ajuda a explicar por que a mudança para a agricultura é geralmente representada distorcidamente como um grande salto adiante, apesar do fato de que foi, na verdade, um desastre para a maioria dos indivíduos que a enfrentou. Vestígios mortais esqueléticos retirados de várias regiões do mundo, datando da transição da caça e da coleta para a agricultura, contam todos a mesma história: aumento na fome, deficiência de vitaminas, crescimento atrofiado, diminuição radical da expectativa de vida, aumento da violência... pouca coisa para comemorar. Para a maioria das pessoas, veremos que a mudança da caça e da coleta para a agricultura foi muito menos um passo gigantesco adiante do que uma vertiginosa queda do paraíso.

Sobre Sexo e Rock'n Roll

Se você, em algum momento, duvidar que seres humanos são, antes de mais nada, animais sociais, considere o seguinte: o pior dos castigos sempre foi, à exceção da tortura física ou da execução propriamente dita, o exílio. E como hoje em dia ficamos sem lugares vazios no mundo para enviar nossos piores prisioneiros, resolvemos recorrer ao exílio interno – o isolamento na solitária – como nossa punição mais severa. Sartre se equivocou quando disse que *"L'enfer, c'est les autres"* (o inferno são os outros). É a *ausência* dos outros que é um inferno para a nossa espécie. Seres humanos são tão desesperados por contato social que prisioneiros quase que universalmente optam pela companhia de assassinos lunáticos em detrimento de longos isolamentos. "Eu preferiria ter tido a pior das companhias ficar sem nenhuma companhia", disse o jornalista Terry Anderson, rememorando seu suplício de sete anos como refém no Líbano.[3]

Teóricos evolucionistas adoram buscar explicações para os atributos mais extraordinários das espécies: o chifre do alce, o pescoço da girafa, a velocidade ímpar da chita, e por aí vai. Essas características refletem o ambiente no qual as espécies evoluíram e o nicho particular que ocupam nesse ambiente.

Qual é o atributo extraordinário da nossa espécie? Fora os nossos órgãos genitais masculinos superdimensionados (ver Parte IV), nós não somos muito impressionantes do ponto de vista físico. Com menos da metade da nossa massa corporal, o chimpanzé médio tem a força de quatro ou cinco dos nossos másculos bombeiros. E inúmeros animais podem correr mais rápido, mergulhar mais fundo, lutar melhor, ver mais longe, detectar cheiros mais fracos, escutar sutilezas tonais onde nós só ouvimos silêncio. Então o que nós trazemos para a festa? O que é tão especial sobre seres humanos?

Nossas infinitamente complexas interações uns com os outros.

Nós sabemos o que você está pensando: cérebros grandes. É verdade, mas nosso cérebro peculiar resulta da nossa sociabilidade tagarela. Apesar de debates eclodirem a respeito precisamente do porquê do cérebro humano ter crescido tanto tão rápido, a maioria concordaria com o antropólogo Terrence W. Deacon quando escreve que "O cérebro humano foi moldado por processos evolutivos que elaboraram as capacidades necessárias para a linguagem, e não apenas por uma demanda geral por mais inteligência."[4]

Em um clássico circuito de retorno, nossos grandes cérebros servem à nossa necessidade de comunicação complexa e sutil e resultam dela. A linguagem, por sua vez, possibilita nosso atributo mais profundo e mais humano: a habilidade de formar e manter uma rede social adaptável, flexível e multidimensional. Antes e além de qualquer outra coisa, seres humanos são as mais sociais de todas as criaturas.

Nós temos outra qualidade que é *especialmente humana* em adição aos nossos cérebros desproporcionalmente grandes e sua capacidade associada de linguagem. Talvez não surpreendentemente, é algo também entrelaçado em nosso importantíssimo tecido social: nossa sexualidade exagerada.

Nenhum outro animal passa mais do seu tempo previsto na Terra se alvoroçando por sexo do que o *Homo sapiens* – nem mesmo o famosamente libidinoso bonobo. Apesar dos bonobos e nós termos uma média que vai de centenas a milhares de atos sexuais por nascimento – muito mais do que os outros primatas –, seus "atos" são muito mais curtos que os nossos. Animais "monogâmicos" unidos em pares são quase sempre hipossexuais, fazendo sexo do jeito que o Vaticano recomenda: raramente, discretamente e apenas para fins reprodutivos. Seres humanos, independentemente da religião, estão no outro fim do espectro libidinal: são a personificação da hipersexualidade.

Seres humanos e bonobos usam o erotismo para o prazer, para solidificar a amizade e para fechar acordos (lembre-se de que, historicamente, o casamento é mais semelhante a uma fusão empresarial do que a uma declaração de amor eterno). Para essas duas espécies (e, aparentemente, *apenas* para elas), sexo sem fins reprodutivos é "natural", sendo até mesmo uma característica que as define.[5]

Será que todo esse sexo frívolo faz com que a nossa espécie soe "animalística"? Não deveria. O mundo animal é cheio de espécies que se relacionam sexualmente apenas em largos intervalos, quando a fêmea está ovulando. Apenas duas espécies podem ter relações uma semana após a outra, por razões não-reprodutivas: uma humana e outra muito parecida com a humana. Sexo por prazer, com diversos parceiros, é, portanto, mais "humano" do que animal. Sexo estritamente reprodutivo, uma-vez-na-vida-outra-na-morte, é mais "animal" do que humano. Em outras palavras, um macaco excessivamente excitado está agindo de forma humana, enquanto uma mulher ou um homem desinteressado em sexo mais de uma ou duas vezes por ano estaria, estritamente falando, "agindo como um animal".

Embora várias pessoas se esforcem em escondê-la de si mesmos e dos outros, a libido humana, por ser uma força da natureza, nos perpassa. Muitos americanos recatados se escandalizaram com a forma como Elvis mexia os quadris quando ele cantava "*rock and roll*". Mas quantos sabiam o que a frase "*rock and roll*" significava? O historiador cultural Michael Ventura, investigando as raízes da música afro-americana, constatou que "*rock 'n roll*" era um termo originário das "*juke joints*" [NT: estabelecimentos informais de negros americanos onde havia música, dança, jogos e bebidas]. Já usada bem antes de Elvis aparecer, Ventura explica que a frase "não significava nome de música, e sim 'transar'. 'Rock', por si só, já praticamente queria dizer isso nesses círculos, desde os anos vinte, pelo menos". Em meados da década de cinquenta, quando a frase foi se tornando amplamente utilizada na cultura popular, Ventura diz que os DJs "ou não sabiam o que eles estavam dizendo ou dissimulavam o que sabiam".

Mesmo que o sério apresentador de TV Ed Sullivan se escandalizasse caso descobrisse o que estava dizendo quando anunciava "esse novo *rock and roll* que a criançada adora", exemplos de referências sexuais mal disfarçadas, no inglês americano comum, não param por aí. Robert Farris Thompson, historiador americano mais proeminente sobre a arte africana, diz que *funky* é derivado de *lu-Fuki*, do idioma kikongo, que significa "suor positivo", do tipo que você tem ao dançar ou fazer sexo, mas não trabalhando. O *mojo* de alguém, que seria o charme em atrair uma paquera, é, em kikongo, a palavra para "alma". *Boogie* vem de *mbugi*, que significa "diabolicamente bom". E ambos *jazz* e *jism* provavelmente derivam de *dinza*, a palavra em kikongo para "ejacular".[6]

Esqueça os bilhões de dólares sendo derramados no pornô. Esqueça os peitos e bundas na TV, nos filmes e nos comerciais. Esqueça as canções de amor que cantamos no caminho de ida de um relacionamento, e as canções de sofrimento que cantamos no caminho de volta. Ainda que não incluamos nada disso, a porcentagem das nossas vidas que gastamos pensando, planejando, fazendo e nos lembrando de sexo é incomparavelmente maior do que a de qualquer outra criatura no planeta. Apesar de nosso relativamente baixo potencial reprodutivo (raríssimas mulheres já tiveram mais que uma dúzia de filhos), nossa espécie pode, e dança, um bom *rock 'n roll*.

* * * * *

"Se eu tivesse tido que escolher meu local de nascimento, teria escolhido um estado no qual todos se conhecessem, de forma que nem as táticas obscuras do vício nem a modéstia de virtude poderiam escapar do escrutínio e julgamento público."
– Jean-Jacques Rousseau, Discurso Sobre a Origem e os Fundamentos da Desigualdade Entre os Homens (1754)

Rousseau nasceu na época errada, no lugar errado. Se ele tivesse nascido no mesmo local, vinte mil anos antes, entre os artistas desenhando rascunhos de touros em tamanho real nas paredes das cavernas, ele teria conhecido todos os membros de seu mundo social. Alternativamente, ele poderia ter nascido em sua própria era, mas em uma das muitas sociedades ainda não modificadas pela agricultura. Lá, sim, ele teria encontrado o mundo social coeso com o qual ele sonhava. A sensação de estar sozinho, mesmo que em uma cidade cheia de gente, é uma bizarrice da vida humana que está incluída, como muitas outras coisas, no pacote da agricultura.

Olhando para trás, em seu mundo superlotado, Thomas Hobbes imaginou que a vida humana pré-histórica havia sido insuportavelmente solitária. Hoje, separados de inúmeros estranhos por paredes finas, fones de ouvido e agendas frenéticas, achamos que um senso de isolamento avassalador deve ter pesado na vida de nossos ancestrais, que peregrinavam em suas terras pré-históricas fustigadas pelo vento. Mas, na verdade, esse senso comum aparentemente generalizado não poderia estar mais enganado. A vida social de caçadores-coletores é caracterizada por uma profundidade e uma intensidade de interação que poucos de nós poderiam imaginar (ou tolerar). Para aqueles de nós nascidos e criados em sociedades organizadas em torno de princípios interligados de individualidade, espaço pessoal e propriedade privada, é difícil projetar nossas imaginações naquelas sociedades estreitamente entrelaçadas, onde quase todo o espaço e propriedade é comunal e a identidade é mais coletiva do que individual. Do primeiro suspiro de vida à última expiração de morte, a vida de um caçador-coletor é de intensa interação, inter-relação e interdependência.

Nesta seção iremos examinar o primeiro elemento do discurso Hobbesiano sobre a vida humana pré-histórica. Mostraremos que antes do surgimento do Estado, a vida humana pré-histórica estava longe de ser "solitária".

Sociedades Mencionadas no Texto:

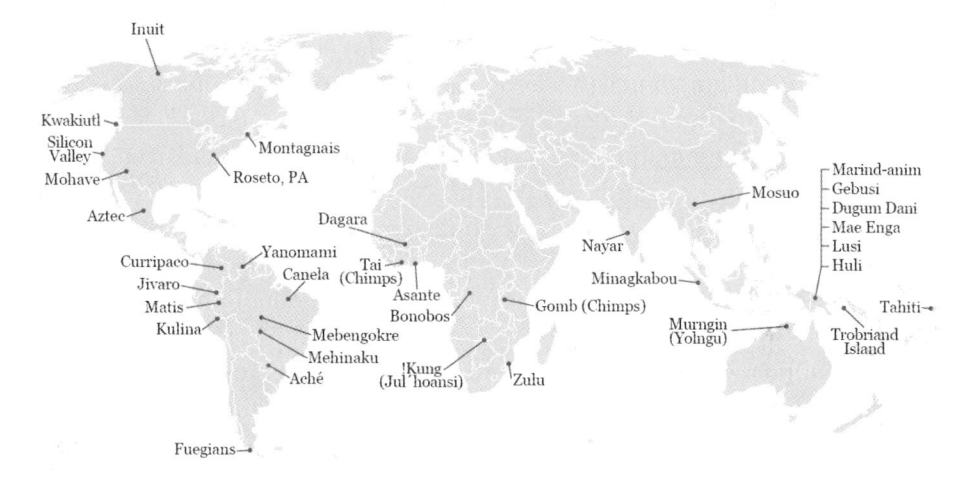

CAPÍTULO SEIS

Quem São Seus Pais?

> *"Tendo em vista o número de lares modernos que não consistem em, ou não contém, exclusivamente, um casal com pai e mãe, não consigo enxergar por que alguém insistiria que nossos ancestrais foram criados em famílias nucleares monogâmicas, ou que formar casais é mais natural que outros arranjos."*
> – Marvin Harris[1]

A cegonha trabalha de um jeito diferente na Amazônia. Lá, uma mulher não só pode ficar *um pouco grávida*, como a maioria fica. Cada uma das sociedades que estamos prestes a discutir partilha de uma crença que cientistas chamam de "Paternidade Divisível". Esses grupos têm uma diferente concepção sobre concepção: *o feto é feito de sêmen acumulado*.

Os antropólogos Stephen Beckerman e Paul Valentine explicam: "A gravidez é vista como uma questão de grau, não claramente separada da gestação [...] e todas as mulheres sexualmente ativas estão um pouco grávidas. Ao longo do tempo, [...] sêmen se acumula no útero, formando o feto, e à medida que mais atos de relação sexual acontecem, sêmens adicionais vão fazendo com que o feto cresça mais."[2] As pessoas, nessas culturas, acreditam que se uma mulher parar de ter relações sexuais assim que sua menstruação parar de descer, o desenvolvimento do feto será interrompido.

Essa compreensão sobre como o sêmen forma crianças leva a algumas conclusões bem interessantes sobre o que é um comportamento sexual "responsável". Como mães em todos os lugares, mulheres dessas sociedades querem dar aos filhos todos os benefícios que puderem. Para tanto, costumam procurar sexo com uma grande variedade de homens: solicitam "contribuições" dos melhores caçadores, dos melhores contadores de histórias, dos mais engraçados, dos mais gentis, dos mais bonitos, dos mais fortes, e assim por diante, na esperança de que seu filho, literalmente, absorva a essência de cada um.

Antropólogos relatam compreensões semelhantes sobre a concepção e o desenvolvimento fetal entre muitas sociedades sul-americanas, desde os caçadores-coletores mais simples até os povos horticultores. Uma lista parcial incluiria os Aché, os Arauetés, os Bari, os Canela, os Caxinauás, os Baníuas, os Ese'ejja, os Caiapós, os Culinas, os Matis, os Meinacos, os Piaroa, os Pirarrãs, os Secoya, os Siona, os Warao, os Ianomâmis e os Yekuana: sociedades que vão desde a Venezuela até a Bolívia. Isso não é uma raridade etnográfica, de onde poderíamos supor que essa ideia esteja sendo passada entre culturas relacionadas. O mesmo entendimento é encontrado entre grupos culturais que não mostram nenhuma evidência de contato por milênios, e a Paternidade Divisível também não é limitada à América do Sul. Os Lusi, de Papua Nova Guiné, por exemplo, também sustentam que o desenvolvimento fetal depende de múltiplos atos de relação sexual, muitas vezes com homens diferentes. Ainda hoje, jovens Lusi, que já têm certo entendimento moderno sobre a reprodução, concordam que uma pessoa pode ter mais de um pai.

Como Beckerman e Valentina explicam: "É difícil chegar a qualquer conclusão que não seja a de que a Paternidade Divisível é uma crença popular antiga, capaz de manter famílias estáveis, [...] famílias que provêm atenção paternal satisfatória e que criam crianças de forma eficaz, da infância à vida adulta".[3]

* * * * *

Quando um antropólogo, no Paraguai, pediu aos Aché que estava estudando que identificassem seus pais, a resposta foi um desafio matemático que só poderia ser resolvido com aulas de vocabulário: os 321 Aché disseram ter mais de 600 pais. E aí, quem são seus pais?

O que acontece é que os Aché diferenciam entre quatro tipos de pais. De acordo com a antropologista Kill Hill, os quatro tipos de pais são:

- *Miare*: o pai que coloca pra dentro;
- *Peroare*: os pais que misturaram;
- *Momboare*: os pais que derramaram fora;
- *Bykuare*: os pais que proveram a essência.[4]

Ao invés de serem ridicularizados como "bastardos" ou "filhos de putas", crianças com múltiplos pais têm o benefício de terem mais de um homem que se preocupa com seu bem-estar. Antropólogos calculam que a taxa de sobrevivência dessas crianças é frequentemente maior que a de crianças nas mesmas sociedades, que têm um só pai reconhecido.[5]

Longe de se enfurecer por ter posto seu legado genético em questão, um homem dessas sociedades é propenso a sentir *gratidão* aos outros por terem contribuído no cuidado e na criação de um bebê mais forte. Longe de se cegarem pelo ciúme, como a narrativa padrão prediz, homens dessas sociedades se veem unidos uns com os outros pela paternidade dividida. Como Beckerman explica, em último caso, esse sistema provê uma segurança extra à criança: "Você sabe que, caso morra, existe outro homem com a obrigação de, pelo menos, cuidar daquele filho. Ou seja, ignorar o fato ou até dar a benção quando sua mulher se deitar com outro amante é o único seguro disponível."[6]

Caso algum leitor queira categorizar esse tipo de comportamento como bizarro e distante, exemplos similares podem ser achados bem perto de casa.

O Prazer do S.E.Ex.

"Conhecimento é muito parecido com sexo:
há uma finalidade prática, mas não é por
isso que as pessoas procuram ter."
– Frank Oppenheimer

Desmond Morris passou meses observando um time inglês de futebol no fim da década de setenta e começo da década de oitenta, para publicar suas conclusões em um livro chamado *"A Tribo do Futebol"*. Como o título sugere, Morris descobriu que o comportamento entre colegas de equipe era impressionantemente similar ao que ele tinha visto entre grupos tribais em pesquisas anteriores. Ele percebeu dois comportamentos especialmente salientes nos dois contextos: a horizontalidade e a não-possessividade.

"A primeira coisa que você percebe quando os jogadores de futebol conversam entre si", escreve Morris, "é a perspicácia. O humor deles é frequentemente cruel e usado para 'baixar a bola' de qualquer colega que mostrar o menor grau de egoísmo". Mas ecos do igualitarismo pré-histórico reverberam entre as "baixadas de bola" no vestiário, se estendendo também à sexualidade. "Caso algum deles consiga alguma coisa com alguma garota, ele não é possessivo e ainda fica feliz em ver seus colegas conseguirem algo com a mesma moça." Enquanto isso pode parecer insensibilidade, para algumas pessoas, Morris garante a seus leitores que essa falta de ciúme era "simplesmente uma medida da extensão em que o egoísmo era suprimido entre os colegas de equipe, dentro e fora do campo".[7]

Para atletas profissionais, músicos e suas fãs mais entusiastas, assim como para homens e mulheres membros de sociedades caçadoras-coletoras, relações sexuais que se sobrepõem e se interseccionam, fortalecem a coesão do grupo e podem oferecer certa segurança em um mundo incerto. Às vezes, ou talvez na maior parte do tempo, sexo humano não é apenas uma questão de prazer ou reprodução. Uma abordagem casual para relações sexuais em comunidades de adultos pode ter funções sociais importantes, se estendendo mais longe que o mero prazer físico.

Vamos tentar colocar essa libido fluida em um terreno mais seco e acadêmico: propomos a hipótese de que Trocas Socioeróticas [*Socioerotic Exchanges*, S.E.Ex.] fortalecem os laços entre indivíduos de sociedades nômades de pequena escala e de, aparentemente, outros grupos altamente interdependentes, formando uma rede duradoura crucial de afeição, afiliação e obrigação mútua.

Em termos evolutivos, seria difícil frisar suficientemente a importância de redes assim. Afinal, foram primariamente grupos sociais como esses, flexíveis e adaptativos, (formando um circuito de mão dupla com o crescimento cerebral e a capacidade de comunicação) que permitiram a sobrevivência de nossa lenta, fraca e inexpressiva espécie e nossa eventual dominação global. Sem S.E.Ex. frequentes, seria improvável que bandos de caçadores-coletores pudessem manter o equilíbrio social e a fertilidade através dos milênios. S.E.Ex foram cruciais em conectar adultos em grupos que cuidavam comunalmente de crianças de paternidade obscura ou dividida, uma vez que são ligadas, de alguma forma, a todos os homens do grupo (se não forem filhos, certamente são sobrinhos, primos, ...).*

Por essas relações interligadas serem tão cruciais à coesão social, optar por não participar delas pode causar problema. Escrevendo sobre o povo Matis, o antropólogo Philippe Erikson confirma que "a paternidade pluralística [...] é mais que uma possibilidade teórica [...] e o sexo extraconjugal não só é amplamente praticado e aceito, como é, em muitos aspectos, até mesmo *obrigatório*. Casada ou não, a pessoa tem o *dever moral* de responder aos avanços sexuais dos primos (reais ou de consideração) do sexo oposto, sob ameaça de ser tachada de "egoísta com a genitália", uma transgressão ética bem mais séria para os Matis do que a simples infidelidade [grifo nosso]".[8]

Ser tachado de pão-duro sexual aparentemente é coisa séria. Erikson escreve sobre um jovem rapaz que acovardou-se na cabana do antropólogo por horas, se escondendo da sua prima excitada, de quem ele não poderia legalmente negar os avanços. É ainda mais sério nos festivais de tatuagem Matis, quando fazer sexo com os parceiro(s) habitual(ais) é expressamente proibido, sob penas extremas (até de morte). [9]

Mas se é verdade que S.E.Ex. tiveram papel central na manutenção da coesão social pré-histórica, deveríamos ver remanescentes dessa prática libidinosa sem-vergonha pelo mundo, tanto no passado como no presente. E nós vemos.

Entre os Mohave, as mulheres eram famosas por seus hábitos permissivos e sua tendência a não permanecer com um homem.[10] César (sim, *aquele* César) se escandalizou quando soube que na Inglaterra, durante a Idade do Ferro, "Dez, ou mesmo doze, tinham esposas em comum entre si, e particularmente entre irmãos[...]".[11] Durante seus três meses no Taiti, em 1769, o capitão James Cook e sua tripulação viram que os taitianos "satisfaziam todos seus apetites e paixões na frente de testemunhas". Em um relato sobre a primeira publicação da viagem de Cook, em 1773, John Hawkesworth escreveu de "[um] jovem, de quase um metro e oitenta, realizando os ritos de Vênus com uma pequena garota de aproximadamente doze ou treze anos de idade, na frente de muitos dos nossos e de um grande número de nativos, sem o menor senso de indecência ou de ser impróprio; pelo contrário, parecia estar em conformidade com o costume do lugar". Algumas das mulheres da ilha, que assistiam à demonstração amorosa, aparentemente gritavam instruções para a garota, embora Cook nos conte que "apesar de jovem, ela não parecia precisar muito [das instruções]".[12]

Samuel Wallis, um outro capitão que passou determinado tempo no Taiti, relatou: "as mulheres, em geral, são muito bonitas – algumas, verdadeiras beldades –, mas a virtude delas não resiste nem mesmo a um prego". A fascinação dos taitianos com o ferro era tamanha que, de fato, trocava-se um simples prego por encontros sexuais com uma mulher local. Quando Wallis içou velas, grande parte de seus homens dormia no deck, por não haver sobrado pregos para pendurar as redes.[13]

Há uma festa de colheita de inhame, nas atuais Ilhas Trobirand, em que grupos de jovens mulheres percorrem as ilhas "estuprando" homens de outras vilas, arrancando suas sobrancelhas a mordidas caso eles não as satisfaçam. A Grécia Antiga comemorava a licenciosidade sexual nas Festas Afrodisíacas, Dionisíacas e Leneanas. Em Roma, membros do culto a Baco realizavam orgias não menos que cinco vezes por mês. Várias ilhas no Pacífico Sul ainda são famosas pela sexualidade aberta e desprendida, mesmo com todos os esforços de gerações de missionários pregando a moralidade da vergonha.[14] Muitos brasileiros atuais ficam bastante à vontade durante o Carnaval, em uma prática de sexo consensual e sem compromisso que faz as festas de Nova Orleans ou Las Vegas parecerem monótonas.

Embora a vontade das mulheres em participar dessas atividades possa surpreender alguns leitores, já está há muito tempo claro que as fontes da hesitação sexual feminina são mais culturais do que biológicas, apesar do que Darwin e outros supuseram. Há mais de 50 anos os pesquisadores sobre assuntos relacionados a sexo, Clellan Ford e Frank Praia, declararam: "Nas sociedades em que não há dois pesos e duas medidas para assuntos sexuais, e relacionamentos múltiplos são permitidos, as mulheres aproveitam avidamente as oportunidades, assim como os homens."[15]

Nem as mulheres nem nossos primos primatas mais próximos oferecem razões para crermos que a fêmea humana *deva ser* pouco disposta sexualmente devido a questões puramente biológicas. Ao contrário, a primatologista Meredith Small percebeu que primatas fêmeas são altamente atraídas por novidade no acasalamento. Os machos desconhecidos parecem ter mais facilidade em atrair as fêmeas do que os machos conhecidos, ainda que estes possuam características superiores (posição social, porte físico, coloração, peito peludo, corrente de ouro, anel no mindinho, enfim...). Small escreve: "o único interesse consistente observado na população primata em geral é pela novidade e pela variedade. Na verdade", informa ela, "a procura pelo desconhecido é documentada como uma preferência feminina mais frequentemente que qualquer outra característica perceptível aos nossos olhos humanos".[16]

Frans de Waal poderia estar se referindo a qualquer uma das sociedades amazônicas previamente citadas quando escreveu que o macho "não tem a menor ideia de qual relação sexual pode resultar em concepção e qual não. Qualquer criança crescendo no grupo pode ser sua. [...] Se alguém tivesse que projetar um sistema social no qual a paternidade permanecesse oculta, seria difícil fazer um trabalho melhor do que a mãe natureza fez com essa sociedade."[17] Apesar das palavras de Waal serem aplicáveis a qualquer uma das várias sociedades que aderem a rituais sexuais extraconjugais, ele estava, na verdade, escrevendo sobre bonobos e, assim, sublinhando a semelhança sexual entre os três hominídeos mais próximos: chimpanzés, bonobos, e seus primos problemáticos, os humanos.

* * * * *

À luz da hipersexualidade dos humanos, dos chimpanzés e dos bonobos, é de se perguntar o porquê de tantas pessoas insistirem que a exclusividade na sexualidade feminina tem sido parte integral do desenvolvimento evolutivo humano por mais de um milhão de anos. Além de todas as evidências diretamente citadas aqui, os argumentos circunstanciais contra essa narrativa são esmagadores.

Para começo de conversa, lembre-se de que o número de espécies primatas monogâmicas que vivem em grupos sociais é precisamente *zero* – a não ser que você insista em contar os humanos como o único e somente único exemplo de tal criatura. Os poucos primatas monogâmicos que existem (entre centenas de espécies) vivem no topo das árvores. Deixando os primatas de lado, apenas 3% dos mamíferos (e uma em cada dez mil espécies de invertebrados) podem ser considerados sexualmente monogâmicos. Adultério é documentado em *todas* as comunidades supostamente monogâmicas de humanos já estudadas, e é a principal causa de divórcio no mundo hoje. Mas mesmo nas últimas edições do seu livro clássico, "*O macaco nu*", o mesmo Desmond Morris que observou jogadores de futebol tranquilamente dividindo suas amadas ainda insiste que "entre humanos, o comportamento sexual ocorre quase que exclusivamente entre indivíduos que querem se constituir como casal", e que "o adultério reflete uma imperfeição no mecanismo de formação de casal".[18]

É uma grande "pequena imperfeição".

Enquanto escrevemos essas palavras, a CNN mostra uma matéria sobre seis adúlteros que serão apedrejados até a morte no Irã. Antes de os pecadores hipócritas jogarem as primeiras pedras, os homens adúlteros serão enterrados até a cintura, e as mulheres, em um gesto repugnante de cavalheirismo, até o pescoço – provavelmente para uma morte mais rápida àquelas que se atreveram a considerar que seus corpos são seus. Tais execuções brutais de agressores sexuais não são nada raras, historicamente falando. "Judaísmo, cristianismo, islamismo e hinduísmo possuem preocupações fundamentais em punir a liberdade sexual da mulher", diz Eric Michael Johnson. "Tanto no 'se um homem cometer adultério com uma mulher casada – com a mulher de seu próximo – o homem e a mulher adúltera serão punidos de morte'(Levítico 20:10) quanto no caso da mulher solteira que tiver relações com um homem solteiro, onde '[ela] será conduzida ao limiar da casa paterna, e os habitantes de sua cidade a apedrejarão até que morra' (Deuteronômio 22:21)".[19]

E, mesmo séculos depois de punições tão bárbaras, o adultério ainda existe em todos os lugares, sem exceção. Como Alfred Kinsey notou, nos anos cinquenta, "até em culturas com as mais rigorosas tentativas de controlar o coito extraconjugal feminino percebe-se claramente que tais atividades ainda ocorrem, e em muitas instâncias com considerável regularidade".[20]

Pense nisto: *nenhum* primata não-humano que vive em grupo é monogâmico, e adultério é visto em *todas* as culturas humanas até hoje estudadas, incluindo aquelas em que fornicadores são apedrejados à morte. À luz de toda essa violência, é difícil aceitar a monogamia como algo "natural" à nossa espécie. Por que tantas pessoas arriscariam suas reputações, famílias, carreiras e até legados presidenciais por algo que fosse *contra* a natureza humana? Se a monogamia fosse um traço ancestral e evoluído de nossa espécie, como a narrativa padrão insiste, essas transgressões universais teriam que ser infrequentes, e imposições violentas seriam desnecessárias.

Nenhuma criatura precisa ser ameaçada de morte para agir de acordo com sua própria natureza.

A Promessa de Promiscuidade

> *"Homens e mulheres modernos são obcecados pelo sexual; é o único domínio da aventura primordial ainda disponível para a maioria de nós. Como primatas no zoológico, nós gastamos nossa energia no único campo que nos resta; fora dele, a vida humana está bem enjaulada por muros, grades, correntes e cadeados da nossa cultura industrial."*
> – Edward Abbey

Enquanto consideramos visões alternativas para a sexualidade humana pré-histórica, mantenha em mente que o núcleo lógico da narrativa padrão sustenta-se por duas premissas conectadas:

• Uma mãe com criança, na pré-história, precisava da carne e da proteção, ambas providenciadas por um homem;
• A mulher teria que oferecer sua própria autonomia sexual em troca de tais coisas, garantindo ao homem, assim, que aquela criança é sua.

A narrativa padrão tem por base a crença de que trocar proteína e proteção por garantia de paternidade era a melhor forma de aumentar as chances de sobrevivência dos filhos até a idade reprodutiva. Afinal, a sobrevivência da prole é o motor principal da seleção natural de Darwin e de teóricos subsequentes. Mas e se os riscos da prole fossem efetivamente reduzidos por comportamentos que encorajassem o acordo *contrário*? E se, ao invés de um homem aceitando dividir sua porção de carne, proteção e status com uma só mulher e filho, a divisão fosse generalizada? E se a divisão com todo o grupo oferecesse uma alternativa mais eficiente frente aos riscos que nossos ancestrais encontravam no mundo pré-histórico? E se, para tais riscos, a *incerteza* paternal aumentasse a chance de sobrevivência da criança, por mais homens terem consideração por ela?

Novamente, não estamos indicando um sistema social mais *nobre*, apenas um que pudesse ter sido mais adequado aos desafios pré-históricos e mais efetivo em ajudar as pessoas a sobreviverem o bastante para se reproduzirem.

Essa vida social baseada no compartilhamento está longe de ser unicamente humana. Morcegos-vampiros na América Central, por exemplo, se alimentam do sangue de grandes mamíferos. Mas nem todo morcego encontra alimento toda noite. Quando retornam às suas grutas, os morcegos que tiveram uma noite produtiva regurgitam sangue na boca dos morcegos que não tiveram tanta sorte. Os beneficiários de tais contribuições muito provavelmente retribuirão o favor quando as condições forem inversas, sendo menor a probabilidade de que venham a ajudar algum morcego que lhes tenha negado comida no passado. Como disse um revisor: "A chave desse processo entre tais morcegos é a capacidade que eles têm de se lembrar de seu histórico de relacionamento com cada um dos outros morcegos vivendo em sua gruta. Esse requisito mnemônico fez com que o cérebro dos morcegos-vampiros tenha evoluído a ponto de possuírem o maior neocórtex de todas as espécies conhecidas de morcego."[21]

Esperamos que a ideia de morcegos-vampiros tossindo sangue na boca de seus parentes não-consanguíneos seja chocante o suficiente para te convencer de que compartilhar não é inatamente "nobre". Algumas espécies, em algumas circunstâncias, apenas descobriram que generosidade é a melhor forma de reduzir o risco em certos contextos ecológicos. *Homo sapiens* parece ter sido uma dessas espécies até bem recentemente.[22]

O igualitarismo intenso e quase universal entre caçadores-coletores sugere que havia realmente pouca escolha para nossos ancestrais pré-históricos. O arqueólogo Peter Bogucki escreve: "Para sociedades caçadoras móveis da era do gelo, o modelo de organização social em bandos, com sua obrigatoriedade de compartilhamento de recursos, foi realmente a única forma de viver."[23] Faz total sentido darwiniano supor que humanos pré-históricos escolheriam o caminho que oferecesse a melhor chance de sobrevivência, mesmo se tal caminho requeresse o compartilhamento igualitário de recursos ao invés do acúmulo individualista que muitas sociedades ocidentais contemporâneas consideram parte da natureza humana. Afinal de contas, o próprio Darwin acreditava que uma tribo de pessoas cooperantes derrotaria uma outra composta de indivíduos egoístas.

Será que estamos defendendo uma ilusão *hippie* infantil? Pouco provável. O igualitarismo é encontrado em praticamente todas as sociedades simples de caçadores-coletores já estudadas em qualquer lugar do mundo – grupos estes que encaram condições similares àquelas confrontadas por nossos ancestrais há 50.000 ou 100.000 anos. Eles seguiram um caminho igualitário não porque são particularmente nobres, mas porque esse caminho *oferece mais chances de sobrevivência*. Com efeito, sob essas circunstâncias o igualitarismo pode ser inclusive o único jeito de viver, como Bogucki concluiu. O compartilhamento institucionalizado de recursos e da sexualidade dissolve e minimiza os riscos, garantindo que comida não será desperdiçada em um mundo sem refrigeração, além de eliminar os efeitos da infertilidade masculina, promover a saúde genética dos indivíduos e garantir um ambiente social mais seguro tanto para crianças quanto para adultos. Longe de um romantismo utópico, caçadores coletores insistem no igualitarismo porque ele funciona bem na prática.

Os Primórdios dos Bonobos

A eficácia do igualitarismo sexual é confirmada pelas bonobos fêmeas, que compartilham muitos traços com as fêmeas humanas – traços estes que não são encontrados em nenhuma outra espécie. Tais características sexuais têm consequências sociais diretas e previsíveis. A pesquisa de De Wall demonstrou, por exemplo, que a receptividade sexual elevada das bonobos fêmeas reduz drasticamente o conflito masculino, se comparada com outros primatas cujas fêmeas são significativamente menos disponíveis sexualmente. A abundância de oportunidades sexuais faz valer menos a pena, para os machos, correrem o risco de se machucar na disputa de uma oportunidade sexual específica. Já que alianças entre chimpanzés machos, por exemplo, costumam servir para manter competidores distantes de uma fêmea que está ovulando (ou para adquirir status, que serve para trazer mais oportunidades de acasalamento), o motivo principal para essas gangues desordeiras existirem evapora no calor relaxante das abundantes oportunidades sexuais entre os bonobos.

Essas mesmas dinâmicas se aplicam a grupos humanos. Além do "porque são os hábitos humanos dos dias de hoje", por que outra razão devemos presumir que o modelo evolutivo de formação de pares monogâmicos, atualmente defendido, seria favorável à adaptabilidade dos humanos primitivos e desfavorável aos bonobos nas selvas da África Central?

Livres da coerção cultural, a chamada *receptividade contínua* da fêmea humana cumpriria a mesma função: fornecer oportunidades sexuais abundantes para os machos, reduzindo assim o conflito e permitindo que os grupos fossem maiores, com mais cooperação e segurança para todos. Conforme afirma o antropólogo Chris Knight: "Ao passo em que o padrão primata básico é fornecer um 'sim' periódico contra um pano de fundo de contínuos 'não', humanos [e bonobos] emitem um sinal de 'não' periódico contra um pano de fundo de 'sim' contínuos."[24] Temos aqui a mesma *adaptação comportamental e fisiológica*, exclusiva a dois primatas muito próximos, que por algum motivo são considerados como se tivessem origens e funções distintas para cada caso.

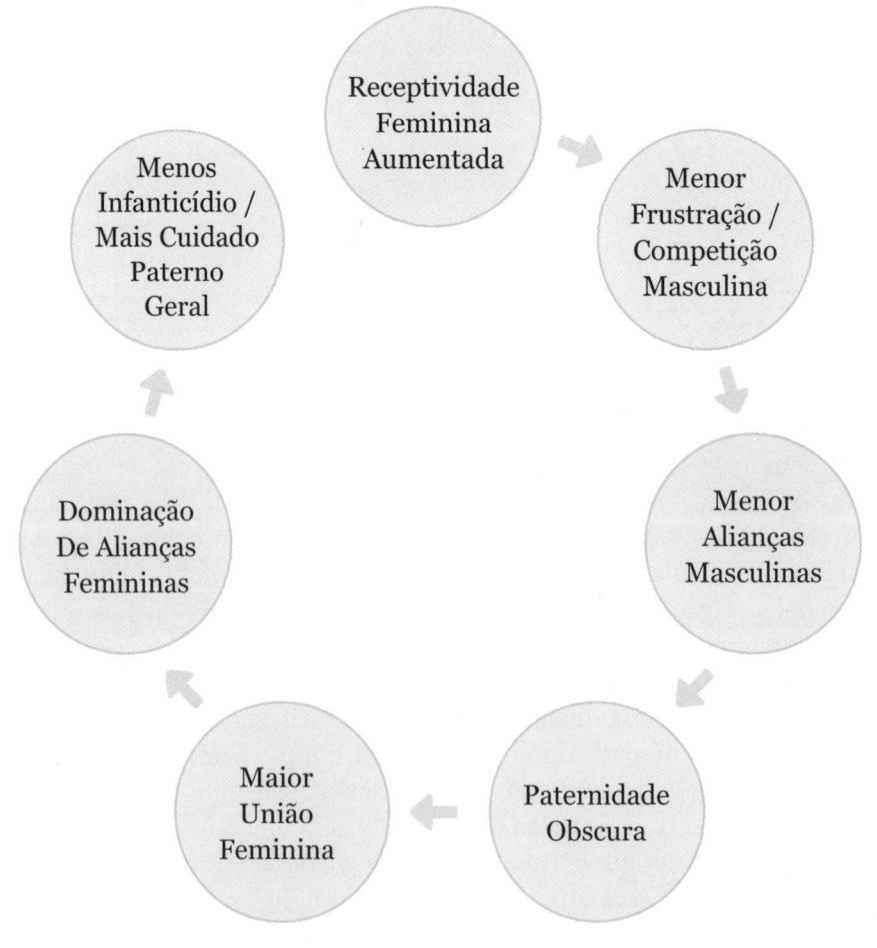

Efeitos da receptividade sexual feminina estendida em Bonobos (e humanos?), baseado em Dewaal e Lanting (1998).

Essa coesão social aumentada é, na verdade, provavelmente a explicação mais comum para a combinação poderosa de receptividade estendida e ovulação escondida, encontrada *apenas* em humanos e bonobos.[25] No entanto, a maioria dos cientistas parece ver apenas metade dessa conexão lógica, como neste resumo: "Fêmeas que escondem a ovulação eram favorecidas porque o grupo no qual elas viviam mantinha uma estabilidade pacífica que facilitava a monogamia, a cooperação e o compartilhamento."[26] É evidente como a maior disponibilidade sexual feminina poderia aumentar o compartilhamento, a cooperação e a estabilidade pacífica, mas a razão da monogamia ter sido acrescentada a essa lista é uma pergunta que não só fica sem resposta como também não é quase nunca perguntada.

Aqueles antropólogos dispostos a reconhecer as realidades da sexualidade humana veem claramente seus benefícios sociais. Beckerman e Valentine apontam para o fato de que a paternidade parcial dispersa potenciais conflitos entre homens, destacando que tais antagonismos tendem a ser contraproducentes em relação aos interesses reprodutivos femininos de longo prazo. O antropólogo Thomas Gregor relatou oitenta e oito relacionamentos simultâneos entre os trinta e sete adultos estudados na vila Mehinaku, no Brasil. Em sua opinião, relações extraconjugais "contribuem para a coesão na vila" através da "consolidação dos relacionamentos entre pessoas de [clãs] diferentes" e da "promoção de relacionamentos duradouros baseados em afeição mútua". Ele descobriu que "muitos amantes têm grande carinho uns pelos outros e encaram a separação como uma privação a ser evitada".[27]

Ao invés de correr o risco de sobrecarregar o texto com dezenas de outros exemplos dessa sexualidade formadora de comunidades e redutora de conflitos, vamos concluir com apenas mais um. Os antropólogos William e Jean Crocker visitaram o povo Canela – também habitantes da região do Amazonas – por mais de três décadas, começando no final dos anos 1950. Eles explicam:

"É difícil para os membros de uma sociedade moderna individualista imaginarem a extensão em que os Canela viam o grupo e a tribo como mais importantes do que o indivíduo. Generosidade e compartilhamento eram o ideal, ao passo que a retenção era um mal social. Compartilhar as posses trazia estima, e compartilhar o corpo era um corolário direto. Desejar controlar alguém ou seus bens era uma forma de mesquinharia. Nesse contexto, é fácil entender por que mulheres escolhiam satisfazer os homens e os homens escolhiam satisfazer as mulheres que expressavam necessidades sexuais fortes. *Ninguém era tão arrogante a ponto de considerar satisfazer um companheiro de tribo menos gratificante do que um ganho pessoal* [grifo no original].²⁸

Reconhecido como uma forma de construir e manter uma rede de relacionamentos mutuamente benéficos, o sexo não reprodutivo não carece de explicações adicionais. A homossexualidade, por exemplo, se torna muito menos confusa na medida em que é, conforme escreveu E. O. Wilson, "acima de tudo, uma forma de fortalecer os laços, [...] consistente com a maior parte do comportamento heterossexual, como um mecanismo que cimenta relacionamentos".²⁹

A certeza paternal, longe de ser a obsessão universal e principal de todos os homens, sempre e em todos os lugares, como insiste a narrativa padrão, não era, provavelmente, nem mesmo uma questão para homens que viveram antes da agricultura, inexistindo assim a preocupação referente à transmissão de propriedade pelas linhas de descendência paterna.

---

* Em uma comunicação pessoal, Don Pollock apresenta um argumento interessante sobre a noção de paternidade múltipla, escrevendo que "Ironicamente, eu sempre achei a noção Kulina, de que mais de um homem pode ser um pai 'biológico' de uma criança, similar à realidade genética: em uma pequena população geneticamente homogênea (ou perto disso, depois de muitas gerações de casamentos entre próximos), toda criança tem muita similaridade genética com todo homem com quem sua mãe teve relações sexuais – inclusive com aqueles com quem a mãe não se envolveu.

CAPÍTULO SETE

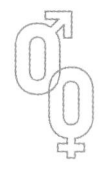

O Queridinho das Mamães

*"Seus filhos não são seus filhos. São os filhos
e filhas dos anseios da vida por si mesma."*
– Kahlil Gibran

O senso difuso de responsabilidade parental resultante dessas redes de interações sexuais se estende tanto às mães quanto aos pais. O antropólogo Donald Pollock nos conta que, ao passo em que os Kulina acreditam que o feto tenha sido originalmente formado por sêmen acumulado (*leite dos homens, em Kulina*), o crescimento do bebê é atribuído, após o nascimento, ao *leite das mulheres*. "Um número qualquer de mulheres pode amamentar a criança", ele escreve. "É particularmente comum que um grupo de irmãs [...] compartilhe as funções de amamentação; é sabido de avós maternas que oferecem o peito a bebês, ainda que elas já não estejam mais produzindo leite, para acalmá-los quando estão chorando e a mãe está ocupada". Quando Pollock perguntou se essas outras mulheres eram, elas também, mães da criança, responderam a ele "é óbvio que sim".[1]

Recordando-se de sua infância entre os Dagara, em Burquina Faso, o autor e psicólogo Malidoma Patrice Somé se lembra do quão livremente as crianças perambulavam pelas casas de toda a vila. Somé explica que isso "dá à criança um senso muito amplo de pertencimento", e que "todo mundo colabora na educação da criança". À parte dos muitos benefícios óbvios para os pais, Somé enxerga vantagens psicológicas distintas para as crianças, afirmando que "é muito raro que uma criança se sinta isolada ou desenvolva problemas psicológicos; todos são muito conscientes do lugar ao qual pertencem".[2]

Apesar do relato de Somé poder parecer uma memória idealizada, o que ele descreve ainda é o padrão de comportamento nas pequenas vilas rurais da África, onde crianças são bem-vindas a vaguear pelas casas de adultos que não fazem parte de suas famílias. Apesar do amor materno ser, sem dúvida, único, mulheres (e alguns homens) pelo mundo afora adoram acolher bebês alheios, e não apenas os seus próprios – um entusiasmo comum em outros primatas sociais (nenhum dos quais, diga-se de passagem, são monogâmicos). Essa disposição profundamente sentida e amplamente compartilhada, de cuidar de crianças alheias, sobrevive no mundo moderno: o suplício burocrático da adoção faz frente ou até supera o estresse e as despesas de um parto; no entanto, milhões de casais buscam ansiosamente tais procedimentos, ainda que suas recompensas sejam incertas.

Cientistas que se focam apenas na família nuclear deixam de enxergar o papel central da aloparentalidade em nossa espécie.* Sarah Blaffer Hrdy, autora de *Mães e Outros*, lamenta: "o compartilhamento infantil entre outros primatas e entre várias sociedades tribais nunca estiveram no palco central da literatura antropológica. Muitas pessoas nem mesmo se dão conta de que ele acontece. No entanto, [...] as consequências do cuidado cooperativo – em termos de sobrevivência e de aptidão biológica da mãe e da criança – acabam se verificando como sendo sempre positivas."[3]

Darwin entreteve a possibilidade radical de que o laço entre mãe e filho talvez tenha sido menos importante para os indivíduos "bárbaros" do que seus laços com o grupo como um todo. Ao comentar sobre o uso costumeiro de termos familiares como *mãe, pai, filho* e *filha* em relação a todos os membros do grupo, ele sugeriu: "os termos empregados, exceto *mãe*, expressam uma conexão apenas com a tribo. Parece possível que a conexão entre os membros de uma mesma tribo bárbara, expostos a todos os tipos de perigo, seja muito mais importante, devido à necessidade de proteção mútua e de ajuda, do que aquela entre mãe e filho [...]".[4]

Enquanto o missionário jesuíta do século 17, Paul Le Jeune, dava uma aula a um índio Montanhês sobre os perigos da infidelidade galopante que havia testemunhado em sua tribo, acabou recebendo uma lição sobre parentalidade. O missionário narra que "eu disse a ele que não era honrável que uma mulher amasse a ninguém, exceto a seu marido, e que, por esse mal-estar presente entre eles, ele mesmo não tinha certeza de que seu filho, ali presente, fosse, de fato, seu filho. E ele respondeu 'Você não faz sentido algum. Vocês, franceses, amam apenas seus filhos; nós amamos todos os filhos de nossa tribo'".[5]

Apesar de parecer senso comum para a maioria de nós, nosso próprio sistema de parentesco, baseado em fatores biológicos, é mais um caso de flintstonização. Nós simplesmente *presumimos* que nossa própria concepção de família reflita algo eterno e universal na natureza humana.

Mas, como vimos, não há nem mesmo consenso entre todas as pessoas de que um ato sexual é suficiente para gerar uma gravidez.

O conceito de uma-mãe-por-filho está, também, começando a encontrar dificuldades nas sociedades ocidentais. "A maternidade está se fragmentando", escreveu William Saletan, o *expert* em natureza humana" da Slate.com. "Você pode ter uma mãe genética, uma mãe gestacional, uma mãe adotiva, e Deus sabe o que mais. Quando uma de suas mães é a vovó, fica ainda mais confuso". Ao falar de mães que gestam o feto de outra mulher, Saletan argumenta que faz sentido para a mãe de uma mulher se oferecer para portar o bebê: "Quando a barriga de aluguel é da avó, há menos bagunça. Mãe e filha já possuem laços genéticos umas com as outras e com a criança, então é muito mais provável que resolvam suas questões entre si e deem à criança um ambiente familiar estável."[6] Talvez. De qualquer forma, com a difusão da adoção, dos novos arranjos familiares gerados por segundos casamentos e de técnicas como a da barriga de aluguel, da doação de esperma e da preservação embrionária criogênica, o *Homo sapiens* está se afastando em alta velocidade das estruturas familiares "tradicionais", talvez em direção a arranjos mais flexíveis e reminiscentes de um passado distante.

* * * * *

A crença na paternidade parcial espalha sentimentos paternais por todo um grupo, mas esse é apenas um dos muitos mecanismos para aumentar a solidez grupal. Antropólogos relatam numerosas sociedades onde cerimônias e filiações a clãs criam obrigações mais irrevogáveis entre os indivíduos do que a consanguinidade. Ao se referir ao povo Matis, com quem viveu, o antropólogo Philippe Erikson observa: "No que se refere à definição de laços de parentesco, os relacionamentos derivados de práticas de nomeação têm prioridade absoluta sobre qualquer outra consideração, incluindo conexões genealógicas. Quando conflitos eclodem entre os dois modos de consideração, o nome tem prioridade [...]".[7]

Alguns antropólogos questionam até mesmo se o parentesco, independentemente da forma como é definido, é um conceito relevante em sociedades de bando. Eles argumentam que, uma vez que todos os integrantes de tais sociedades pequenas possuem algum grau de parentesco, a afinidade tende a ser medida em termos mais fluidos, como a amizade e parceiros de compartilhamento.

Para Darwin, até mesmo as terminologias para se referir ao parentesco mais direto e imediato estão sujeitas à definição cultural. "Comportamento paternal é esperado de todos os machos de um clã local em relação a todos os jovens do grupo", diz a antropóloga Janet Chernela. "Aspectos múltiplos do cuidado, incluindo afeição e busca por comida, são providenciados por todos os homens do clã."[8] A antropóloga Vanessa Lea observa que, baseada em sua experiência entre os Mebengokre, "a alocação de responsabilidade é construída socialmente, e não um fato objetivo [...]".[9] Entre os Tukanoan, "irmãos do clã proveem para os filhos uns dos outros de forma coletiva. Através da combinação de seus espólios diários, cada macho trabalha regularmente para todas as crianças de uma vila – tanto para suas crias quanto para as dos seus irmãos".[10]

* * * * *

Essa abordagem difusa à parentalidade não é limitada a vilas na África ou na Amazônia. Desmond Morris relembra uma tarde que passou com uma caminhoneira na Polinésia. Ela o contou que teve nove filhos, mas havia dado dois deles para uma amiga estéril. Quando Morris perguntou como as crianças se sentiam em relação a isso, a moça disse que eles não se importavam de forma alguma, uma vez que "todos nós amamos todas as crianças". Morris continua: "esse último fator foi reforçado pelo fato de que, quando chegamos na vila, [...] ela passou o tempo andando até um grupo de crianças pequenas, se deitando na grama com eles e brincando como se fossem seus filhos. Eles a aceitaram instantaneamente, sem questionamento, e um transeunte jamais adivinharia que eles não são uma família natural, brincando juntos".[11]

"Uma família natural." Talvez essa fácil aceitação mútua entre adultos e crianças sem vínculos familiares, esse acolhimento encontrado em sociedades nas quais as crianças se referem a todos os homens como *pai* e a todas as mulheres como *mãe*, talvez *essa seja* a estrutura familiar "natural" da nossa espécie: sociedades onde relações sexuais sobrepostas deixam a paternidade genética incognoscível e sem grandes consequências, e que sejam pequenas e isoladas o suficiente para que se presuma a bondade de estranhos.

Será que o isolamento atômico do núcleo marido-mulher com uma ou duas crianças orbitando é, na verdade, uma aberração à nossa espécie? Seria ele culturalmente imposto – tão inadequado às nossas tendências evoluídas quanto espartilhos, cintos de castidade e armaduras? Atreveremo-nos a perguntar se mães, pais e crianças estão sendo introduzidos à força em uma estrutura familiar que não se adéqua a nenhum de nós? Seria a fratura pandêmica de famílias, a exaustão parental e as crianças confusas e ressentidas, consequências previsíveis do que é, na verdade, uma estrutura familiar distorcida e distorcedora, inapropriada para a nossa espécie?

Colapso Nuclear

Se a unidade familiar nuclear independente e isolada for, na verdade, a estrutura na qual os seres humanos mais naturalmente se arranjam, por que sociedades e religiões contemporâneas julgam necessário incentivá-la com isenções fiscais e legislações de apoio? Para que a defendem ferozmente de casais do mesmo sexo e de outras propostas de casamento supostamente "não tradicionais"? É de se pensar, aliás, as razões de o casamento ser, ele mesmo, uma questão legal – exceto por sua relevância em relação à imigração e a leis de propriedade. Por que algo tão integral à natureza humana demandaria uma proteção legal tão ferrenha?

Além do mais, se a tríade nuclear é tão profundamente arraigada em nossa natureza, por que cada vez menos pessoas estão escolhendo viver dessa forma? Nos Estados Unidos, a porcentagem de famílias nucleares caiu de 45 para 23,5 desde os anos 1970. Casais (com e sem crianças) contabilizavam aproximadamente 84 por cento dos lares americanos em 1930, mas os últimos números estão abaixo de 50 por cento. Enquanto isso, o número de casais não-casados vivendo juntos cresceu de 500.000, em 1970, para mais de dez vezes esse número em 2008.

Antes de Bronislaw Malinoswski (1884 – 1942), o antropólogo mais influente e respeitado de sua época, declarar que essa questão estava resolvida, havia bastante debate sobre se a tríade mãe-pai-filho era, na verdade, a unidade atômica universal da organização social humana. Malinowski ridicularizou a noção de Morgan de que sociedades poderiam, em algum momento, ter se organizado de modo não nuclear, escrevendo:

"Esses agentes são *obviamente* três em número no começo – os dois pais e suas crias. [...] Esse princípio, inquestionavelmente correto, se tornou [...] o ponto de partida de uma nova interpretação da hipótese de Morgan de um casamento comunal primitivo. [Eles estão] perfeitamente cientes de que casamentos grupais implicam parentalidade grupal. Mas parentalidade grupal [é] uma hipótese quase *impensável*. [...] Essa conclusão levou a grandes bobagens como 'o clã se casa com o clã e gera o clã' e 'o clã, como a família, é um grupo reprodutivo' [grifo nosso]."[12]

"Princípio inquestionavelmente correto"? "Hipótese impensável"? "Grandes bobagens"? Malinowski parece ter se ofendido pessoalmente com o fato de Morgan ter ousado duvidar da universalidade e naturalidade da santificada estrutura familiar nuclear. Enquanto isso, a alguns quarteirões de distância das salas de aula de Londres, de onde Malinowski ensinava, um grande número de crianças anônimas, cujas existências ameaçavam expor o erro colossal no centro do seu "princípio inquestionavelmente correto", estava sendo sacrificado, literalmente, em hospitais para órfãos. A situação não era menos horrível nos Estados Unidos. Em 1915, um médico chamado Henry Chapin visitou dez hospitais para órfãos e descobriu que em nove deles toda criança morria antes dos dois anos de idade. *Toda* criança.[13] Esse destino sombrio aguardava as crianças nascidas inconvenientemente por toda a Europa. Em seu livro de memórias sobre a vida da classe média na Alemanha do início do século 20, por exemplo, Doris Drucker descreve o "Fazedor de Anjos" do vilarejo, que recebia bebês de mães solteiras e "fazia as crianças sob seus cuidados, morrerem de fome", enquanto a mãe solteira, agora sem filho, era contratada como ama de leite por famílias de classe alta.[14] Muito eficiente.

Por mais horripilante que seja, o infanticídio generalizado não se limitou à época de Malinowski. Durante séculos, milhões de crianças europeias foram passadas através de caixas giratórias colocadas nas paredes de hospitais para órfãos. Essas caixas eram projetadas para proteger o anonimato da pessoa que estava abandonando a criança, mas ofereciam pouca proteção à criança em si. O índice de sobrevivência nessas instituições era pouco melhor do que se essas caixas giratórias abrissem diretamente em uma fornalha de um crematório. Longe de serem locais de cura, esses eram abatedouros aprovados pelo Governo e pela Igreja, onde crianças cuja existência pudesse levantar questionamentos inconvenientes sobre a "naturalidade" da família nuclear, eram dispostas em uma espécie de infanticídio industrializado.[15]

* * * * *

Em seu livro *A Semente de Eva: Biologia, os Sexos e o Curso da História*, o historiador Robert S. McElvaine expõe algumas das grandes bobagens nas quais acredita, escrevendo que "a tendência geral na evolução humana é *inegavelmente* em direção à formação de pares e de famílias duradouras. A formação de pares (ainda que frequentemente com alguns recuos, especialmente por parte dos homens) e a família são", insiste, "apesar das exceções, parte dos traços que *caracterizam a espécie humana* [grifo nosso]".[16]

Claro, vamos ignorar todos os "recuos" e as muitas exceções e você terá realmente um argumento perfeito!

Apesar das evidências esmagadoras provando o contrário, a posição de Malinowski permanece profundamente incorporada aos pressupostos sobre a estrutura familiar. Aliás, toda a arquitetura do que se qualifica como *família*, na sociedade ocidental, é baseada na insistência de Malinowski de que cada criança, não importa onde, sempre teve apenas um pai.

Mas se a posição de Malinowski ganhou a competição, por que ainda desenterram regularmente o corpo intelectual do pobre Morgan, para insultá-lo mais? A antropóloga Laura Betzig abre um artigo sobre dissolução conjugal (casamento fracassado) observando que a "fantasia de Morgan [de casamentos grupais] [...] foi vencida no encontro com as evidências e que, um século após Morgan, [...] o consenso é de que o casamento [monogâmico] chega tão perto quanto se pode chegar de ser uma universalidade do comportamento humano."[17] Ai! Bom, na verdade, o entendimento de Morgan de estrutura familiar não era nenhuma "fantasia". Suas conclusões foram baseadas em décadas de extensivas investigações de campo e de estudo. De qualquer maneira, mais pra frente, com um pouco menos de vento em suas velas, Betzig admite que "não há, todavia, consenso no que diz respeito ao porquê" de o casamento ser tão difundido. É realmente um mistério. Veremos que os antropólogos encontram casamento em qualquer lugar que procuram, justamente porque eles não decidiram ainda muito bem do que se trata.

---

* Quando pessoas que não são os pais desempenham um papel parental.

CAPÍTULO OITO

Confundindo Casamento, Acasalamento e Monogamia

"O casamento é o estado mais natural do homem e, portanto, o estado em que você tem mais chances de encontrar felicidade consistente."
– Benjamin Franklin

"O amor é algo ideal, e o casamento algo real; confundir o real com o ideal nunca passa impunemente."
– Johann Wolfgang von Goethe

Quando Albert Einstein proclamou que $E = mc^2$, nenhum físico perguntou ao outro "o que ele quer dizer com E?". Nas ciências exatas, as coisas importantes vêm organizadas em número e símbolos pré-definidos. Quase nunca há confusão por palavras imprecisas. Mas em ciências mais interpretativas, como a antropologia, a psicologia e a teoria evolutiva, problemas de interpretação e de entendimento são comuns.

Tomemos como exemplo as palavras *amor* e *tesão*. Amor e tesão são tão diferentes um do outro como vinho tinto e queijo gorgonzola, mas por poderem complementar-se de forma tão esplêndida, são mesclados com surpreendente frequência.

Na literatura da psicologia evolutiva, na cultura popular, nos consultórios de conselheiros matrimoniais, nas pregações religiosas, no discurso político e dentro da nossa própria vida confusa, tesão é frequentemente confundido com amor. A forma contrária dessa afirmação também é considerada verdadeira, especialmente em sociedades que insistem na sexualidade monogâmica de longo prazo: falta de tesão é, erroneamente, interpretada como falta de amor (exploraremos isso melhor na Parte V).

E as consequências dessas crenças são desastrosas.

Os especialistas, inadvertidamente, nos encorajam a confundir os dois. O livro citado anteriormente, "Anatomia do Amor", de Helen Fisher, se preocupa muito mais com a divisão da responsabilidade parental nos primeiros anos de vida do filho do que com o amor unindo os pais um ao outro. Mas não podemos culpar Fisher por isso quando nosso próprio idioma nos atrapalha a enxergar as coisas com clareza. Podemos "dormir com alguém" sem nem mesmo fechar os olhos.[1] Quando lemos que determinado político "fez amor" com prostitutas, sabemos que amor não teve nada a ver com isso. Quando falamos das pessoas com quem já tivemos "intimidades", estamos querendo dizer "companheiros"? Mostre uma foto de uma mulher bem atraente a um rapaz e pergunte se ele desejaria "copular com ela". Ele provavelmente vai dizer (ou pensar) "com certeza!". Mas também é provável que casamento, filhos e uma prospecção de futuro juntos nunca tenha entrado em seu processo de tomada de decisão.

Todo mundo sabe que essas expressões são arbitrárias para uma gama quase infinita de situações e relacionamentos – todo mundo, menos os especialistas. Muitos psicólogos evolutivos e outros pesquisadores parecem pensar que "amor" e "sexo" são termos intercambiáveis. E eles ainda jogam "copular" e "acasalar" juntos também. Essa falha na definição frequentemente induz a confusões e permite que vieses culturais contaminem nosso pensamento sobre a natureza sexual humana. Vamos tentar abrir um caminho nesse mato verbal embolado.

Casamento:
A "Condição Fundamental" da Espécie Humana?

> *"A relação íntima entre machos e fêmeas [...]*
> *que os zoólogos batizaram de 'formação de par',*
> *está inserida em nós. Acredito que isso seja o*
> *que mais nos distancia dos macacos."*
> – Frans de Waal[2]

> *"A maioria dos maridos me lembra um*
> *orangotango tentando tocar violino."*
> – Honoré de Balzac

O Santo Graal da psicologia evolutiva é o "humano universal". O objetivo principal da disciplina é fazer padrões intrinsecamente *humanos* de percepção, cognição e comportamento emergirem daqueles padrões pessoais ou determinados pela cultura: "Você gosta de assistir futebol porque cresceu assistindo a jogos com seu pai ou porque a cena de grupos pequenos de homens trabalhando juntos e armando estratégias em um campo remete a um módulo primordial no seu cérebro?" Esse é o tipo de questão que os psicólogos evolutivos adoram perguntar e aspiram responder.

Como a psicologia evolutiva consiste, basicamente, em descobrir as chamadas *unidades psíquicas da humanidade,* e como há uma considerável pressão política e profissional em descobrir traços que se conformam com pautas específicas, os leitores devem ser cautelosos diante das declarações referentes a traços humanos universais. Frequentemente, tais declarações não resistem a uma análise mais minuciosa.

A suposta universalidade do casamento humano (e da família nuclear, à qual vem sempre vinculada) é uma questão a ser analisada. Considerada um pilar do modelo padrão da evolução sexual humana, a alegação a favor da nossa tendência universal em nos casarmos parece estar acima de qualquer dúvida: "inquestionavelmente correta", nas palavras de Malinowski. Embora a suposição dessa tendência já existisse antes de Darwin, o artigo publicado em 1972, *Investimento Parental e Seleção Sexual*, do psicólogo evolutivo Robert Triver, consolidou a posição do casamento como fundamento da maioria das teorias da evolução sexual humana.[3]

Lembre-se de que o casamento, como definido por essas teorias, representa a *troca fundamental* intrínseca à evolução sexual humana. Em sua série *O Animal Humano*, feita para o canal de televisão BBC, Desmond Morris categoricamente declara: "A formação de casais é a condição fundamental da espécie humana". Michael Ghiglieri, biólogo e protegido de Jane Goodall, escreve: "Casamento [...] é o contrato humano supremo. Homens e mulheres, em todas as sociedades, se casam quase da mesma forma. O casamento", continua Ghiglieri, "é normalmente um acasalamento 'permanente' entre um homem e uma mulher, [...] no qual a mulher alimenta a criança enquanto o homem os defende e supre. A instituição do casamento", conclui, "é mais antiga que o Estado, que a Igreja e que a Lei".[4] Caramba! *A condição fundamental*? *O contrato humano supremo*? Difícil argumentar contra isso.

Mas vamos tentar, porque o uso equivocado da palavra *casamento* na literatura antropológica tem resultado em muita dor de cabeça para qualquer um que tente entender como casamento e família nuclear *realmente* se encaixam na natureza humana (se é que se encaixam). A palavra, como veremos, é usada para indicar uma série de diferentes tipos de relacionamentos.

Em "Escolhas Femininas", um levantamento sobre a sexualidade primata feminina, a primatóloga Meredith Small escreve sobre a confusão que surgiu quando o termo *consórcio* saiu do seu significado original, de forma muito análoga à confusão com a palavra *casamento*. Small explica: "A palavra 'consórcio' foi usada, inicialmente, para definir os laços de proximidade sexual entre babuínos machos e fêmeas encontrados na savana. Posteriormente, no entanto, o termo se difundiu e passou a se referir ao relacionamento de outros tipos de casais". Esse salto semântico, diz Small, foi um erro. "Pesquisadores começaram a pensar que todos os primatas formavam consórcios, e aplicaram a palavra a qualquer acasalamento, seja ele breve ou longo, exclusivo ou não-exclusivo". Isso é um problema porque "o que era, inicialmente, uma palavra utilizada para descrever uma associação específica entre machos e fêmeas, que acontece durante os dias em torno da ovulação, se tornou uma palavra genérica para o acasalamento. [...] Assim que a fêmea é descrita como 'estando em consórcio', ninguém vê a importância das suas cópulas regulares com outros machos".[5]

A bióloga Joan Roughgarden observou o mesmo uso problemático da lógica de relacionamentos de humanos atuais em relacionamentos animais. Ela escreve: "A literatura principal sobre seleção sexual descreve parentalidade extraconjugal como 'traição' do relacionamento; o macho é descrito como 'enganado'; as linhagens de pais extraconjugais são ditas 'ilegítimas' e as fêmeas que não copulam fora do relacionamento são chamadas de 'fiéis'. Essa terminologia julgadora", conclui Roughgarden, "retrata o uso da definição contemporânea de casamento ocidental em animais".[6] De fato, quando rótulos habituais são utilizados, as evidências a favor tornam-se mais visíveis do que as evidências contra, em um processo psicológico conhecido como *viés de confirmação*. Assim que estabelecemos um modelo mental, torna-se muito mais provável a percepção de evidências que dão suporte a ele do que de evidências contrárias. Pesquisas médicas atuais tentam neutralizar esse efeito utilizando o método duplo-cego em todas as pesquisas sérias, onde nem o pesquisador nem o sujeito observado sabem qual cápsula contém o remédio de verdade.

Sem uma definição clara do que estão procurando, muitos antropólogos acham casamento em qualquer lugar para onde olham. George Murdock, uma figura central da antropologia americana, asseverou em seu levantamento antropológico intercultural que a família nuclear é um "agrupamento social humano universal" e, não só isso, que o casamento é encontrado em toda sociedade humana.

Mas, como já vimos, pesquisadores que tentam descrever a natureza humana estão altamente suscetíveis à flintstonização. Tendem, inconscientemente, a "descobrir" traços que lhes pareçam familiares e a universalizar, a partir deles, as configurações sociais contemporâneas. Com isso, bloqueiam-se para outras possibilidades de interpretação da realidade. O jornalista Louis Menand registrou essa tendência em uma coluna no *The New Yorker*, escrevendo: "As ciências sobre a natureza humana tendem a validar as práticas e preferências de qualquer que seja o regime que esteja as patrocinando. Em regimes totalitários, a dissidência é tratada como doença mental. Em regimes de *apartheid*, contato inter-racial é tratado como antinatural. Em regimes de livre mercado, interesse próprio é tratado como inato".[7] Paradoxalmente, em cada um desses casos, o comportamento chamado de *natural* deve ser encorajado e as aberrações *antinaturais*, punidas.

As já esquecidas doenças *drapetomania* e *dysaethesia aethiopica* ilustram essa questão. Ambas foram descritas em 1851 pelo Dr. Samuel Cartwright, uma das principais autoridades no tratamento médico de negros em Luisiana e um pensador proeminente do movimento pró-escravatura. Em seu artigo "Doenças e Peculiaridades da Raça Negra", Dr. Cartwright explicou que *drapetomania* era a doença que "faz com que os negros fujam, [...] se escondendo do serviço" dado por seus donos brancos, enquanto *dysaethesia aethiopica* era caracterizada pela "letargia ou falta de vigor do corpo". Ele escreve que capatazes de escravos costumam se referir a essa doença simplesmente como "vagabundagem".[8]

Apesar de elaborados argumentos contrários – frequentemente revestidos de linguagem para intimidar os aspirantes a dissidentes (*dysaethesia aethiopica*!) – a ciência frequentemente rasteja aos pés do paradigma cultural dominante.

Uma outra fraqueza de muitos desses estudos é conhecida como "o paradoxo da tradução": a presunção que uma palavra (*casamento*, por exemplo) se traduza de uma língua para a outra com um significado idêntico.

Nós podemos concordar que os pássaros *cantam* e as abelhas *dançam* desde que estejamos de acordo que o cantar e o dançar deles não tem quase nada a ver com o nosso – da motivação à execução. Usamos palavras idênticas para nos referir a comportamentos bem diferentes. E o mesmo ocorre com o casamento.

Pessoas de todos os lugares formam pares, nem que seja por algumas horas, dias ou anos. Talvez façam isso para compartilhar prazeres, fazer bebês, agradar às famílias, selar alianças políticas e econômicas ou apenas porque gostam um do outro. Quando formam o par, o antropólogo residente escondido nas sombras do amor diz "Ahá! Essa cultura possui casamento também! É universal!". Mas muitos desses relacionamentos estão tão distantes da nossa noção de casamento como uma rede está distante da cama de plumas da vovó. Simplesmente mudar o jargão e utilizar *formação de pares de longa duração* em vez de *casamento* não melhora. Como Donald Symons observa: "O léxico da língua inglesa é terrivelmente inadequado para refletir com precisão a consistência da experiência humana [...], e reduzir o vocabulário presente a uma expressão – formar par – e acreditar que fazer isso é ser científico, [...] é simplesmente se iludir".[9]

Sobre a Prostituição Matrimonial

Mesmo se nós fizermos vista grossa a essa confusão linguística onipresente, as pessoas que se consideram casadas podem ter opiniões surpreendentemente diferentes sobre o que constitui um casamento. Os Aché, do Paraguai, dizem que um homem e uma mulher que dormem na mesma oca estão casados. Mas se um deles leva a sua rede para outra oca, eles não estão mais casados. É isso. Divórcio sem imputação de causa, em sua forma original.

Entre os !Kung San, (também conhecidos como Ju/'hoansi) da Botsuana, a maioria das meninas se casa diversas vezes antes de se acomodar em um relacionamento de longo prazo. Para os Curripaco brasileiros, o casamento é um processo gradual e indefinido. Um cientista que viveu com eles explica: "Quando uma mulher vem pendurar sua rede perto de seu homem e cozinhar para ele, algumas crianças Curripaco dizem que eles estão casados (*kainukana*). Os mais velhos, todavia, discordam: dizem que estão casados apenas após haverem demonstrado que podem dar suporte e sustentar um ao outro. Ter um filho e jejuar juntos consolida o matrimônio".[10]

Na Arábia Saudita contemporânea e no Egito, há uma forma de casamento conhecida como *Nikah Misyar* (geralmente traduzida como "o casamento do viajante"). De acordo com um artigo recente da Reuters:

"O misyar é interessante para homens sem muitos recursos, assim como para aqueles que estão buscando um arranjo flexível: o marido pode abandonar um misyar e se casar com outras mulheres sem precisar informar a sua primeira esposa. Muçulmanos ricos às vezes entram em um relacionamento misyar quando estão de férias, para que possam ter relações sexuais sem violar os princípios de sua fé". Suhaila Zein al-Abideen, da União Internacional de Acadêmicos Muçulmanos, em Medina, diz que quase 80 por cento dos casamentos misyar terminam em divórcio. "A mulher perde todos os seus direitos. Até mesmo a frequência com a qual ela vê o seu marido é decidida pela vontade dele", ela diz.

Na tradição muçulmana xiita há uma instituição similar, chamada de *Nikah Mut'ah* ("casamento por prazer"), na qual a relação se inicia com uma data de término preestabelecida, como num aluguel de carro. Esses *casamentos* podem durar desde alguns minutos até vários anos. Um homem pode ter quantas esposas temporárias ao mesmo tempo quiser (além de sua "esposa permanente"). Frequentemente usado como uma brecha religiosa para encaixar tanto a prostituição quanto o sexo casual dentro dos limites religiosos, nele não há necessidade nem de papelada nem de cerimônia. Seria isso, também, *casamento*?

À parte de expectativas de permanência ou de reconhecimento social, o que dizer da virgindade e da fidelidade sexual? Seriam elas partes universais e integrais do casamento, como a teoria do investimento parental prediz? Não. Para muitas sociedades, a virgindade é tão sem importância que não há nem mesmo uma palavra para exprimir o conceito em suas línguas. Entre os Canela, explicam Crocker e Crocker, "a perda da virgindade é apenas o primeiro passo na direção do casamento completo de uma mulher". Há diversas outras etapas necessárias antes que a sociedade Canela considere um casal como verdadeiramente casado, incluindo o ganho de aceitação social da jovem através de seu serviço em um "festival dos homens da sociedade". Esse "serviço" pré-marital inclui o sexo consecutivo com quinze a vinte homens. Se a futura noiva se sai bem, ela recebe pagamento dos homens: carnes que serão dadas diretamente à sua futura sogra, em um dia festivo. Cacilda Jethá (coautora deste livro) conduziu um estudo sobre o comportamento sexual de aldeões de uma vila rural em Moçambique, em 1990, para a Organização Mundial de Saúde. Nele foi identificado que 140 homens em seu grupo de estudo estavam envolvidos com 87 mulheres como esposas, 252 como parceiras sexuais de longo prazo e 226 de forma casual, o que resulta em uma média de quatro relações sexuais constantes por homem, sem incluir os muitos encontros casuais não relatados que muitos desses homens provavelmente vivenciaram.

Entre os Warao, um grupo que vive nas florestas do Brasil, relações ordinárias são suspensas periodicamente e substituídas por relações ritualísticas, conhecidas como *mamuse*. Durante essas festividades, os adultos estão livres para fazer sexo com quem quiserem. Esses relacionamentos são honráveis e considera-se que têm efeitos positivos para qualquer criança que possa ser gerada a partir dele.

Em sua descrição fascinante dos Pirahã e de um cientista que os estuda, o jornalista John Colapinto relata que "apesar de não permitirem casamento fora da tribo, há tempos eles mantêm a renovação de seu patrimônio genético permitindo que suas mulheres se deitem com estranhos".[12]

Entre os Sirionó é comum que um grupo de irmãos se case com um grupo de irmãs, constituindo um arranjo familiar deveras peculiar. O casamento, propriamente dito, se realiza sem nenhum tipo de cerimônia ou ritual: não há trocas nem votos, nem mesmo uma festinha. Apenas tirem suas redes de onde elas estão e as pendurem ao lado das redes das mulheres e vocês já estão casados, meus jovens.

Essa abordagem casual ao que os antropólogos chamam de "casamento" é tudo, menos incomum. Exploradores antigos, baleeiros e caçadores de peles do gélido Norte viram no povo Inuit hóspedes extremamente acolhedores. Imagine a gratidão confusa que sentiram quando se deram conta de que o chefe da tribo estava oferecendo sua própria cama (esposa inclusa) aos cansados e congelados viajantes. Na verdade, Knud Ramusen, entre outros, havia esbarrado em um sistema de troca de esposas que era central à cultura Inuit, com claros benefícios naquele clima implacável. Trocas eróticas desempenhavam um papel importante na conexão entre famílias de vilarejos distantes, em uma rede durável de ajuda mútua em tempos de crise. Apesar da ecologia agressiva do Ártico impor populações muito menos densas que o Amazonas ou o deserto do Kalahari, interações sexuais extrapares ajudaram, assim como nesses locais mais populosos, a cimentar vínculos que ofereciam garantias contra dificuldades imprevisíveis.

Nenhum desses comportamentos é considerado adultério pelas pessoas envolvidas. Aliás, *adultério* é uma palavra tão escorregadia quanto *casamento*. Não é só a esposa do próximo que pode desviar um homem, mas a sua própria também. Um guia moral da Idade Média bem conhecido, o *Speculum Doctrinale* (*Espelho de Doutrina*), escrito por Vincent de Beauvais, declara: "Um homem que ama de mais sua esposa é um adúltero. Qualquer amor pela esposa de outrem, ou muito amor pela própria, é vergonhoso". O autor, então, aconselha: "O homem direito deve amar sua esposa com seu julgamento, não com seus afetos".[13] Vincent of Beauvais teria gostado da companhia de Daniel Defoe (de Londres), ainda famoso como o autor de *Robinson Crusoe*. Defoe escandalizou a Grã-Bretanha, em 1727, com a publicação de um ensaio de não ficção com o cativante título de *Lascívia Conjugal: ou, Prostituição Matrimonial*. Aparentemente esse título foi um pouco demais. Na edição posterior, ele foi suavizado para *Um Tratado Relativo ao Uso e Abuso da Cama Matrimonial*. Não se tratava de nenhuma aventura numa ilha deserta, mas de uma palestra moralizante sobre os perigos físicos e espirituais de desfrutar do sexo com a própria esposa. Defoe teria valorizado o povo Nayar, nativos do Sul da Índia, que tem um tipo de casamento que não necessariamente inclui qualquer atividade sexual e no qual não há expectativa de permanência ou coabitação – aliás, a noiva talvez nunca mais veja o noivo depois da realização do ritual matrimonial. E uma vez que o divórcio não é autorizado nesse sistema, a estabilidade desses casamentos deve ser exemplar, de acordo com enquetes antropológicas.

Como esses exemplos mostram, muitas qualidades consideradas componentes essenciais do casamento nos termos da sociedade ocidental contemporânea são tudo, menos universais: exclusividade sexual, troca de propriedade e até mesmo a intenção de permanecer juntos por longa data. Nada disso é esperado em muitos dos relacionamentos que psicólogos evolutivos e antropólogos insistem em chamar de casamento.

Agora reflita sobre a confusão gerada pelas palavras *parceiro* e *acasalamento*. Parceiro se refere, às vezes, a um parceiro sexual em uma dada cópula; outras vezes se refere a um parceiro em um casamento reconhecido, com quem crianças são criadas e diversos tipos de padrões comportamentais e econômicos são estabelecidos. Acasalar com alguém pode significar tanto se unir "até que a morte os separe" quanto a uma rapidinha com o *Ricardão*. Quando psicólogos evolutivos nos dizem que homens e mulheres têm "módulos" cognitivos inatos diferentes, que determinam suas reações à infidelidade do parceiro, supomos que isso se refira a um parceiro em um relacionamento de longo prazo.

Mas nunca se sabe. Quando lemos que "as diferenças entre os critérios masculinos e femininos de seleção de parceiros existem e persistem porque os mecanismos que medeiam a avaliação de parceiros diferem entre homens e mulheres", e que "uma tendência em se tornar sexualmente excitado por estímulos visuais constitui parte do processo de seleção de parceiras para os homens"[14], nós coçamos a cabeça. Nós nos perguntamos se essa é uma discussão sobre como as pessoas escolhem aquele alguém especial para apresentar para a mamãe ou se estamos falando meramente sobre os padrões de resposta imediatos e viscerais que homens heterossexuais costumam experimentar na presença de uma mulher atraente. Dado que homens têm mostrado esses mesmos padrões de respostas em resposta a fotografia, filmes, manequins bem vestidos e uma arca de Noé de animais diferentes – nenhum dos quais está disponível para casamento – parece que essa linguagem deve se referir à atração sexual, simplesmente. Mas não temos certeza. Quando é que uma coisa é uma coisa, e não outra coisa?

CAPÍTULO NOVE

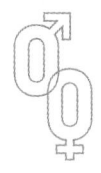

Certeza Paternal:
O Frágil Alicerce da Narrativa Padrão

> De acordo com o antropólogo Robert Edgerton, o povo Marind-Anim da Melanésia acreditava que: *"O sêmen era essencial para o crescimento e o desenvolvimento humano. Não só isso, eles também se casavam bastante jovens e, para assegurarem-se da fertilidade da noiva, acreditavam ser necessário enchê-la de sêmen. Em sua noite de núpcias, portanto, até dez membros da linhagem do marido tinham relações sexuais com a noiva e, caso houvesse mais homens do que isso em sua linhagem, faziam sexo com ela na noite seguinte. [...] Um ritual semelhante era repetido em vários momentos durante toda a vida da mulher."*[1]

Bem-vinda à família. Já conheceu meus primos?
Antes que você pense que essa era uma celebração particularmente atípica, tudo indica que os ancestrais dos povos romanos faziam algo parecido. O casamento era celebrado com uma orgia matrimonial onde os amigos do marido se relacionavam sexualmente com a noiva, na frente de testemunhas. Otto Kiefer, em seu livro de 1934, *A Vida Sexual na Roma Antiga*, explica que, da perspectiva romana, "leis físicas e naturais são estranhas ou até mesmo opostas ao vínculo matrimonial. Assim, a mulher que está entrando em um casamento deve se expiar frente à mãe natureza por a haver violado, passando por um período de prostituição livre. Ela adquire a castidade do casamento pela não-castidade preliminar".[2]

Em muitas sociedades, tais procedimentos nada castos continuam para muito além da noite do casamento. O povo Kulina, da Amazônia, tem um ritual conhecido como *dutse'e bani towi*: "a ordem para buscar carne".

Don Pollock explica que as mulheres da vila "vão, em grupo, de residência em residência, cantando para os homens adultos de cada casa, 'ordenando' que eles vão caçar. Em cada uma dessas casas, uma ou mais mulheres do grupo dão um passo à frente para bater na entrada da casa com um graveto: elas serão as parceiras sexuais dos homens daquela casa naquela noite, se eles lograrem êxito na caça. As mulheres no grupo [...] não são autorizadas a escolher, nesse momento, seus próprios maridos."

O que acontece em seguida é significativo: fingindo relutância, os homens se arrastam de suas redes e vão para a floresta. Mas antes de se dividirem para caçar sozinhos, se reúnem e definem um horário e local fora da vila para se reencontrarem após a caça. Lá, redistribuirão o que quer que seja que tenham conseguido entre todos, de forma a garantir sexo extraconjugal para todo mundo. Mais um prego no caixão da narrativa padrão.

A descrição de Pollock do retorno triunfal dos caçadores não poderia ser melhor:

"No fim do dia os homens retornam em grupo para a vila, onde as mulheres adultas formam um grande semicírculo e cantam canções eróticas provocativas para eles, solicitando suas 'carnes'. Os homens largam suas caças em uma pilha no meio do semicírculo, frequentemente as arremessando em um gesto dramático, com um sorrisinho maroto. [...] Depois de cozinhar a carne e comer, cada mulher se retira com o homem que ela selecionou como parceiro para o encontro marcado. Os Kulina participam desse ritual com bastante humor, e o realizam regularmente".[3]

Quanto a isso não temos dúvidas. Pollock gentilmente confirmou nosso palpite de que a palavra Kulina para "carne" (*bani*) refere-se tanto à comida quanto ao que você está pensando, caro leitor. Talvez o casamento não seja uma universalidade humana, mas a capacidade para piadas de duplo sentido deve ser.

Amor, Luxúria e Liberdade no Lago Lugu

"Não há agora, nem nunca houve, uma sociedade na qual a confiança na paternidade seja tão baixa que os homens, de forma geral, sejam mais vinculados geneticamente à prole de suas irmãs do que à de suas esposas. Chimpanzés felizes, rousseauístas, promíscuos e não possessivos, acabaram por não existir; não estou convencido, pelas evidências disponíveis, de que tais seres humanos, também, nunca tenham existido."
– Donald Symons, *A Evolução da Sexualidade Humana*

A declaração enfática de Symons foi uma expressão da fé na teoria do investimento parental e na importância central da certeza paternal na evolução humana. Mas Symons estava redondamente enganado, em ambas situações. Quando escreveu essas palavras de destino infeliz, no final da década de 1970, primatólogos nas florestas do Rio do Congo estavam aprendendo que bonobos são *exatamente* os hominoides felizes, promíscuos e não-possessivos cuja existência Symons declarou impossível. E para a antiga sociedade Mosuo (pronúncia: Muô-swô), do Sudoeste da China (também conhecidos como *Na* ou *Nari*), a certeza paternal é tão pequena e sem consequências que os homens realmente criam os filhos das irmãs como seus próprios.

* * * * * *

"Mulheres e homens não devem se casar, pois
o amor é como as estações – ele vem e vai."
– Yang Erche Namu (Mulher do povo Mosuo)

Nas montanhas ao redor do lago Lugu, próximo à fronteira entre as províncias chinesas de Yunnan e Sichuan, vivem aproximadamente 56.000 pessoas que desfrutam de um sistema familiar que deixa viajantes e estudiosos perplexos há séculos. O povo Mosuo venera o lago Lugu como a Deusa Mãe, enquanto a montanha acima dele, a Ganmo, é tratada como a Deusa do Amor. A língua não possui escrita, sendo reproduzida em Dongba, a única linguagem pictográfica ainda em uso hoje no mundo. Eles não têm palavras para *assassinato*, *guerra* ou *estupro*. A tranquilidade respeitosa e relaxante dos Mosuo é acompanhada por uma sexualidade quase absolutamente livre, com autonomia tanto para homens quanto para mulheres.[4]

Em 1265, Marco Polo passou pela região dos Mosuo, tendo posteriormente recordado a sexualidade sem pudor daquele povo, escrevendo: "Eles não consideram passível de objeção um estrangeiro, ou qualquer outro homem, satisfazer suas vontades com suas esposas, filhas, irmãs ou qualquer outra mulher de sua casa. Na verdade, consideram o gesto um grande privilégio, e dizem que seus deuses e ídolos ficarão bem-dispostos com eles e os oferecerão bens materiais em abundância. Por isso são tão generosos com suas mulheres para com os estrangeiros". "Várias vezes", escreveu Polo, "com uma piscadela e uma insinuação, um estrangeiro chafurdou-se na cama por três ou quatro dias com a esposa de um pobre coitado".[5]

Italiano machão que era, Polo entendeu errado a situação. Interpretou a disponibilidade sexual das mulheres como uma mercadoria controlada pelos homens, quando, na verdade, a característica mais marcante do sistema Mosuo é a autonomia sexual de todos os adultos, defendida intensamente tanto para as mulheres quanto para os homens.

Os Mosuo se referem ao seu arranjo como *sese*, o que quer dizer "caminhando". Fiéis aos modelos estabelecidos, a maioria dos antropólogos se engana ao se referir ao sistema Mosuo como um "casamento de estrada", incluindo os Mosuo em suas listas genéricas de culturas que praticam o "casamento". Os Mosuo, propriamente ditos, discordam com essa descrição de seu sistema. "Mesmo tentando forçar a barra, *sese* não são casamentos", diz Yang Erche Namu, uma mulher Mosuo que publicou um livro de memórias sobre sua infância às margens do Lago Mãe. "Todos *sese* são como visitas, e nenhum deles envolve a troca de votos, propriedade, cuidado infantil ou expectativas de fidelidade". A língua Mosuo, aliás, não tem uma palavra para *marido* ou *esposa*, sendo preferida a palavra *azhu*, que significa "amigo".[6]

Os Mosuo são um povo agricultural matrilinear, que passa tanto propriedades quanto o nome familiar de mãe para filha(s). Os lares giram em torno das mulheres. Quando uma menina atinge a maturidade, por volta dos treze ou catorze anos, ganha seu próprio quarto, que tem acesso tanto ao pátio interno da casa quanto à rua, através de uma porta particular. Uma garota Mosuo tem total autonomia para escolher quem passa por essa porta e entra em seu *babahuago* (quarto da flor). A única regra estrita é que seu convidado já tenha ido embora quando o sol nascer. Ela pode ter um amante diferente na noite seguinte – ou mais tarde, na mesma noite – se assim desejar. Não há expectativa de compromisso, e qualquer criança que ela venha a conceber é criada na casa de sua mãe, com a ajuda de seus irmãos e do resto da comunidade.

Relembrando sua infância, Yang Erche Namu ecoa a descrição de Malidoma Patrice Somé de sua infância na África, explicando: "Nós, crianças, podíamos vagar por conta própria e passar de casa em casa, de vila em vila, sem nossas mães terem que jamais se preocupar com a nossa segurança. Todo adulto era responsável por toda criança, e toda criança respeitava os adultos."[7]

Entre os Mosuo, para um homem, os filhos de sua irmã são considerados sua responsabilidade paternal – e não aqueles que podem ou não ser fruto de suas próprias visitas noturnas aos vários quartos da flor. Vemos aqui outra sociedade onde o investimento parental masculino é distinto da paternidade biológica. Na língua Mosuo, a palavra *Awu* se traduz tanto em *pai* quanto em *tio*. "No lugar de um pai, as crianças Mosuo têm muitos tios, que tomam conta deles. De certa forma", escreve Yang Erche Namu, "nós também temos muitas mães, porque nós chamamos nossas tias de *azhe Ami*, que significa 'mãezinha'".[8]

Com uma dessemelhança que deixaria muitos teóricos atordoados, entre os Mosuo as relações sexuais são mantidas rigorosamente separadas das relações familiares. À noite, é esperado que os homens Mosuo durmam com suas amantes. Caso contrário, dormem em algum outro edifício, mas nunca na casa principal com as irmãs. O costume proíbe qualquer conversa sobre relações românticas na casa da família. Discrição completa é esperada de todos. Se, por um lado, homens e mulheres são livres para fazer o que quiserem, por outro é esperado que respeitem a privacidade uns dos outros. Não há fofocas sexuais no lago Lugu.

O funcionamento dos relacionamentos *açia*, como são chamados pelos Mosuo, é caracterizado por um apreço sagrado à autonomia do indivíduo – tanto de homens quanto de mulheres.[9] Cai Hua, uma antropóloga chinesa e autora do livro *Uma Sociedade sem Pai nem Marido*, explica: "Homens e mulheres não só possuem a liberdade de desfrutar de quantos relacionamentos *açia* lhes convierem e de terminá-los quando quiserem, como cada pessoa pode, também, possuir uma série de relacionamentos *açia* simultâneos, seja por uma noite ou por períodos mais longos". Esses relacionamentos são descontínuos, durando apenas o tempo em que as duas pessoas estão na presença uma da outra. "Cada vez que o visitante deixa a casa da mulher, considera-se o fim do relacionamento *açia*", de acordo com Cai Hua. "Não há a noção de *açia* que se aplique ao futuro. O relacionamento *açia* [...] existe apenas instantânea e retrospectivamente", embora um casal possa repetir suas visitas quantas vezes desejar.[10]

Entre os Mosuo, homens e mulheres libidinosos relatam sem constrangimento haverem tido centenas de relacionamentos. Vergonha, pela perspectiva deles, seria a reação adequada a promessas ou exigências de fidelidade. Um voto de fidelidade seria considerado inapropriado, visto como uma tentativa de negociação ou barganha. Expressar abertamente ciúmes, para os Mosuo, é considerado agressivo e deixa implícito uma intrusão na autonomia sagrada da outra pessoa, sendo, portanto, encarado como ridículo e vergonhoso.

Infelizmente, a hostilidade frente a essa livre expressão da autonomia sexual feminina não é limitada aos antropólogos de mente fechada e exploradores italianos do século treze. Embora os Mosuo não tenham histórico de tentar exportar seu sistema ou convencer os outros da superioridade da forma com que abordam amor e sexo, sofrem há muito tempo com pressões externas para que abandonem suas crenças tradicionais, consideradas ameaçadoras por estrangeiros.

Quando os chineses estabeleceram o controle total da área, em 1956, oficiais do governo começaram a fazer visitas anuais ao povo, com o intuito de dar aulas sobre os perigos da liberdade sexual, tentando convencê-los a mudar para o casamento "normal". Em uma investida publicitária de moral questionável, à la propagandas antidrogas dos anos 1930, o governo chinês apareceu na vila em um determinado momento com um gerador portátil e um filme que mostrava "atores vestidos de Mosuo [...] que estavam em estágio terminal de sífilis, que tinham enlouquecido e perdido grande parte de suas faces". A reação da audiência não foi a que os oficiais chineses esperavam: seu cinema improvisado foi totalmente queimado. Mas os oficiais não desistiram. Yang Erche Namu relembra que "noite após noite eles arengavam, criticavam e interrogavam. [...] [Os oficiais chineses] faziam emboscadas para homens que estavam a caminho da casa de suas amadas, arrastavam casais para fora da cama e os expunha pelados na frente da própria família".

Quando até essas táticas severas falharam em convencer os Mosuo a abandonar seu sistema, os oficiais do governo insistiram em impor (já que não puderam demonstrar) "decência" aos Mosuo: cortaram o fornecimento de grãos essenciais e de roupas infantis. Finalmente, morrendo de fome, muitos Mosuo concordaram em participar das cerimônias de casamento patrocinadas pelo governo, onde cada um recebia "uma xícara de chá, um cigarro, balas e um certificado em papel".[11]

Mas a coerção teve poucos efeitos duradouros. A escritora de viagens Cynthia Barnes visitou o lago Lugu em 2006 e encontrou o sistema Mosuo ainda intacto, embora sob pressão de turistas chineses que, assim como Marco Polo 750 anos antes, confundem a autonomia sexual das mulheres Mosuo com libertinagem. "Apesar de sua falta de recato chamar atenção mundial", escreve Barnes, "sexo não é o centro do universo deles". E continua:

"Eu penso no divórcio amargo dos meus pais, nas amizades de infância destruídas porque a mamãe ou o papai decidiu dormir com outra pessoa. O lago Lugu, na minha opinião, é mais um reino da família do que um reino das mulheres, mesmo estando abençoadamente livre de políticos e pregadores enaltecendo os 'valores da família'. Não há 'lares destruídos', sociólogos escrevendo sobre 'mães solteiras', devastação econômica, vergonha ou estigma quando pais se separam. Audaciosa e confiante, [uma garota Mosuo] cresce estimada em um meio de parentes masculinos e femininos. [...] Quando entra nas danças e convida um garoto ao seu quarto da flor, será por amor, por tesão, ou por qualquer que seja o nome dado ao momento em que as pessoas estão operando sob a influência de hormônios e com a respiração intensa. Ela não precisará daquele garoto – nem de nenhum outro – para ter um lar, para constituir uma 'família'. Ela já sabe que sempre terá os dois."[12]

A abordagem Mosuo ao amor e ao sexo poderá ser, enfim, destruída pelas hordas de turistas Chineses Han que ameaçam tornar o lago Lugu algo como um parque de diversões temático da cultura Mosuo. Mas a persistência Mosuo face a décadas – senão séculos – de extrema pressão à conformidade ao que muitos cientistas insistem ser a natureza humana, permanece como um contraexemplo incontestável e altivo da narrativa padrão.

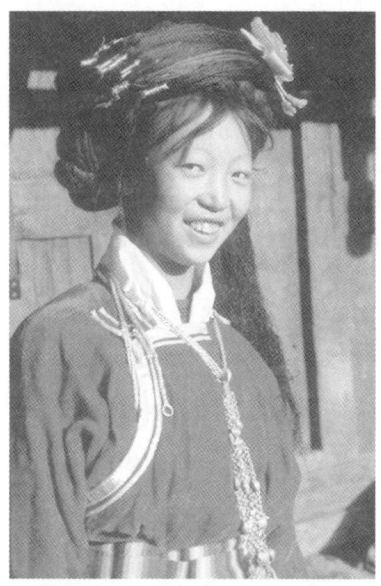

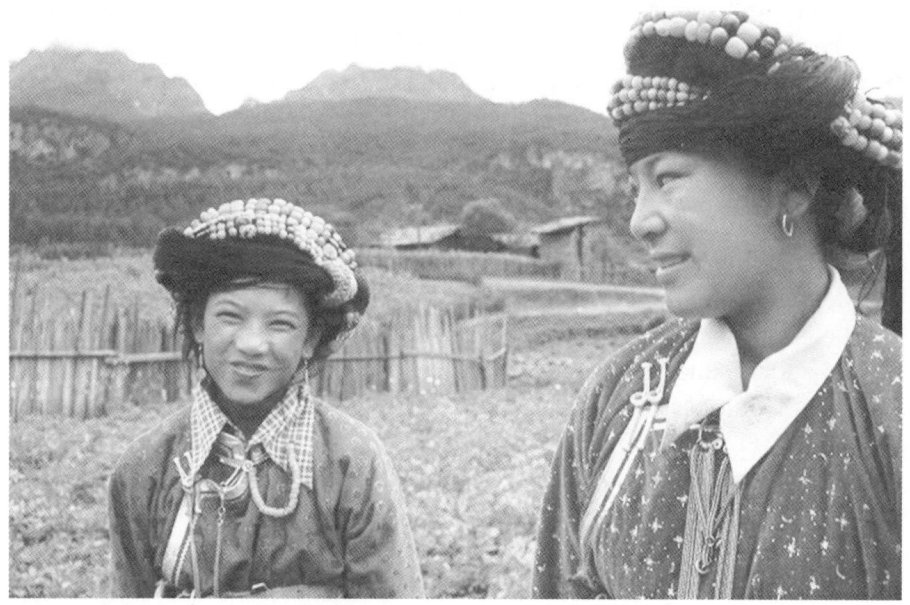

Mulher Mosuo (foto de Jim Goodman)

Mulheres Mosuo (foto de Sachi Cunningham: www.germancamera.com)

Sobre a Inevitabilidade do Patriarcado

Apesar de sociedades como a Mosuo – onde as mulheres são autônomas e desempenham papéis cruciais na manutenção da estabilidade social e econômica – e inúmeras evidências de outras dezenas de sociedades de caçadores-coletores onde as mulheres desfrutam de alto *status* e respeito, muitos cientistas insistem rigidamente em dizer que todas as sociedades são e sempre foram patriarcais. Em *Por que os Homens Dominam* (originalmente intitulado *A Inevitabilidade do Patriarcado*), o sociólogo Steven Goldberg fornece um exemplo dessa visão absolutista, escrevendo: "O patriarcado é universal. [...] Com efeito, de todas as instituições sociais, não há provavelmente nenhuma cuja universalidade seja tão consensual. [...] Não há, nem nunca houve, sociedade alguma que tenha, ainda que remotamente, deixado de associar autoridade e liderança em áreas suprafamiliares ao homem. Não há exceções."[13] Palavras fortes. No entanto, em 247 páginas, Goldberg não menciona os Mosuo nem mesmo uma vez.

Goldberg menciona os Minangkabau, da Sumatra Ocidental, na Indonésia, mas apenas em um apêndice, onde ele cita duas passagens da pesquisa de outras pessoas. A primeira, de 1934, diz que a comida é geralmente servida aos homens antes das mulheres. A partir disso, Goldberg conclui que homens exercem mais poder na sociedade Minangkabau. Isso é tão logicamente consistente quanto concluir que sociedades ocidentais devem ser matriarcais porque os homens frequentemente seguram as portas abertas para as mulheres, permitindo que passem primeiro. A segunda passagem que Golberg cita é de um artigo de coautoria da antropóloga Peggy Reeves Sanday, onde é sugerido que os homens Minangkabau têm algum grau de autoridade na aplicação de vários aspectos da lei tradicional.

Há dois grandes problemas com o uso que Goldberg faz do trabalho de Sanday. O primeiro é que não há nenhuma contradição em dizer que uma sociedade *não é* patriarcal, mas que, ainda assim, homens desfrutam de vários tipos de autoridade. Isso é uma questão de lógica: o famoso quadro de Van Gogh, *A Noite Estrelada*, não é uma "pintura amarela", apesar de ter muito amarelo nela. O segundo problema com essa citação é que Peggy Reeves Sanday, a antropóloga

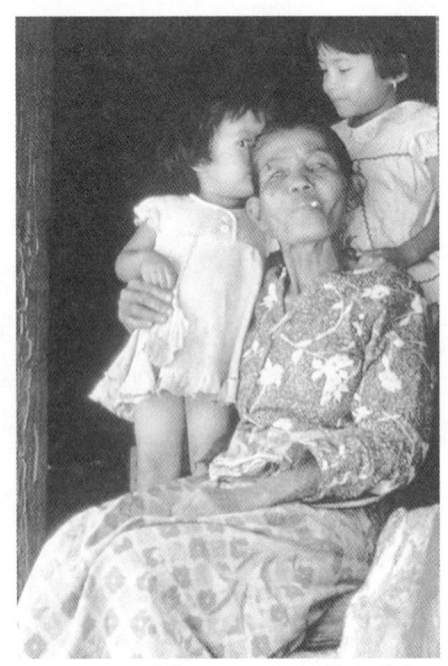

Mulher e meninas Minangkabau
(foto de Christopher Ryan)[14]

que Goldberg cita, argumenta constantemente que os Minangkabau são matriarcais. Aliás, seu livro mais recente sobre os Minangkabau é chamado *Mulheres no Centro: A Vida em um Matriarcado Moderno*.[15]

Tendo passado mais de vinte verões vivendo entre os Minangkabau, Sanday diz: "O poder das mulheres Minangkabau se estende aos domínios econômicos e sociais", observando, por exemplo, que mulheres controlam a herança de terras e que o marido é quem tipicamente se muda para a casa da esposa. Os quatro milhões de Minangkabau vivendo na Sumatra Ocidental consideram-se em uma sociedade matriarcal. "Ao passo em que nós, no ocidente, glorificamos a dominação masculina e a competição", diz Sanday, "os Minangkabau glorificam sua mítica Mãe Rainha e a cooperação". Ela relata que "homens e mulheres se relacionam mais como parceiros para o bem comum do que como competidores governados por interesse próprio". Assim como nos grupos sociais de bonobos, o prestígio das mulheres aumenta com a idade, e também é "atribuído a aquelas que promovem bons relacionamentos [...]".[16]

Como acontece frequentemente ao tentar entender e discutir outras culturas, as palavras fazem os especialistas tropeçarem. Quando alegam nunca haverem encontrado um "verdadeiro matriarcado", esses antropólogos estão prevendo uma imagem espelhada do patriarcado, uma visão que ignora as formas distintas através das quais homens e mulheres conceitualizam e exercem o poder. Sanday diz que entre os Minangkabau, por exemplo, "nem a dominação de homens nem a de mulheres é possível, em virtude de [sua] crença de que a tomada de decisão deve ser feita por consenso". Quando ela continuou a perguntar às pessoas qual era o sexo que dominava, finalmente foi informada de que estava fazendo a pergunta errada. "Nenhum dos sexos domina [...] porque homens e mulheres complementam-se uns aos outros".[17]

Lembre-se disso quando algum falador no bar disser que "o patriarcado é universal, sempre foi e sempre será!" Não é, nem foi. Mas em vez de se sentirem ameaçados, nós recomendamos aos nossos leitores masculinos que ponderem sobre o seguinte: as sociedades nas quais as mulheres têm muita autonomia e autoridade tendem a ser decididamente amigáveis aos homens, além de descontraídas, tolerantes e cheias de sexo. Entenderam, meus caros? Se você está insatisfeito com a quantidade de oportunidades sexuais na sua vida, não culpe as mulheres. No lugar disso, tente garantir que elas tenham acesso equivalente ao poder, às riquezas e ao *status*. Aí, sim, veja o que acontece.

Assim como ocorre com os bonobos, onde as coalizões femininas são as autoridades sociais máximas, e mulheres, individualmente, não precisam temer aos homens maiores, as sociedades humanas em que as mulheres são "atrevidas e confiantes" tendem a ser muito mais confortáveis para a maioria dos homens do que as sociedades dominadas por elites masculinas. Isso porque, conforme escreve Barnes, as mulheres nessas sociedades, assim como as meninas do Mosuo, são livres para expressarem sua sexualidade e o que pensam, sem medo de embaraço ou perseguição. Talvez sociedades matriarcais sejam tão difíceis de serem reconhecidas por antropólogos ocidentais masculinos porque eles esperam uma cultura onde homens estão sofrendo sob os saltos altos das mulheres – um reflexo reverso da opressão masculina de longa data em culturas ocidentais. Ao invés disso, ao observarem uma sociedade onde a maioria dos homens passa o tempo à toa, relaxados e felizes, eles concluem terem encontrado mais um patriarcado, interpretando a situação de maneira inteiramente equivocada.

A Marcha dos Monogâmicos

"A ideia de monogamia está mais para algo que, sendo muito difícil, nunca foi tentado, do que para algo que foi experimentado, mas deixou a desejar."
– G. K. Chesteron

O grande *hit* surpresa de bilheteria em 2005 foi um filme chamado *A Marcha dos Pinguins*. O segundo maior documentário em termos de faturamento até os dias de hoje, o filme comoveu os telespectadores com sua descrição da dedicação extrema exibida por casais de pinguins no cuidado de seus adoráveis filhotes. Muitas pessoas viram seus próprios casamentos refletidos nos sacrifícios que os pinguins faziam por suas crias e uns pelos outros. Como um crítico coloca: "É impossível assistir aos milhares de pinguins agrupados contra as rajadas de neve [...] sem sentir um toque de parentesco antropomórfico". Igrejas por todo o território estadunidense reservaram cinemas para exibições particulares para suas congregações. Rich Lowry, editor do *National Review*, disse em uma conferência para jovens republicanos: "Pinguins são o exemplo ideal de monogamia. A dedicação desses pássaros é maravilhosa". Adam Leipzig, presidente da *National Geographic Feature Films*, declarou que os pinguins são "pais modelo", e que "o que eles atravessam para cuidar de seus filhos é fenomenal, e nenhum pai, depois de assisti-los, vai reclamar novamente de ter que levar os filhos para a escola. Há paralelos com a natureza humana e é comovente de assistir."[18]

Mas ao contrário dos pássaros propriamente ditos, a sexualidade dos pinguins não é tão preto e branco. Aquele par perfeito de pinguins, aquele "exemplo ideal de monogamia", aqueles "pais modelo" são monogâmicos apenas durante o tempo que leva para tirar o seu pequeno do ovo e do gelo e colocá-lo nas águas gélidas do Antártico – um pouco menos de um ano. Se você já viu o filme você sabe que, com toda aquela caminhada de um lado para o outro através das geleiras fustigadas pelo vento e dos enfrentamentos grupais contra as violentas nevascas árticas, não há muito tempo para tentações extraconjugais. Uma vez que Júnior estiver nadando com os outros filhotes de onze meses – o equivalente ao jardim de infância dos pinguins – a fidelidade é rapidamente esquecida, o divórcio é rápido, automático e indolor, e mamãe e papai estão de volta à caça. Sendo que o pinguim reprodutor adulto vive tipicamente trinta anos ou mais, esses "pais modelo" têm, pelo menos, duas dúzias de "famílias" ao longo de suas vidas. Alguém falou em "exemplo ideal de monogamia"?

Independentemente de você ter achado o filme nauseante ou refrescantemente meigo, seria uma sessão de filmes audaciosa – e de certa forma, perversa – assistir *A Marcha dos Pinguins* seguida pelo filme de Werner Herzog, *Encontros no Fim do Mundo*. O documentário de Herzog sobre a Antártida é uma obra-prima de fotografia e de entrevistas. O filme conta com uma gama de personagens surpreendentes, dentre os quais está o Dr. David Ainley, ecologista marinho quase que comicamente recatado, que estuda pinguins na Antártida há duas décadas. Sob o questionamento irônico de Herzog, Ainley relata ter testemunhado casos de ménage à trois entre pinguins, onde dois machos se revezam no cuidado com o ovo de uma determinada fêmea, e de "prostituição pinguim", onde as fêmeas recebem pedras de ótima qualidade para construir ninhos em troca de um pouco de safadeza ovípara.

Os arganazes do campo são outros supostos modelos de "monogamia natural". De acordo com o artigo de um jornal, "os arganazes do campo – roedores atarracados naturais de prados e planícies – são considerados espécies quase que perfeitamente monogâmicas. Eles formam pares e compartilham um ninho. Ambos, machos e fêmeas, ativamente protegem uns aos outros, bem como seu território e suas crias. O macho é um pai ativo e, se um dos pais morre, o sobrevivente não toma para si um novo companheiro".[19] Considerando os ataques que Darwin enfrentou há 150 anos quando ousou comparar humanos com macacos, é surpreendente observar as migalhas de conforto que os cientistas contemporâneos encontram em equiparar o comportamento sexual de humanos com o de roedores como os arganazes do campo.

Nós, que outrora nos comparávamos com anjos, agora nos vemos refletidos nesses humildes animais. Mas C. Sue Carter e Lowell L. Getz, que estudaram a biologia da monogamia de arganazes do campo e de outras espécies por trinta e cinco anos, são inequívocas: "Exclusividade sexual", escrevem, "não é uma característica da monogamia [dos arganazes]".[20] Thomas Insel, diretor do Instituto Nacional de Saúde Mental (e antigo diretor do *Yerkes Primate Center*) e um *expert* em arganazes do campo, diz que os pesquisadores da área têm uma visão menos exaltada da monogamia dos arganazes do campo: "Eles dormem com qualquer um, mas vivem por perto dos seus parceiros."[21]

E aí tem aquela famosa frase (sempre direcionada às mulheres, por alguma razão), que diz: "Se você está procurando monogamia, se case com um cisne."*

O que dizer dos cisnes, então? Muitas espécies de pássaros são creditadas como sendo monogâmicas pelo fato de ambos os pais serem necessários para o trabalho integral de incubar os ovos e alimentar os filhotes. Assim como acontece com os humanos, teóricos que focam no investimento presumem que os machos ajudariam apenas se estivessem seguros de que os filhotes são seus. Mas o advento recente de testes de DNA mais acessíveis criou vários furos constrangedores nessa história também. Apesar de um casal de *bluebirds* (*Sialia sialis*) poder construir um ninho e cuidar dos seus filhotes juntos, uma média de 15 a 20 por cento das crias não são provenientes do macho do relacionamento, de acordo com a ecologista comportamental Patricia Adair Gowaty. E *bluebirds* não são passarinhos particularmente namoradeiros: estudos com o DNA de filhotes de aproximadamente 180 pássaros previamente considerados monogâmicos mostraram que cerca de 90 por cento deles não o são. Cisnes, infelizmente, não estão entre os virtuosos 10 por cento. Então, se você está procurando monogamia, esqueça os cisnes também.

* * * * * *

> "A monogamia é natural? Sim, [...] seres humanos
> quase nunca precisam ser convencidos a formar pares.
> Ao contrário, nós fazemos isso naturalmente. Nós
> flertamos. Nós nos encantamos. Nós nos apaixonamos.
> Nós casamos. E a vasta maioria de nós se casa com
> apenas uma pessoa de cada vez. A formação de pares é
> a marca registrada do animal humano."
> – Helen Fisher

Marca registrada estranha essa, para uma espécie que gosta tanto de atividade sexual extraconjugal. A cola segurando a narrativa padrão é a suposição de que *casar-se* e *acasalar* têm significados universalmente aplicáveis, como os verbos *comer,* ou a expressão *dar à luz.* Mas qualquer que seja a terminologia utilizada para esse relacionamento especial, socialmente aprovado, que frequentemente existe entre homens e mulheres ao redor do mundo, ela nunca será capaz de transmitir as variações que a nossa espécie inventa.

"Casamento", "acasalamento" e "amor" são fenômenos socialmente construídos que têm pouco ou nenhum significado transferível fora de uma dada cultura. Os exemplos crescentes que observamos de sexo grupal ritualizado, troca de casais, *affairs* casuais e sexo sequencial socialmente sancionado são todos relatados em culturas que os antropólogos insistem que são monogâmicas, simplesmente porque determinaram que uma coisa chamada "casamento" acontece lá. Não é de se estranhar que tantos insistam que o casamento, a monogamia e a família nuclear são universais humanos. Com interpretações tão amplas dos conceitos, até os arganazes do campo, que "dormem com qualquer um", se qualificariam.

---

* Consagrado no filme de Nora Ephron, *Heartburn*.

CAPÍTULO DEZ

Ciúmes: Um Guia Para Iniciantes Sobre Como Cobiçar a Mulher do Próximo

"[Uma vez que] o casamento [...] se torne comum, o ciúme se ocupará da inculcação da virtude feminina; e essa virtude, sendo honrada, tenderá a se espalhar para as mulheres solteiras. Que ela se espalha vagarosamente para o sexo masculino, isso nós mesmos podemos observar nos dias de hoje."
— Charles Darwin[1]

"Em uma cerimônia tradicional de casamento Canela, a noiva e o noivo se deitam em um tapete, com os braços embaixo da cabeça um do outro e as pernas entrelaçadas. O irmão da mãe de cada um vem, então, à frente. Ele orienta a noiva e o seu novo marido a permanecerem juntos até que o último filho tenha crescido, lembrando-os especificamente de não terem ciúmes dos amantes um do outro."
— Sarah Blaffer Hrdy[2]

Um erro de impressão em 1631 resultou em Bíblias que proclamavam "Cometerás adultério".[3] Embora não seja uma injunção bíblica, um tópico comum em muitos dos nossos exemplos de S.E.Ex. (Trocas Socioeróticas, caso você tenha esquecido) é a proibição explícita de relacionamentos com parceiro(s) habituais, que em alguns casos é passível até mesmo de pena de morte. Por que será?

Tais rituais provavelmente possuem funções importantes, uma vez que se desenvolveram, independentemente, em diferentes culturas pelo mundo afora. Conflitos internos representavam uma grave ameaça à existência de grupos tão profundamente interdependentes como aqueles dos quais nossos ancestrais fizeram parte por milhares de gerações. S.E.Ex., de forma ritualizada, socialmente sancionada e, às vezes, até obrigatória, reduziam perturbações causadas por ciúmes e possessividade ao mesmo tempo em que mesclavam a paternidade. Não é de se surpreender que sociedades pequenas – altamente dependentes da cooperação entre os indivíduos – desenvolvam formas de incentivar a generosidade e a confiança entre seus membros ao mesmo tempo em que desencorajam comportamentos e crenças que ameacem sua harmonia (e a sobrevivência).

Vale a pena repetir que não estamos atribuindo nenhuma nobreza (tampouco indignidade) aos caçadores-coletores. Alguns comportamentos que parecem normais aos indivíduos contemporâneos (e que, por isso, são tratados como universais) destruiriam rapidamente muitas sociedades de caçadores-coletores de pequena escala, tornando-as disfuncionais. O interesse próprio irrestrito, em particular, representado tanto pelo acúmulo de alimentos quanto pela possessividade sexual excessiva, é uma ameaça direta à coesão grupal, sendo, portanto, considerada vergonhosa e ridícula.

Há alguma dúvida de que as sociedades podem remodelar tais impulsos?

Neste momento, pescoços de meninas estão sendo alongados por argolas de bronze em partes da Tailândia e da Birmânia, para deixá-las mais atraentes para os homens. Clitóris estão sendo cortados, e pequenos lábios, costurados, em vilarejos por toda a África do Norte, para arrefecer o desejo feminino, ao passo que na glamourosa Califórnia, labioplastia e outras cirurgias vaginais cosméticas têm se tornado um negócio em franca expansão. Em outros lugares, pênis de garotos estão sendo circuncidados ou abertos em subincisões ritualísticas. Acho que já deu para entender aonde queremos chegar.

Algumas tribos indígenas americanas das planícies tinham estabelecido um senso de beleza

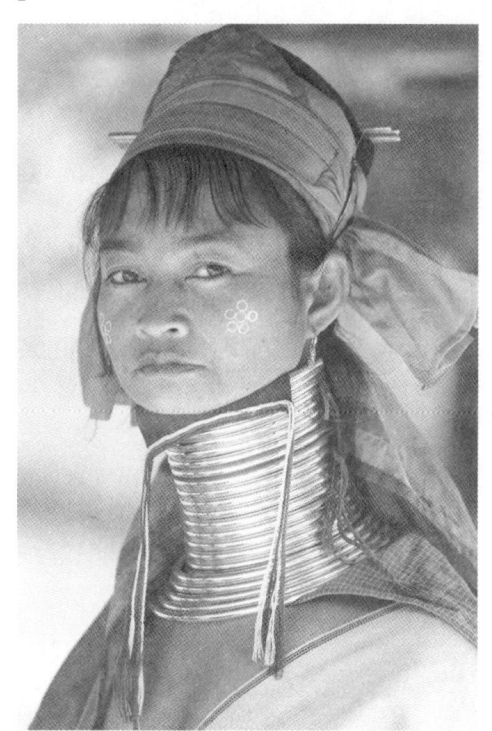

Foto: Christopher White
(www.christopherwhitephotography.com)

que as levavam a amarrar pequenas placas de madeira nas testas ainda maleáveis de suas crianças.⁴ À medida que as crianças cresciam, as placas ficavam mais apertadas, de forma semelhante àquela pela qual os ortodontistas realinham uma mordida – pouco a pouco. É incerto quanto dano cerebral, se é que algum resultava dessa prática, mas as bizarras cabeças cônicas que dela resultavam, assustavam bastante as tribos vizinhas e os caçadores brancos da região.

E essa, talvez, fosse a ideia. Se suas aparências alienígenas os davam vantagens protetivas ao assustar potenciais inimigos, não é difícil imaginar como essa moda se desenvolveu. De saborear cerveja de saliva ou milk-shake de sangue de vaca a usar chinelos com meias, há pouca dúvida de que as pessoas estão dispostas a pensar, sentir, vestir, fazer e acreditar em basicamente qualquer coisa que a sociedade os assegure que é *normal*.

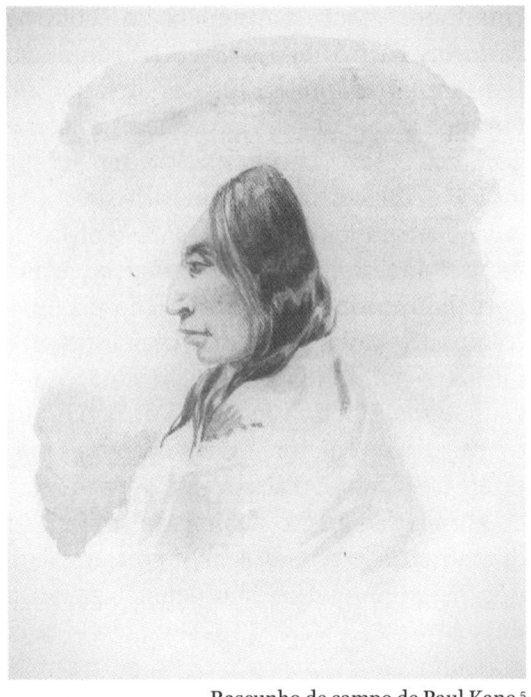

Rascunho de campo de Paul Kane⁵

As forças sociais que convencem as pessoas a alongar seus pescoços para além do ponto de rompimento, a amassar a cabeça de seus bebês ou a vender suas filhas para a prostituição sagrada são plenamente capazes de remodelar ou neutralizar os ciúmes sexuais, fazendo com que eles sejam encarados como bobos e ridículos – os tornando *anormais*.

A explicação evolutiva para os ciúmes sexuais masculinos, como vimos, baseia-se no cálculo genético subjacente à certeza paternal. Mas se é uma questão de genes, um homem deveria ter muito menos preocupação com sua esposa fazendo sexo com seus irmãos – que compartilham da metade dos seus genes – do que com homens com quem não tem parentesco algum. Cavalheiros, *vocês* ficariam menos chateados se descobrissem as suas esposas na cama com o irmão de vocês, ao invés de um estranho total? Senhoras, vocês prefeririam que o marido de vocês tivesse um caso com as suas irmãs? Pois é, imaginamos que não.⁶

Sexo de Soma Zero

Nós mencionamos David Buss em nossa discussão prévia sobre estratégias mistas de acasalamento, mas a maior parte de seu trabalho diz respeito ao estudo do ciúme. Buss não acredita na noção de compartilhamento de alimentos ou parceiros, e trata ambos os conceitos em termos de escassez: "Se não há comida suficiente para alimentar a todos os membros de um grupo", escreve, "então alguns sobrevivem e outros perecem". De maneira similar, "se duas mulheres desejam o mesmo homem, [...] o sucesso de uma em atraí-lo é o fracasso da outra". Buss tem poucas dúvidas de que a evolução seja um jogo de soma zero, com vitoriosos vencendo às custas da derrota dos fracassados".[7] Com grande frequência, o debate sobre a natureza da sexualidade humana parece uma "guerra por procuração" entre filosofias político-econômicas antagônicas. Defensores da narrativa padrão veem o ganho de Caim como a derrota de Abel, e ponto final. "Essa é a vida, meu jovem", eles dirão. "É a natureza humana. O interesse próprio é o que faz o mundo girar, trate de se virar. É cada um por si, e as coisas são assim desde que o mundo é mundo."

Essa visão de livre mercado do acasalamento humano apoia-se no pressuposto de que a monogamia sexual é intrínseca à natureza humana. Sem a monogamia ("posse" individual masculina da capacidade reprodutiva feminina), a dinâmica eu-ganho-você-perde entra em colapso. Como destacamos acima, Buss e seus colegas contornam as muitas falhas gritantes da teoria (nossa capacidade sexual extravagante, adultério onipresente em *todas* as culturas, promiscuidade galopante em *ambas* as espécies primatas mais próximas de nós, ausência de *qualquer* primata monogâmico vivendo em grandes grupos sociais) com contas de padeiro e alegações especiais sobre as "estratégias mistas de acasalamento *Homo sapiens*" internamente conflitantes e falhas. Eles forçam muito a barra.

Buss e seus colegas conduziram muitos estudos interculturais destinados a confirmar que homens e mulheres vivenciam o ciúme de maneira diferente uns dos outros, de formas consistentes com seus gêneros. Esses pesquisadores alegam ter confirmado duas hipóteses importantes, subjacentes à narrativa padrão: a de que homens são universalmente preocupados com a certeza da paternidade (e, consequentemente, a fidelidade *sexual* de sua parceira é sua preocupação principal) e a de que mulheres são universalmente preocupadas com o acesso aos recursos masculinos (de forma que a mulher se sentirá mais ameaçada por qualquer *intimidade emocional* que puder levá-lo a abandoná-la por outra mulher). Essas manifestações de ciúme sexual especificamente associadas ao gênero parecem apoiar fortemente a narrativa padrão.

Em um estudo típico dessas pesquisas, Buss e seus colegas pediram a 1.122 pessoas que imaginassem seus parceiros se interessando por outra pessoa. Eles então perguntavam: "O que te causaria mais tristeza ou angústia: (a) imaginar seu parceiro formando vínculos emocionais (mas não sexuais) profundos com essa pessoa ou (b) imaginar seu parceiro desfrutando de uma relação sexual (porém não emocional) com essa pessoa?" Em estudos como esse, conduzidos em *campi* universitários nos Estados Unidos e na Europa, Buss e seus colegas obtiveram resultados constantemente semelhantes. Foi identificado que homens e mulheres diferiam em aproximadamente 35 por cento em suas respostas, aparentemente confirmando a hipótese dos pesquisadores. "Mulheres continuaram a expressar maior incômodo pela infidelidade emocional do parceiro", Buss escreve, "mesmo que não tenha envolvido sexo. Homens continuaram a se mostrar mais indignados do que as mulheres com a infidelidade sexual, ainda que não tenha havido envolvimento emocional".[8]

Mas apesar do aparente escopo intercultural dessa pesquisa, ela carece de profundidade metodológica. Buss e seus colegas sucumbem à mesma tentação que tanto enfraquece a pesquisa sobre sexualidade: confiança em um grupo amostral mais conveniente do que representativo. Quase todos os participantes desses estudos eram estudantes de graduação. Entendemos que estudantes da graduação são as frutas mais fáceis de serem apanhadas – simples de serem localizados por estudantes de pós-graduação, que podem oferecer-lhes, por exemplo, créditos por preencher questionários; mas isso *não os torna representativos da sexualidade humana*. Longe disso. Até mesmo em culturas ocidentais supostamente liberais, pessoas com a idade de estudantes universitários de graduação estão nas etapas iniciais de seu desenvolvimento sociossexual, com pouca, se alguma, experiência na qual se basear, especialmente quando consideradas questões sobre transas de uma só noite, preferências conjugais de longo prazo ou número ideal de parceiros sexuais na vida – todas essas, questões contidas na pesquisa de Buss.

Mas Buss não está sozinho nesse foco distorcido em estudantes de graduação. A maioria das pesquisas sobre sexualidade é baseada em respostas de estudantes universitários americanos de dezoito a vinte e dois anos. Ainda que se possa defender que um cara de vinte e dois anos é mais ou menos uma versão turbo de um homem de cinquenta anos, poucos argumentariam que uma mulher de vinte e dois anos tem muita coisa em comum com uma mulher três décadas mais velha, em termos de sua sexualidade. A maioria concordaria que a sexualidade de uma mulher muda consideravelmente no decorrer da vida adulta.

Outro problema em utilizar estudantes universitários nesse tipo de estudo multicultural diz respeito à distinção de classes. Em países subdesenvolvidos ou em desenvolvimento, estudantes universitários tendem a ser de classes sociais mais elevadas. Um estudante angolano rico pode ter muito mais em comum com um estudante de graduação português do que com alguém de sua própria idade vivendo nas favelas de Luanda. Nossa própria pesquisa de campo na África sugere que crenças e comportamentos sexuais variam bastante entre as classes sociais e as subculturas – como acontece em outras partes do mundo.[9]

Além dos efeitos distorcedores relacionados à idade e à classe, Buss e seus colegas ignoram o fato crucial de que todos os seus entrevistados vivem em sociedades pós-agriculturais caracterizadas pela propriedade privada, hierarquia política, televisão globalizada e etc. Como podemos esperar identificar "universais humanos" sem incluir, pelo menos, alguns caçadores-coletores, cujos pensamentos e comportamentos não foram moldados pelos efeitos da vida moderna, e cujas perspectivas representam a maior parte da nossa experiência como espécie? Conforme já estabelecemos, muitas pesquisas sobre caçadores-coletores demonstram similaridades importantes entre sociedades que não são relacionadas entre si, exibindo diferenças dramáticas das regras pós-agriculturais. Suecos e nigerianos de classe alta podem se considerar diferentes uns dos outros, mas, da perspectiva de um caçador-coletor, eles pareceriam similares em muitas coisas.

Claro, não é fácil jogar questionários e lápis por paraquedas a caçadores-coletores no meio do Amazonas. Ainda assim, a dificuldade ou impossibilidade de incluir suas perspectivas não diminui em nada sua importância vital para a integridade desse tipo de pesquisa. Esse amplo, porém raso, paradigma de pesquisa é equivalente a alegar que foram descobertas "verdades universais sobre os peixes" depois de haver conduzido estudos em rios pelo mundo afora. E os peixes em lagos? E lagoas? E oceanos?

A psicóloga Christine Harris observou que as conclusões de Buss poderiam ser nada mais do que a confirmação de velhas notícias: que "homens são mais reativos a qualquer forma de estímulo sexual do que emocional, [e] mais interessados por, ou mais capazes de imaginar, tais estímulos".[10] Homens ficam mais agitados pelo sexo, em outras palavras, simplesmente porque o imaginam de forma mais clara do que as mulheres.

Quando Harris mediu as respostas físicas das pessoas a quem eram direcionadas as perguntas no estudo de Buss, descobriu que "mulheres, como um grupo, exibiram pouca diferença na reação fisiológica", mas ainda assim predisseram, quase unanimemente, que a infidelidade emocional seria mais perturbadora para elas. Esses achados sugerem uma desconexão fascinante entre o que essas mulheres sentem *de fato* e o que elas pensam que *deveriam* sentir sobre a infidelidade do parceiro (voltaremos a esse ponto mais tarde). Os psicólogos David A. DeSteno e Peter Salovey encontraram erros ainda mais fundamentais na pesquisa de Buss, ao indicarem que o sistema de crenças dos sujeitos entra em jogo quando respondem a questões sobre a infidelidade hipotética. Os pesquisadores observam que "a crença de que a infidelidade emocional implica em infidelidade sexual era mantida por mais mulheres do que homens" e, portanto, "a escolha entre infidelidade sexual ou emocional [central nos estudos e Buss] é uma falsa dicotomia [...]".[11]

David A. Lishner e seus colegas se atentaram a um outro ponto fraco: o fato de que aos sujeitos são dadas apenas duas opções: ou pensamentos de infidelidade sexual doem mais ou pensamentos de infidelidade emocional doem mais. Lishner indagou: e se ambos os cenários deixam o sujeito *igualmente* desconfortável? Quando Lishner incluiu essa terceira opção, descobriu que ambas as formas de infidelidade eram igualmente perturbadoras, o que lança ainda mais dúvidas sobre as conclusões de Buss.[12]

Buss e outros psicólogos evolutivos que argumentam que algum grau de ciúme é parte da natureza humana, podem ter alguma razão, mas estão abusando dessa noção quando universalizam seus achados para todas as pessoas, em todos os lugares, sempre. A natureza humana é feita de materiais altamente reflexivos. É um espelho – sem dúvida marcado por arranhões e rachaduras genéticas inalteráveis –, mas um espelho mesmo assim. Para a maioria dos seres humanos, a realidade é basicamente o que nos dizem que ela é. Como praticamente todas as outras coisas, o ciúme reflete modificações sociais e pode ser claramente reduzido para nada mais que uma leve irritação se o consenso assim o considerar.*

* * * * *

Entre os Sirionó da Bolívia, o ciúme tende a surgir não porque a esposa de alguém tem amantes, mas porque ele ou ela está dedicando *tempo e energia de mais* a esses amantes. De acordo com o antropólogo Allan Holmberg, "o amor romântico é um conceito estranho aos Sirionó. O sexo, como a fome, é um apetite a ser satisfeito". A expressão *secubi* ("Eu gosto") é usada em referência a tudo que os Sirionó desfrutam, seja comida, joias ou um parceiro sexual. Enquanto "há, sem dúvidas, certos ideais de êxtase erótico", Holmberg identificou que "sob condições de desejo, tais ideais são deixados de lado, e os Sirionó se contentam com o princípio do 'qualquer porto serve numa tempestade'".[13]

O antropólogo William Crocker está convencido de que os maridos Canela não sentem ciúme, escrevendo que "os maridos Canela, estando ou não dizendo a verdade sobre não se importar, se juntam aos outros membros e encorajam suas esposas a honrar os costumes [...] [de] sexo ritualístico com vinte ou mais homens durante as cerimônias que envolvem toda a comunidade". Bem, qualquer um que consegue fingir não sentir ciúme enquanto sua mulher transa com vinte ou mais homens é alguém que você definitivamente não quer encontrar numa mesa de pôquer.

As culturas que nós analisamos, das florestas úmidas brasileiras aos sopés do Himalaia, desenvolveram, cada uma, mecanismos para minimizar o ciúme e a possessividade sexual. Mas o contrário também acontece. Algumas culturas ativamente *incentivam* o impulso em direção à possessividade.

Como Dizer Quando Um Homem Ama Uma Mulher

Escrita por Percy Sledge e gravada pela primeira vez em 1966, a música *When a Man Loves a Woman* (Quando um Homem Ama uma Mulher) tocou num ponto cultural sensível. A canção atingiu o topo tanto da *Billboard Hot 100* quanto das paradas de *R&B*. Outra versão, gravada vinte e cinco anos mais tarde por Michael Bolton, foi também direto para o topo das paradas, e a música agora desfruta da posição 54 na lista da *Rolling Stone* das 500 melhores músicas de todos os tempos. Nada é mais proeminente do que o amor e o sexo na mídia ocidental, e "*When a Man Loves a Woman*" é um exemplo da mensagem sussurrada aos ouvidos românticos pelo mundo afora.

O que o Sr. Sledge tem a dizer sobre o amor de um homem por uma mulher? Quais são os sinais do amor masculino verdadeiro? Restrições de direitos autorais não nos permitem copiar a letra da música toda aqui, mas não é difícil encontrá-la na internet, inclusive traduzida. Sendo assim, vamos rever o que um homem faz quando ama uma mulher:

• Torna-se obcecado e não consegue pensar em mais nada;
• Troca qualquer coisa, até o mundo, por sua companhia;
• Fica cego para qualquer defeito que ela possa ter, e abandonará até seus amigos mais próximos se eles tentarem o advertir sobre ela;
• Gasta todo seu dinheiro na tentativa de reter sua atenção;

Por último, mas não menos importante:
• Dorme na chuva se ela mandar.

Gostaríamos de sugerir um título alternativo para essa canção: "Quando um Homem se Torna Patologicamente Obcecado e Sacrifica Todo Seu Amor-próprio e Dignidade, se Fazendo de Besta (e Perdendo a Mulher de Qualquer Forma, Por que Quem É Que Realmente Quer um Namorado Que Dorme na Chuva Quando Alguém Manda?)".

De maneira semelhante, "*Every Breath You Take*" ocupa a respeitável 84ª posição na lista da *Rolling Stone* das melhores músicas de todos os tempos. Um dos maiores *hits* de 1983, a música ficou no topo das paradas do Reino Unido por um mês, e dos EUA, por dois. Venceu a Canção do Ano e o The Police venceu o Grammy do mesmo ano pela melhor performance pop. Até o dia de hoje, a música já registrou mais de dez milhões de execuções em rádios do mundo inteiro. Sua letra e tradução também podem ser facilmente encontradas na internet. Você já deu uma olhada do que se trata? Apesar de frequentemente considerada uma das grandes canções de amor, "*Every Breath You Take*" não é sobre amor, de jeito nenhum.

Cantada da perspectiva de um homem que foi rejeitado por uma mulher que se recusa a reconhecer que ela "pertence" a ele, o homem diz que vai seguir todos os seus passos, observar todos os seus movimentos e ver com quem ela passa a noite, e por aí vai.

Isso é uma *música de amor*? Deveria ser a canção número 1 do *ranking* da *Billboard* de "Músicas de Assediadores Enlouquecidos e Perigosos". Até mesmo Sting, que escreveu a música depois de acordar no meio da noite com as frases "*a cada respiração sua / a cada movimento que você faz*", não se deu conta até um momento posterior do "quão sinistra [a canção] é". Ele sugeriu em uma entrevista que ele talvez tenha sido influenciado pelo livro 1984, de George Orwell – um romance sobre monitoramento e controle – e definitivamente *não* pelo amor.

* * * * *

Então o ciúme é *natural*? Depende. O medo certamente é natural, e como qualquer outro tipo de insegurança, o ciúme é uma expressão do medo. Mas se a vida sexual de outra pessoa provoca ou não medo em alguém, isso depende de como o sexo é definido em uma dada sociedade, em um relacionamento e na personalidade do indivíduo.

Filhos primogênitos frequentemente sentem ciúme quando um irmão mais novo nasce. Pais sensatos fazem questão de reassegurar ao filho que ele sempre será especial, que o bebê não representa nenhuma ameaça para a sua situação e que tem amor para todo mundo. Por que é tão fácil acreditar que o amor materno não é uma proposição de soma zero, mas que o amor sexual é um recurso finito? O biólogo evolutivo Richard Dawkins faz essa pergunta com sua elegância característica: "É realmente tão óbvio assim que você não pode amar mais do que uma pessoa? Parece-me que nós o fazemos sem problemas nos campos do amor parental (pais são censurados se, ao menos, não fingirem amar a todos os filhos igualmente), do amor aos livros, à comida e ao vinho (amar um Château Margaux não exclui um bom Hock, e não nos sentimos infiéis ao tinto quando passamos um tempo com o branco), amor aos compositores, aos poetas, às praias de veraneio, aos amigos. [...] Por que o amor erótico seria a única exceção?"[14]

Pois é, por quê? Como a experiência do ciúme seria afetada nas sociedades ocidentais se a dependência econômica que aprisiona tantas mulheres e seus filhos, levando o acesso sexual feminino a ser uma mercadoria rigorosamente controlada, não existisse? O que aconteceria se a segurança econômica e as amizades sexuais sem culpa estivessem facilmente disponíveis à maioria dos homens e das mulheres, como estão em muitas das sociedades que discutimos (assim como para os nossos primos primatas mais próximos)? E se a mulher não tivesse que se preocupar com a situação de vulnerabilidade na qual a ruptura de um relacionamento a deixaria (junto com seus filhos)? E se o homem médio soubesse que nunca teria que se preocupar em achar alguém para amar? E se nós não tivéssemos, todos, crescido ouvindo que o *amor verdadeiro* é obsessivo e possessivo? E se, como os Mosuo, nós reverenciássemos a dignidade e a autonomia daqueles que amamos? E se, em outras palavras, sexo, amor e segurança econômica fossem tão disponíveis para nós quanto eram para os nossos ancestrais?

Se o medo é removido do ciúme, o que resta?

* * * * *

"Seres humanos serão mais felizes não quando curarem o câncer, chegarem a Marte, eliminarem o preconceito racial ou limparem o Lago Erie, mas quando encontrarem maneiras de habitar em comunidades primitivas novamente. Essa é a minha utopia."
– Kurt Vonnegut Jr.

De acordo com E. O. Wilson, "tudo o que podemos depreender da história genética da humanidade sugere uma moralidade sexual mais liberal, onde práticas sexuais são vistas, primeiramente, como mecanismos de fortalecimento de laços, e apenas depois como um meio para a procriação."[15] Disse tudo. Mas se a sexualidade humana se desenvolveu predominantemente como um mecanismo de fortalecimento de laços em bandos interdependentes onde a certeza paternal não era uma questão, então a narrativa padrão da evolução sexual é uma furada. A presunção anacrônica de que mulheres *sempre* negociaram seus favores sexuais com homens, individualmente, em troca de ajuda (tomar conta dos filhos, comida, proteção, etc.), entra em colapso em contato com as muitas sociedades onde mulheres não sentem nenhuma necessidade de negociar tais acordos. Em vez de uma explicação plausível sobre como foi que chegamos a ser como somos, a narrativa padrão é desmascarada com seu viés moralista contemporâneo, embalada para parecer ciência e projetada no telão distante da pré-história, racionalizando o presente enquanto obscurece o passado. *Yabba dabba doo.*

---

* A ciência real oferece um dos poucos – senão o único – meios confiáveis para ver além de tais distorções culturais, e precisamos ser corajosos para tentar extirpá-las dos estudos sobre a evolução da sexualidade humana.

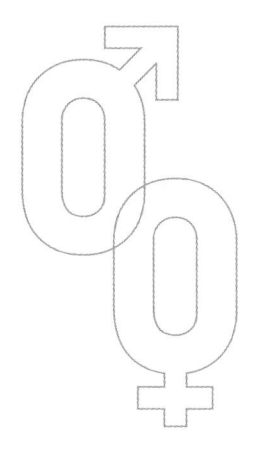

PARTE III
Do Jeito Que Não Éramos

Um ponto central do nosso argumento é que o comportamento sexual humano é um reflexo tanto de tendências evolutivas quanto de contexto social. Sendo assim, uma noção do dia a dia do mundo social no qual essas tendências evoluíram é essencial para a sua compreensão. É difícil imaginar a sobrevivência das configurações sociais comunitárias de cooperação que descrevemos no tipo de mundo preconizado por Hobbes, caracterizado pelo *"bellum omnium contra omnes"* (a guerra de todos contra todos). Mas essa falsa visão da vida humana pré-histórica, resumida na sucinta máxima de Hobbes (solitária, pobre, suja, bruta e curta), ainda é universalmente aceita.

Já estabelecemos que a vida humana pré-histórica foi altamente social e, de modo algum, solitária. Nós nos dirigiremos agora, nos próximos quatro capítulos, aos outros elementos da descrição hobbesiana, antes de continuarmos com uma discussão mais direta sobre assuntos explicitamente sexuais. Esperamos que os leitores preponderantemente interessados em sexo continuem conosco, porque o que pode, à primeira vista, parecer um rodeio, é de fato um atalho para uma visão mais clara do dia a dia da vida de nossos ancestrais – uma visão que nos ajudará a compreender melhor os assuntos que se seguem e o nosso próprio mundo.

CAPÍTULO ONZE

"A Riqueza da Natureza"

"A questão é, senhoras e senhores, que a ganância, pela falta de uma palavra melhor, é boa. A ganância está certa, a ganância funciona. A ganância esclarece, atravessa, e captura a essência do espírito evolutivo. A ganância, em todas as suas formas [...] assinalou o surto ascendente da humanidade."
– Gordon Gekko, no filme *Wall Street*

"No que consiste o mau uso do universo? Essa questão pode ser respondida em uma palavra: ganância [...]. A ganância constitui o erro mais grave de todos."
– Laurenti Magesa, *Religião Africana: A Tradição Moral da Vida Abundante*

Economia, a "ciência sombria", foi sombria desde o início.

Em uma tarde de fim de outono, em 1838, Charles Darwin teve um dos mais brilhantes *insights* de todos os tempos – considerado por Richard Dawkins "a ideia mais poderosa que um homem já teve". No exato momento em que essa grandiosa ideia, relativa à seleção natural, veio a ele, Darwin estava lendo *Um Ensaio Sobre o Princípio da População*, de Thomas Malthus.[1]

Se o valor de uma ideia é medido por sua persistência no decorrer do tempo, Thomas Malthus merece sua posição de octogésima Pessoa Mais Influente da História, de acordo com a Wikipédia. Mais de dois séculos depois, ainda é difícil encontrar um estudante de economia que não esteja familiarizado com o simples argumento suscitado pelo primeiro professor de economia do mundo. Malthus, como você deve se lembrar, argumentava que cada geração se duplica geometricamente (2, 4, 8, 16, 32, ...), enquanto fazendeiros só podem aumentar a oferta de comida aritmeticamente (2, 3, 4, 5, 6, ...), uma vez que novos campos são preparados para a produtividade de maneira linear. Dessa lógica cristalina segue a conclusão brutal de Malthus: tanto a superpopulação crônica quanto o desespero e a fome generalizada são aspectos intrínsecos à existência humana. Nada pode ser feito a respeito. Ajudar os pobres é como alimentar os pombos de Londres: eles apenas vão se reproduzir ainda mais, até o limite, o que causará fome generalizada novamente. Então, para que se importar? "A pobreza e a miséria que prevalecem entre as classes mais baixas da sociedade", afirma Malthus, "são absolutamente irremediáveis".

Malthus baseou suas estimativas sobre as taxas de reprodução humana nos registros de aumento populacional (europeu) na América do Norte nos 150 anos precedentes (1650-1800). Ele concluiu que a população colonial havia duplicado a cada vinte e cinco anos, mais ou menos, o que considerou ser uma estimativa razoável das taxas de crescimento populacional de forma geral.

Em sua biografia, Darwin se recordou de quando aplicou essas nefastas computações malthusianas ao mundo natural: "me dei conta de que, sob tais circunstâncias, variações favoráveis tenderiam a ser preservadas, ao passo que as desfavoráveis seriam destruídas. O resultado disso seria a formação de novas espécies. Aqui, então, eu finalmente tinha uma teoria com a qual trabalhar [...]".[2] O escritor científico Matt Ridley acredita que Malthus ensinou a Darwin a "lição sombria" de que "a reprodução excessiva terminará em peste, fome ou violência". Darwin teria, assim, sido convencido de que o segredo da seleção natural estava embutido na luta pela existência.

E foi assim que o brilho de Darwin foi aceso pelas mais escuras trevas malthusianas.[3] Alfred Russel Wallace surgiu com o mecanismo por trás da seleção natural, de maneira independente de Darwin. O pesquisador, que estava na Malásia, experimentou seu próprio lampejo de *insight* enquanto lia *o mesmo ensaio* entre ataques de febre em uma cabana às margens de um rio, infectado pela malária. O dramaturgo irlandês George Bernard Shaw farejou a morbidez malthusiana subjacente à seleção natural, lamentando: "Quando você se dá conta de tudo o que a Teoria significa, seu coração se aperta em um grão de areia". Shaw lamentou o "fatalismo hediondo" da seleção natural, e reclamou de sua "maldita redução da beleza e da inteligência, da força e do propósito, da honra e da aspiração".[4]

Mas mesmo que Darwin e Wallace tenham feito um uso excelente dos cálculos nefastos de Malthus, há um problema. A conta não fecha.

* * * * *

> *"As tribos de caçadores, como feras de rapina,*
> *a quem se assemelham em seu modo de subsistência,*
> *serão [...] finamente dispersas sobre a superfície da*
> *Terra. Como feras de rapina, elas devem afastar-se*
> *correndo ou voando de todas suas rivais, competindo*
> *perpetuamente umas com as outras [...]. As nações*
> *vizinhas vivem em um estado perpétuo de hostilidade*
> *umas com as outras. O próprio ato de uma tribo crescer*
> *já é um ato de agressão contra seus vizinhos, uma vez*
> *que mais território será necessário para suportar seus*
> *maiores números [...]. A vida do vitorioso depende*
> *da morte do inimigo."*
> – Thomas Malthus, Um Ensaio Sobre
> o Princípio da População

Se suas estimativas sobre o crescimento populacional estivessem ainda que *perto* de estarem corretas, Malthus (e, portanto, Darwin) estaria certo em supor que as sociedades humanas estão, há muito tempo, "necessariamente confinadas em um quarto", resultando em "um estado perpétuo de hostilidade" uns com os outros. Em *A Descendência do Homem*, Darwin revisita os cálculos de Malthus, escrevendo que "sabe-se que populações civilizadas, sob condições favoráveis, como nos Estados Unidos, duplicam seus números em vinte e cinco anos [...]. [Nessa] velocidade, a população atual dos Estados Unidos (trinta milhões), cobriria, em 657 anos, todo o globo terrestre, de forma tão densa que quatro homens teriam que ocupar cada jarda quadrada [0,84 m²] de superfície."[5]

Se Malthus estivesse correto sobre a população humana pré-histórica duplicar a cada vinte e cinco anos, suas conclusões teriam sido, de fato, razoáveis. Mas ele não estava, e elas também não. Agora sabemos que, até o advento da agricultura, a população geral dos nossos ancestrais duplicava não a cada vinte e cinco anos, mas a cada *250.000 anos*. Malthus (e, portanto, Darwin) errou por um fator de 10.000.[6]

Malthus pressupôs que o sofrimento que via ao seu redor refletia a condição eterna e inescapável da vida humana e animal. Ele não entendeu que as ruas cheias e desesperadas de Londres, nos anos 1800, estavam longe de ser um reflexo de condições pré-históricas. Um século e meio antes, Thomas Hobbes havia cometido o mesmo erro, generalizando a partir de sua própria experiência e conjurando uma visão equivocada da vida humana pré-histórica.

População Global Estimada[7]

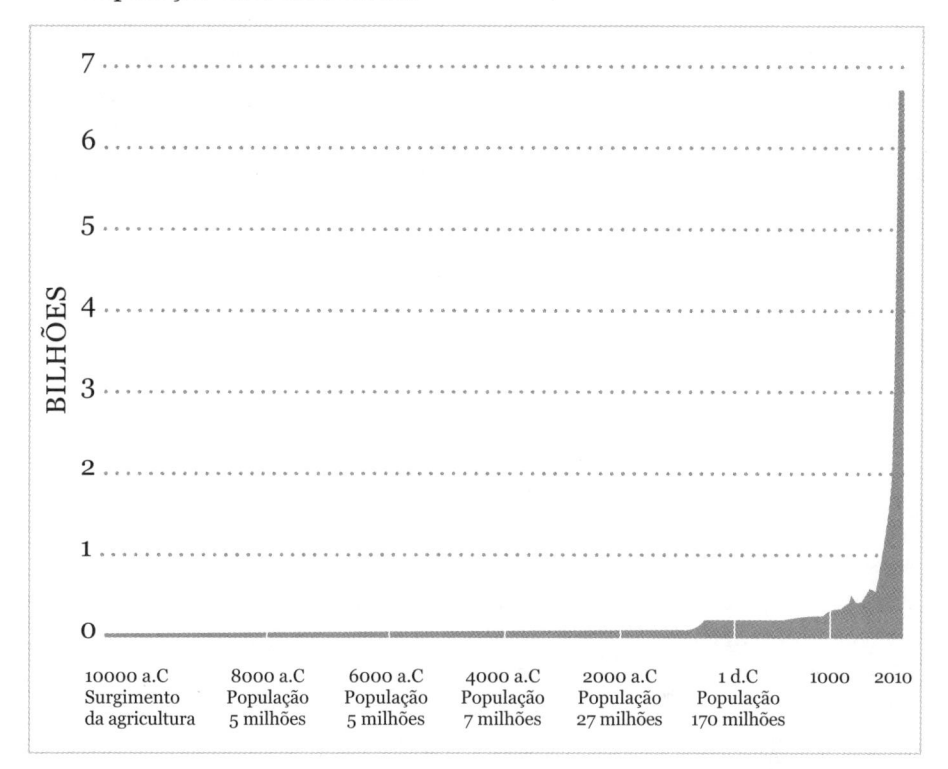

10000 a.C	Surgimento da agricultura
8000 a.C	População 5 milhões
6000 a.C	População 5 milhões
4000 a.C	População 7 milhões
2000 a.C	População 27 milhões
1 d.C	População 170 milhões
1000	
2010	

Thomas Hobbes nasceu no terror. Sua mãe entrou em trabalho de parto prematuramente ao ouvir que a Armada Espanhola estava prestes a atacar a Inglaterra. "Minha mãe", escreveu Hobbes, muitos anos mais tarde, "deu luz a gêmeos: a mim e ao medo". *Leviatã*, o livro no qual o autor celebremente afirma que a vida pré-histórica era "solitária, pobre, desagradável, bruta e curta" foi escrito em Paris, onde Hobbes estava se escondendo de inimigos que havia feito ao apoiar a Coroa na Guerra Civil Inglesa. O livro estava quase abandonado quando Hobbes foi acometido por uma enfermidade que o deixou à beira da morte por seis meses. Quando o *Leviatã* foi publicado na França, a vida de Hobbes estava sendo ameaçada por seus colegas de exílio, que se ofenderam pelo anticatolicismo expresso no livro. O autor fugiu de volta à Inglaterra, implorando pela misericórdia daqueles de quem havia escapado onze anos antes. Apesar de ter sido autorizado a entrar, a publicação de seu livro foi proibida. A Igreja o baniu. A Universidade de Oxford o baniu *e* o queimou. Escrevendo sobre o mundo de Hobbes, o historiador cultural Mark Lilla relata que "cristãos, perturbados por sonhos apocalípticos, caçavam e matavam uns aos outros com uma fúria maníaca que até então haviam reservado a muçulmanos, judeus e hereges. Foi uma insanidade."[8]

Hobbes pegou a insanidade de sua época, a considerou "normal" e a projetou de volta em épocas pré-históricas sobre as quais ele não sabia praticamente nada. O que Hobbes chamou de "natureza humana" foi uma projeção da Europa do século dezessete, onde a vida para a maioria era, no mínimo, bastante dura. Embora tenham persistido por séculos, as fantasias sombrias de Hobbes sobre a vida humana pré-histórica são tão válidas quanto conclusões sobre lobos siberianos tiradas a partir de observações de vira-latas em Tijuana.

* * * * *

Para sermos justos, devemos reconhecer que Malthus, Hobbes e Darwin estavam limitados pela falta de dados concretos. Darwin tem o enorme mérito de haver reconhecido isso e ter tentado resolver essa situação. Passou, assim, toda a sua vida adulta coletando espécimes, tomando numerosas notas e se correspondendo com qualquer um que pudesse lhe fornecer informações úteis. Mas isso não bastava. Os fatos necessários ainda não seriam revelados por muitas e muitas décadas.

Mas agora nós os possuímos. Os cientistas aprenderam a ler ossos e dentes ancestrais, a realizar datação por carbono em cinzas de queimadas do pleistoceno e a traçar os desvios do DNA mitocondrial dos nossos ancestrais. E a informação que eles descobriram refuta retumbantemente a visão da pré-história que Hobbes e Malthus conjuraram e que Darwin engoliu inteira.

Pobre Coitado de Mim

*"Nós somos enriquecidos não pelo que possuímos,
mas pelo que conseguimos viver sem."*
– Immanuel Kant

Se George Orwell estava certo ao dizer que "aqueles que controlam o passado controlam o futuro", o que dizer daqueles que controlam o passado distante?

Antes do crescimento populacional associado à agricultura, a maior parte do mundo era um lugar vasto e vazio em termos de população humana. Mas a superpopulação desesperada, imaginada por Hobbes, Malthus e Darwin, ainda é profundamente incorporada na teoria evolutiva dos dias de hoje, e repetida como um mantra. Os fatos que se danem. Por exemplo, em seu livro *O Animal Mais Perigoso*, o filósofo David Livingstone Smith projeta o panorama malthusiano em todo o seu desespero equivocado: "Competição por recursos limitados é o motor da mudança evolutiva", escreve. "Qualquer população que se reproduz sem inibição, ultrapassará, eventualmente, os recursos dos quais dependem e, à medida que os números aumentarem, seus membros não terão alternativa senão competir mais e mais, desesperadamente, por recursos minguantes. Aqueles que conseguirem assegurá-los, vão florescer, e aqueles que não, morrer."[9]

É verdade, até aí. Mas esse discurso não vai muito longe, porque Smith se esquece de que nossos ancestrais eram nômades que raramente paravam de caminhar, a não ser por uns poucos dias. Ir embora era o que eles faziam de melhor. Por que supor que eles ficariam parados e lutariam "desesperadamente" em uma área superpopulosa, esgotada de recursos, quando poderiam simplesmente andar até a praia, como haviam feito por incontáveis gerações? E seres humanos pré-históricos nunca se reproduziram "sem inibição", como coelhos. Longe disso. Na verdade, o crescimento populacional mundial pré-histórico é estimado em abaixo de 0.001 por cento por ano, por toda a pré-história [10] – nada parecido com a bomba populacional que Malthus previu.

A biologia reprodutiva básica dos humanos, em um contexto de caça e coleta, fazia com que um crescimento populacional rápido fosse improvável, senão impossível. Mulheres raramente engravidavam enquanto estavam amamentando, e, não tendo leite de animais domesticados, mulheres caçadoras-coletoras tipicamente davam de mamar a cada filho por cinco ou seis anos. Além disso, as demandas por um estilo de vida ambulante faziam com que carregar mais de uma criança pequena fosse irracional para uma mãe – mesmo partindo do pressuposto de que havia muita ajuda dos outros. Por fim, baixos índices de gordura corporal resultavam em primeiras menstruações tardias, especialmente se comparadas às suas irmãs pós-agriculturais. A maioria das caçadoras-coletoras não começa a ovular até o final da adolescência, o que resulta em vidas reprodutivas mais curtas.[11]

Hobbes, Malthus e Darwin estavam, eles mesmos, rodeados dos efeitos desesperadores da saturação populacional (doenças infecciosas desenfreadas, guerras incessantes, disputas maquiavélicas por poder, etc.). O mundo pré-histórico, no entanto, era esparsamente populado – isso, claro, *onde* era populado. Além de bolsões isolados cercados por desertos, ou ilhas como a de Papua Nova Guiné, o mundo pré-histórico era quase um terreno aberto. A maioria dos acadêmicos acredita que nossos ancestrais começaram a sair da África somente há aproximadamente cinquenta mil anos, entrando na Europa de cinco a dez mil anos depois.[12] As primeiras pegadas humanas provavelmente não foram deixadas no solo norte-americano até cerca de doze mil anos atrás.[13] Durante os muitos milênios antes da agricultura, o número total de *Homo sapiens* no planeta provavelmente nunca passou de um milhão de pessoas, e certamente nunca se aproximou da população atual de Chicago. Além disso, análises de DNA obtidas recentemente sugerem que diversos gargalos populacionais, causados por catástrofes ambientais, reduziram nossa espécie a algumas centenas de indivíduos há apenas 70.000 anos.[14]

Nossa espécie é muito jovem. Poucos dos nossos ancestrais enfrentaram as incessantes pressões seletivas geradas pela escassez que Hobbes, Malthus e Darwin vislumbravam. A jornada humana ancestral, em geral, não se deu em um mundo saturado pela nossa espécie, lutando por migalhas. Ao contrário, a rota seguida pela maior parte dos nossos ancestrais nos guiou por uma longa série de ecossistemas que não possuíam nenhuma criatura como nós. Assim como as píton birmanesas recentemente soltas na região de Everglade, no Sul da Flórida, ou os sapos-boi se espalhando pela Austrália, ou os lobos cinzentos recentemente reintroduzidos em Yellowstone, nossos ancestrais estavam geralmente entrando em um nicho ecológico aberto. Quando Hobbes escreveu que "o homem é o lobo do homem", ele estava desinformado do quão cooperativos e comunicativos os lobos podem ser se houver comida suficiente para todos. Espécies se espalhando por novos ecossistemas ricos não combatem entre si até a morte. Exceto que o nicho esteja saturado, tais conflitos intraespécies, por comida, são contraproducentes e desnecessários.[15]

Nós já mostramos que mesmo em um mundo amplamente vazio, a vida dos caçadores-coletores era tudo menos solitária. Mas Hobbes também alegou que a vida pré-histórica era *pobre* e Malthus acreditava que a pobreza era eterna e inescapável. Ainda assim, a maioria dos caçadores-coletores não se considera pobre, e há provas de sobra de que os nossos ancestrais – controladores do fogo e altamente inteligentes – se agrupavam em bandos cooperativos. Claro, catástrofes ocasionais como secas, mudanças climáticas repentinas e erupções vulcânicas eram devastadoras. Mas a maioria dos nossos ancestrais vivia em um mundo amplamente despovoado, abarrotado de comida. Por centenas de milhares de gerações, o dilema onívoro de nossos ancestrais era escolher entre as muitas opções culinárias. Plantas comem o solo, cervos comem as plantas, pumas comem cervos. Mas humanos podem comer quase tudo – incluindo pumas, cervos, plantas e, sim, até o solo.[16]

O Desespero dos Milionários

"A pobreza [...] é uma invenção da civilização."
– Marshall Sahlins

Um artigo recente do *New York Times*, sob o título de "No Vale do Silício, Milionários Que Não Se Sentem Ricos", começa assim: "Por quase qualquer definição – exceto a sua própria e talvez a de seus vizinhos aqui no Vale do Silício, Hal Steger deu certo na vida". O artigo observa que, apesar de o Sr. Steger e sua esposa terem um patrimônio de aproximadamente 3,5 milhões de dólares, ele ainda trabalha, tipicamente, doze horas por dia, além de outras dez horas nos finais de semana. "Alguns milhões", explica Steger, "não é tanto quanto costumava ser".

Gary Kremen (patrimônio estimado: 10 milhões de dólares), fundador do Match.com, um serviço de relacionamento online, explica: "Todo mundo por aqui olha para as pessoas que estão acima dele". Gary continua a trabalhar de sessenta a oitenta horas por semana porque, diz, "Você não é ninguém aqui, com 10 milhões". Outro executivo vai direto ao ponto, dizendo que "aqui, aqueles que fazem parte do 1% do topo, vão atrás daqueles que estão entre os 10% mais ricos desse 1%, e os que estão entre os 10% mais ricos desse 1%, vão atrás dos que estão entre os 10% mais ricos dos 10% mais ricos do 1%".[17]

Esse tipo de mentalidade não é limitada ao Vale do Silício. Um relatório da BBC, de setembro de 2003, relatava que "Ricos são os novos pobres". Dr. Clive Hamilton, professor visitante da Universidade de Cambridge, decidiu estudar os "ricos que sofrem" e descobriu que quatro em cada dez pessoas ganhando mais de 50.000 libras por ano (aproximadamente 80.000 dólares, na época) se sentiam "desprovidos". Hamilton concluiu: "As preocupações reais dos pobres de ontem se tornaram as preocupações imaginárias dos ricos de hoje". Outra pesquisa recente nos Estados Unidos identificou que 45 por cento daqueles que possuem um patrimônio líquido (excluindo a casa) acima de 1 milhão de dólares, estavam preocupados em ficar algum dia sem dinheiro. Mais de um terço daqueles com mais de cinco milhões tinha a mesma preocupação.[18]

"Affluenza" (também chamada de febre de luxo) não é uma aflição eterna do animal humano, como muitos querem que acreditemos. É um efeito da disparidade de riquezas, que surgiu com a agricultura. Ainda assim, até mesmo nas sociedades modernas encontramos, às vezes, ecos do igualitarismo ancestral de nossos antepassados.

No início dos anos 1960, um médio chamado Stewart Wolf ouviu falar de uma cidade de imigrantes italianos e descendentes, no Nordeste da Pensilvânia, onde doenças cardiovasculares eram praticamente desconhecidas. Wolf decidiu olhar mais de perto a cidade, Roseto. Ele descobriu que quase ninguém abaixo da idade de cinquenta e cinco anos demonstrava sintomas de doenças cardíacas. Homens com mais de sessenta e cinco anos sofriam, aproximadamente, da metade do número de problemas cardíacos esperado da média americana. A taxa geral de morte em Roseto era, aproximadamente, um terço abaixo das médias nacionais.

Depois de conduzirem uma pesquisa que cuidadosamente excluía critérios como exercícios, dieta e variáveis regionais (como os níveis de poluição), Wolf e o sociólogo John Bruhn concluíram que o fator de maior impacto na manutenção da saúde das pessoas de Roseto era a *natureza da comunidade em si*. Eles observaram que a maioria dos lares abrigava três gerações, e que as pessoas mais velhas desfrutavam de muito respeito. Além disso, a comunidade desprezava qualquer manifestação de riqueza, exibindo um "medo da ostentação, derivado de uma crença ancestral entre os aldeões italianos relativa ao *malocchio* (olho gordo). As crianças", escreveu Wolf, "eram ensinadas que qualquer demonstração de riqueza ou superioridade sobre um vizinho traria má sorte". Observando que os laços sociais igualitários de Roseto já estavam se rompendo na metade dos anos 1960, Wolf e Bruhn previram que dentro de uma geração o índice de mortalidade da cidade passaria a subir. Nos estudos seguintes, conduzidos 25 anos depois, relataram: "A mudança social mais marcante é uma rejeição generalizada ao antigo tabu contra a ostentação", e "o compartilhamento, uma vez típica de Roseto, deu lugar à competição". Índices tanto de doenças cardíacas quanto de infartos haviam duplicado em uma geração.[19]

Entre os caçadores-coletores, onde a propriedade é compartilhada, a pobreza tende a não ser uma questão. Em seu clássico livro, *Economia da Idade da Pedra*, o antropólogo Marshall Sahlins explica que "o povo mais primitivo tem poucas posses, *mas eles não são pobres*. Pobreza não é uma quantidade pequena de bens, nem é uma relação entre os meios e os fins; acima de tudo, é uma relação entre pessoas. Pobreza é um *status* social. Nesse sentido, é uma invenção da civilização".[20] Sócrates fez a mesma afirmação há 2.400 anos: "É rico aquele que se contenta com menos, pois o contentamento é a riqueza da natureza".

Mas a riqueza da civilização é material. Depois de ler cada palavra do *Velho Testamento*, o jornalista David Plotz ficou chocado com seu tom mercantil. "O tema mais dominante da Bíblia", escreveu, "particularmente de Gênesis, são os imóveis. Deus está [...] constantemente fazendo acordos de terrenos (e depois os refazendo, com condições diferentes).

[...] Não é apenas com as terras que a Bíblia está obcecada, mas também com propriedade portátil: ouro, prata, gado".²¹

Malthus e Darwin ficaram, ambos, chocados com as características igualitárias dos caçadores-coletores, tendo o primeiro escrito: "um grau tão alto de igualitarismo prevaleceu entre a maioria das tribos americanas, [...] que todos os membros de cada comunidade compartilhavam equivalentemente as dificuldades da vida selvagem e a pressão das fomes ocasionais".²² Darwin, por sua vez, reconheceu o conflito inerente entre a *civilização* baseada no capital, que conhecia, e aquilo que via como uma generosidade contraproducente, escrevendo: "Hábitos nomádicos, sejam eles sobre grandes planícies, através das densas florestas tropicais ou ao longo das margens do mar, têm sido, em todo caso, prejudiciais. [...] A igualdade perfeita de todos os habitantes", escreveu, "impedirá, por muitos anos, sua civilização". ²³

Encontrando Contentamento
"na Esfera Mais Baixa dos Seres Humanos"

Procurando por um exemplo dos "selvagens" mais espezinhados, patéticos e desesperadamente pobres, Malthus citou "os miseráveis habitantes da Terra do Fogo", que acabavam de ser julgados pelos viajantes europeus como pertencentes "à esfera mais baixa dos seres humanos". Apenas trinta anos depois, Charles Darwin esteve na Terra do Fogo observando o mesmo povo. Concordou com Malthus no que diz respeito aos fueguinos, escrevendo em seu diário: "Creio que, se o mundo fosse vasculhado, não seriam encontrados homens inferiores".

Quis a sorte que o capitão Robert FitzRoy, do *Beagle* – navio no qual Darwin estava navegando –, houvesse apanhado três jovens da Terra do Fogo em uma viagem anterior e os trazido de volta para a Inglaterra, para apresentá-los às glórias da vida britânica e da educação cristã adequada. Agora, após haverem experimentado em primeira mão a superioridade da vida civilizada, FitzRoy estava os devolvendo para seu próprio povo, para que agissem como missionários. O plano era que eles mostrassem aos fueguinos a insensatez dos seus hábitos "selvagens" e os ajudassem a juntar-se ao mundo civilizado.

Mas apenas um ano depois de Jemmy, York e Fuegia haverem sido devolvidos ao seu povo, na baía de Woollya, perto da base do que é hoje chamado de Monte Darwin, o *Beagle* e sua tripulação retornaram ao local e encontraram as cabanas e os jardins que os marinheiros britânicos haviam construído para os três fueguinos, desertas e já cobertas de vegetação selvagem. Eventualmente, Jemmy apareceu e explicou que ele e os outros fueguinos cristianizados haviam retomado a sua maneira antiga de viver. Darwin, tomado por grande tristeza, escreveu em seu diário que nunca havia visto "uma mudança tão completa e dolorosa" e que "foi sofrido observá-lo". Eles trouxeram Jemmy a bordo do navio e o vestiram para jantar na mesa do capitão, aliviados ao observarem que ele ao menos se lembrava de como usar o garfo e a faca corretamente.

O capitão FitzRoy se ofereceu para levá-lo de volta à Inglaterra, mas Jemmy recusou a oferta dizendo que ele "não tinha o menor desejo de retornar à Inglaterra", e que ele estava "feliz e satisfeito" com "muitas frutas", "muitos peixes" e "muitos passarinhos".

Lembrem-se do Iucatã. O que parece até mesmo extrema pobreza – "a esfera mais baixa dos seres humanos" – pode conter formas irreconhecíveis de riqueza. Recordem-se do povo aborígene australiano "morrendo de fome", alegremente assando ratazanas magras e rangando larvas suculentas, enquanto ingleses revoltados os observavam, certos de que estavam testemunhando os últimos espasmos da alucinação por inanição. Quando começamos a *destribalizar* – descascar o condicionamento cultural que distorce nossa visão –, "riqueza" e "pobreza" podem se revelar onde menos esperamos encontrá-las.[24]

CAPÍTULO DOZE

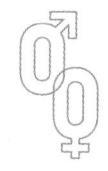

O Meme Egoísta

Richard Dawkins, autor de *O Gene Egoísta*, cunhou o termo *meme* para se referir a uma unidade de informação que pode se espalhar por uma comunidade – por aprendizado ou imitação – da mesma forma que um gene favorável é replicado através da reprodução sexual. Assim como os memes do igualitarismo e da divisão de riscos/recursos foram favorecidos no ambiente pré-histórico, o meme do egoísmo prosperou na maioria do mundo pós-agricultural. Ainda assim, ninguém menos que a autoridade em economia Adam Smith insistiu que a simpatia e a compaixão são tão naturais aos seres humanos como o interesse próprio.[1]

O falso pressuposto de que a abordagem verdadeiramente humana a questões sobre oferta, demanda e distribuição de riquezas é a da economia baseada na escassez, induziu ao erro muitos pensamentos antropológicos, filosóficos e econômicos nos últimos séculos. O economista John Gowdy explica da seguinte forma: "O 'comportamento econômico racional' é peculiar ao capitalismo de mercado e é um conjunto de crenças assimiladas, não uma lei objetiva e universal da natureza. O mito do homem econômico explica o princípio organizador do capitalismo contemporâneo, e nada além disso."[2]

Homo Economicus

"Nós temos um egoísmo que concordamos em partilhar..."
– Eddie Vedder, "Society"

Muitos economistas esqueceram (ou nunca entenderam) que o princípio central da economia, o *Homo economicus* (ou homem econômico), é um mito fundamentado em suposições sobre a natureza humana – e não uma verdade inabalável para filosofias econômicas permanentes.

Quando John Stuart Mill propôs o que admitiu ser "uma definição arbitrária do homem como um ser que faz [...] o que for lhe proporcionar a maior quantidade de benefícios [...] pela menor quantidade de trabalho"[3], é questionável que ele esperasse que essa "definição arbitrária" delimitasse o pensamento econômico dos séculos seguintes. Lembrem-se das palavras de Rousseau: "Se eu tivesse escolhido meu local de nascimento, seria onde todos se conhecessem, de forma que nem as táticas obscuras do vício nem a modéstia da virtude pudessem escapar ao escrutínio público e ao julgamento". Aqueles que proclamam que a ganância faz, simplesmente, parte da natureza humana, muito frequentemente não mencionam o contexto. Sim, a ganância é parte da natureza humana. Assim como a vergonha. E a generosidade (e não somente aquela direcionada a parentes genéticos). Quando os economistas baseiam seus modelos em suas fantasias de um "homem econômico" motivado apenas por interesses próprios, esquecem a comunidade – a importantíssima rede de significados ao redor da qual orbitamos na relação uns aos outros –, o contexto inescapável dentro do qual toda coisa verdadeiramente *humana* sempre aconteceu.

Uma das situações hipotéticas mais famosas na teoria dos jogos e na economia se chama O Dilema do Prisioneiro. Ela apresenta um modelo tão simples e elegante para tratar da reciprocidade, que alguns cientistas a chamam de "a *E. coli* da psicologia social". A situação é a seguinte: imagine que dois suspeitos foram detidos, mas a polícia não tem provas suficientes para a condenação. Depois de separar os prisioneiros, cada um recebe a mesma oferta: se você testemunhar contra o seu parceiro e ele ficar quieto, você será liberado e ele será condenado a dez anos de pena. Caso ele abra o bico e você não diga nada, você cumpre os dez anos e ele é solto. Se nenhum dos dois disser nada, os dois cumprem uma pena de seis meses. Se os dois se acusarem, ambos serão condenados a cinco anos de prisão. Cada um deve escolher, portanto, se dedura o outro ou fica quieto, e nenhum dos dois poderá saber, previamente, o que o outro vai decidir fazer. Como é que os prisioneiros vão reagir?

No formato clássico do jogo, os participantes quase sempre traem uns aos outros, uma vez que podem ver a vantagem de uma traição: denuncie o outro e torça para ser liberado. Mas leve essa mesma conclusão hipotética a qualquer prisão do mundo e pergunte o que acontece com os dedos-duros. A teoria finalmente acordou para a realidade quando cientistas decidiram deixar os participantes ganharem experiência com a brincadeira, para ver se o comportamento deles mudaria com o tempo. Conforme explica Robert Axelrod em *A Evolução da Cooperação*, os participantes rapidamente aprenderam que suas chances eram melhores caso permanecessem quietos e supusessem que seus parceiros fossem fazer o mesmo. Os eventuais dedos-duros rapidamente adquiriam má reputação e eram punidos pela lógica "olho por olho, dente por dente". Ao longo do tempo, aqueles participantes com uma abordagem mais altruísta prosperavam, ao passo que aqueles que agiam apenas com foco em seus interesses de curto prazo eram confrontados por sérios problemas – uma punhalada durante o banho, talvez.

A interpretação clássica do experimento sofreu outro golpe duro quando o psicólogo Gregory S. Berns e seus colegas decidiram conectar as participantes do sexo feminino a uma máquina de ressonância magnética. Berns e colegas esperavam constatar que as participantes responderiam mais intensamente quando fossem passadas para trás, isto é, quando tentassem cooperar e fossem traídas. Mas não foi o que constataram. "Os resultados realmente nos surpreenderam", contou Berns a Natalie Angier, do *The New York Times*. O cérebro respondia mais energeticamente aos atos de cooperação: "Os sinais mais luminosos surgiam em alianças de cooperação, nas regiões do cérebro já conhecidas por darem respostas a sobremesas, fotos de rostos bonitos, dinheiro, cocaína e inúmeros outros deleites, lícitos e ilícitos."[4]

Analisando imagens cerebrais, Berns e seu time identificaram que, quando as mulheres cooperavam, duas partes do cérebro, ambas responsivas à dopamina, eram ativadas: o estriado anteroventral e o córtex orbitofrontal. Ambas as regiões estão envolvidas no controle de impulsos, nos comportamentos compulsivos e nos processos de recompensa. Embora surpreso com as descobertas do seu time, Berns encontrou conforto nelas. "É encorajador", disse ele. "De certa forma, isso nos diz que somos programados para cooperar uns com os outros".

A Tragédia dos Bens Comuns

Publicado pela primeira vez na conceituada revista científica americana *Science*, em 1968, o artigo do biólogo Garrett Hardin, "A Tragédia dos Comuns", é um dos trabalhos mais reimpressos que já apareceram em uma revista científica. Os autores de um artigo de discussão recente, do Banco Mundial, o chamaram de "o paradigma dominante usado por cientistas sociais para examinar problemas de recursos"; o antropólogo G. N. Appell diz que o artigo "foi acatado como um texto sagrado por acadêmicos e profissionais".[5]

No coração do século 19, a maioria da Inglaterra rural era considerada bem comum – propriedade pertencente ao rei, mas disponível a todos –, como as terras do Oeste americano antes do advento do arame farpado. Usando os comuns ingleses como modelo, Hardin alegou mostrar o que acontece quando um recurso é de propriedade comum. Ele explica que em "um pasto aberto a todos, [...] cada pastor tentará manter o maior rebanho possível". Embora destrutivo para o pasto, o egoísmo do pastor faz sentido do seu ponto de vista econômico pessoal. Hardin escreve: "o pastor racional [concluirá] que o caminho evidente para ele seguir é o da adição de mais animal para o seu rebanho". Essa é a única escolha racional porque o custo de degradação da terra promovido pelo sobrepastoreio será dividido entre todos, enquanto o lucro adquirido por animais adicionais será apenas seu. Como cada pastor individual chegará à mesma conclusão, o terreno comum sofrerá inevitavelmente de sobrepastoreio. "Liberdade nos bens comuns", conclui Hardin, "traz ruínas a todos nós".

Assim como a opinião de Malthus sobre o crescimento populacional em função da capacidade agricultural, o argumento de Hardin foi um sucesso porque: (1) exibe uma simplicidade estilo "a + b = c", que aparenta ser indiscutivelmente correta; e (2) é útil para justificar decisões aparentemente cruéis por parte dos poderes consolidados. O ensaio de Malthus, por exemplo, foi frequentemente citado por líderes comerciais e políticos britânicos para explicar sua inação frente à pobreza generalizada na Grã-Bretanha, inclusive à Grande fome de 1840, que matou milhões de irlandeses (e levou outros milhões a fugir para os Estados Unidos). A articulação de Hardin sobre a insensatez da propriedade comunitária deu cobertura, reiteradas vezes, àqueles argumentando a favor da privatização de serviços do governo e da conquista de territórios nativos.

Há uma outra coisa que o elegante argumento de Hardin tem em comum com o de Malthus: ele entra em colapso a partir do contato com a realidade.

Como o autor canadense Ian Angus explica, "Hardin simplesmente ignorou o que realmente acontece com bens comuns de verdade: autorregulação pelas comunidades envolvidas". Hardin omitiu o fato de que em comunidades rurais pequenas, onde a densidade populacional é baixa o suficiente para que cada pastor conheça os outros (que é o caso dos bens comuns históricos ingleses e das sociedades caçadoras-coletoras ancestrais), qualquer indivíduo que tente burlar o sistema é rapidamente descoberto e punido. Os estudos da economista ganhadora do prêmio Nobel, Elinor Ostrom, sobre a administração de bens comuns em comunidades de pequena escala a levaram à conclusão de que "todas as comunidades têm alguma forma de monitoramento para combater a trapaça ou o uso de cotas dos recursos maiores que as justas".⁶

Independentemente da forma como foi distorcida por economistas e demais interessados em argumentar contra a gestão local de recursos, a *real tragédia dos bens comuns* não representa uma ameaça aos recursos controlados por pequenos grupos de indivíduos interdependentes. Esqueça os bens comuns. Precisamos encarar as tragédias atuais do ar, dos mares, dos rios e das florestas. A pesca no mundo inteiro está entrando em colapso porque ninguém tem a autoridade, o poder e a motivação para conter o despojo realizado por frotas internacionais em águas que são de todos (e, portanto, de ninguém). Toxinas de chaminés chinesas, queimando carvão ilegal russo, se alojam em pulmões coreanos enquanto carros americanos, queimando petróleo venezuelano, derretem geleiras na Groenlândia.

O que permite essas cadeias de tragédias é a ausência de culpa pessoal e local. A falsa certeza que emana da aplicação da economia malthusiana, do dilema do prisioneiro e da tragédia dos bens comuns às sociedades pré-agriculturais requer que ignoremos o fino contorno em volta das vidas em comunidades de pequena escala, onde ninguém "podia escapar ao escrutínio e julgamento público", nas palavras de Rousseau. Essas tragédias tornam-se inevitáveis apenas quando o tamanho do grupo excede o tamanho máximo da capacidade de nossa espécie de manter registros uns dos outros, um limite conhecido como o *Número de Dunbar*. Em comunidades primatas, tamanho realmente é documento.

Observando a importância dos cuidados estéticos e higiênicos mútuos entre os primatas, o antropólogo britânico Robin Dunbar relacionou o tamanho médio do grupo com o desenvolvimento neocortical do cérebro. Usando essa correlação, predisse que os humanos começam a perder de vista quem está fazendo o que e com quem, quando o tamanho do grupo atinge aproximadamente 150 indivíduos. Nas palavras de Dunbar: "O limite imposto pela capacidade de processamento neocortical é simplesmente o número de indivíduos com quem relacionamentos interpessoais estáveis podem ser mantidos"⁷. Outros antropólogos chegaram ao mesmo número através da observação de que quando o tamanho dos grupos crescia para além disso, eles tendiam a se dividir em dois grupos menores. Escrevendo muitos anos antes da publicação do artigo de Dunbar em 1992, Marvin Harris observou: "Com 50 pessoas por bando ou 150 por vilarejo, todo mundo conhecia todo mundo intimamente, de forma que a união através de trocas mútuas era capaz de manter as pessoas juntas. As pessoas davam com a expectativa de receber, e recebiam com a expectativa de dar."⁸ Autores recentes, incluindo Malcolm Gladwell em seu *best-seller O Ponto da Virada*, popularizaram a ideia de 150 ser o limite para grupos organicamente funcionais.

Tendo evoluído em bandos pequenos e íntimos, onde todos sabem o nome de todos, seres humanos não são muito bons em lidar com as liberdades dúbias conferidas pelo anonimato. Quando comunidades crescem para além do ponto onde todo indivíduo tem ao menos uma familiaridade mínima com os demais, nosso comportamento muda, nossas escolhas se alteram e nosso senso do que é possível e aceitável se torna ainda mais abstrato.

O mesmo argumento pode ser usado no que diz respeito ao trágico mau entendimento da natureza humana, que está no centro do comunismo: propriedade comum não funciona em sociedades de larga escala, onde as pessoas operam no anonimato. Em *O Poder da Escala*, o antropólogo John Bodley escreveu: "O tamanho das sociedades e culturas humanas importa porque sociedades maiores terão naturalmente mais poder social concentrado. Sociedades maiores serão menos democráticas que sociedades menores, e terão uma distribuição desigual de riscos e recompensas."[9] Certo, porque quanto maior a sociedade, menos eficaz se torna a vergonha. Quando o Muro de Berlim caiu, capitalistas exultantes anunciaram que o erro essencial do comunismo havia sido sua falha em levar em conta a natureza humana. Bem, sim e não. O erro fatal de Marx foi seu fracasso em reconhecer a importância do contexto. A natureza humana funciona de uma maneira no contexto de sociedades íntimas e interdependentes, mas deixados livres no anonimato, nos tornamos criaturas diferentes. Nenhuma dessas feras é mais ou menos *humana*.

Sonhos de Progresso Perpétuo

"Ele é um bárbaro e pensa que os costumes de sua tribo e de sua ilha são as leis da natureza."
– George Bernard Shaw, *César e Cleópatra*, Ato II

Será que nascemos realmente na melhor época e no melhor lugar? Ou vivemos em um momento aleatório no infinito – apenas mais um entre incontáveis momentos, cada um com seus respectivos prazeres e decepções? Talvez você ache absurdo até mesmo fazer uma pergunta como essa, como se não houvesse nem discussão. Mas há, sim. Todos nós temos uma tendência psicológica a ver nossa própria experiência como a padrão, a ver nossa comunidade como *O Povo*, a acreditar – talvez inconscientemente – que *nós* somos os escolhidos, que Deus está do nosso lado e que o nosso time merece vencer. Para ver o presente em seu ângulo mais favorável, pintamos o passado com tonalidades vermelhas sangrentas, de sofrimento e terror. Hobbes tem coçado essa picada psicológica já por vários séculos.

É um erro comum supor que a evolução é um processo de melhora, que organismos em evolução estão progredindo em direção a um estado final e perfeito. Mas eles, e nós, não estamos. Uma sociedade ou organismo em evolução simplesmente se adapta, através de gerações, a novas condições. Enquanto essas modificações podem ser imediatamente benéficas, elas não são realmente *melhoras*, uma vez que as condições externas continuam a mudar indefinidamente.

Esse erro está na origem da suposição de que *aqui e agora* é obviamente melhor que *lá e depois*. Três séculos e meio mais tarde, cientistas ainda citam Hobbes ao nos dizer o quão afortunados somos por viver após o surgimento do Estado, por não termos vivenciado o sofrimento do nosso passado bárbaro. É profundamente reconfortante pensar que somos os sortudos, mas façamos a pergunta proibida: o quão sortudos somos, na verdade?

Pobreza Ancestral ou Riqueza Imaginada?

Humanos pré-históricos não costumavam guardar comida, mas isso não significa que eles viviam cronicamente famintos. Estudos de ossos e dentes humanos pré-históricos mostram que a vida era marcada por eventuais jejuns e banquetes, mas períodos prolongados de fome eram raros. Como sabemos que nossos ancestrais não viviam à beira da inanição?

Quando crianças e adolescentes não se nutrem adequadamente, mesmo que apenas por uma semana, o crescimento começa a desacelerar nos ossos longos dos braços e das pernas. Quando o consumo nutricional é retomado e seus ossos voltam a crescer, a densidade do crescimento do novo osso se difere daquela anterior à interrupção. Raios-X revelam esses indicadores em ossos antigos, conhecidos como *linhas de Harris*.[10]

Períodos mais prolongados de subnutrição deixam sinais nos dentes, conhecidos como hipoplasias – faixas descoloridas e pequenas cavidades na superfície do esmalte, que podem ser vistas muitos séculos depois nos restos fossilizados. Arqueólogos encontram menos linhas de Harris e hipoplasias nos esqueletos de caçadores-coletores pré-históricos do que nos de populações assentadas em aldeias dependentes do cultivo de seus alimentos. Por serem muito móveis, caçadores-coletores dificilmente sofriam de inanição prolongada, uma vez que podiam simplesmente se mover até áreas onde as condições fossem melhores.

Aproximadamente oitocentos esqueletos nos Montes Dickson, na região baixa do Vale de Illinois, foram analisados. Eles revelam um retrato claro das mudanças na saúde, que acompanharam a mudança de caça e coleta para o cultivo de milho, por volta de 1.200 d.C. O arqueólogo George Armelagos e seus colegas relataram que os restos mortais dos fazendeiros mostram um aumento de 50% em desnutrição crônica e três vezes a incidência de doenças infecciosas (indicadas por lesões nos ossos), comparados com os caçadores-coletores que os precederam. Além disso, encontraram evidências de maior mortalidade infantil, crescimento esquelético tardio em adultos e um aumento quádruplo em hiperostose porótica, indicando anemia por deficiência de ferro em mais da metade da população.[11]

Muitos já observaram a abordagem estranhamente cavalheiresca em relação à comida entre os caçadores-coletores, que nada possuem no *freezer*. O missionário jesuíta Paul Le Jeune, que passou, aproximadamente, seis meses entre os *Montagnais*, no atual Quebec, ficou exasperado com a generosidade dos nativos. "Se meu hóspede caçava dois, três ou quatro castores", escreveu Le Jeune, "independentemente de ser dia ou noite, fazia um banquete para todos os selvagens vizinhos. E se essas pessoas tivessem capturado algo, também elas faziam uma festa ao mesmo tempo, de forma que saindo de um banquete você já iria para o outro, e, às vezes, até mesmo a um terceiro e um quarto". Quando Le Jeune tentou explicar as vantagens de guardar um pouco da sua comida, "eles riram de mim. 'Amanhã' (diziam eles), 'faremos outro banquete com o que houvermos de capturar'"[12]. O antropólogo israelense Nurit Bird-David explica: "Assim como o comportamento dos ocidentais é compreensível em relação à sua premissa de *escassez*, o comportamento dos caçadores-coletores é compreensível em relação à sua presunção de *abundância*. Assim, da mesma forma que analisamos, e até prevemos, o comportamento dos ocidentais partindo do princípio de que eles se comportam como se não tivessem o bastante, podemos analisar, e até mesmo prever, o comportamento de caçadores-coletores partindo do pressuposto de que eles agem como se tivessem a vida ganha [grifo nosso][13].

Enquanto fazendeiros trabalham para cultivar arroz, batata, trigo ou milho, a dieta de um caçador-coletor é caracterizada por uma variedade de plantas e bichos nutritivos. Mas quão trabalhosa é a vida deles? Seria esse um jeito eficiente de conseguir algo para comer?

O arqueólogo David Madsen investigou a eficiência energética da caça de grilos mórmons (*Anabrus simplex*), que fazem parte do menu do povo nativo do atual Utah. Seu grupo coletou grilos a uma velocidade equivalente a aproximadamente oito quilos crocantes por hora. Nessa velocidade, Madsen calculou que *em apenas uma hora de trabalho*, um caçador-coletor conseguia coletar o equivalente calórico a oitenta e sete cachorros-quentes, quarenta e nove pedaços de pizza ou quarenta e três Big Macs – tudo isso sem os aditivos e gorduras entupidores de artérias.[14] Antes de você ridicularizar a baixa atratividade culinária de grilos mórmons, pense um pouco na pavorosa realidade que se esconde em um típico cachorro-quente. Outro estudo apontou que os !Kung San (no Deserto do Kalahary, para a sua informação) tinham um consumo médio diário (em um bom mês) de 2.140 calorias e noventa e três gramas de proteína. Marvin Harris explica de forma objetiva: "Populações da Idade da Pedra viviam vidas mais saudáveis do que a maioria das pessoas que vieram imediatamente depois delas".[15]

E talvez mais saudáveis do que as pessoas que vieram *bem depois* delas também. Os castelos e museus da Europa estão cheios de armaduras pequenas que não acomodam nem o mais diminuto dos homens modernos. Enquanto nossos ancestrais medievais eram nanicos (pelos padrões atuais), o arqueólogo Timothy Taylor acredita que os primeiros ancestrais humanos a controlarem o fogo – aproximadamente 1,4 milhão de anos atrás – eram mais altos do que a média da população atual. Esqueletos escavados na Grécia e na Turquia mostram que os homens pré-agriculturais daquelas áreas tinham aproximadamente 1,75 metro, em média, e as mulheres, 1,65. Mas com a adoção da agricultura, a altura média despencou. Gregos e turcos modernos ainda não são tão altos, em média, quanto os seus ancestrais.

Por todo o mundo, a mudança para a agricultura acompanhou uma queda dramática na qualidade da dieta da maior parte das pessoas, assim como da saúde, de forma geral. Ao descrever o que ele chama de "o pior erro da história da humanidade", Jared Diamond escreve: "Caçadores-coletores praticavam o estilo de vida mais bem-sucedido e duradouro da história da humanidade. Em contrapartida", conclui, "ainda estamos lutando contra a bagunça que a agricultura trouxe para nós, e não é claro se conseguiremos resolvê-la".

Sobre a Política Paleolítica

A vida pré-histórica envolvia muita soneca. Em seu provocativo ensaio "A Sociedade Abastada Original", Sahlins observa que, entre caçadores-coletores, "a aventura por comida é tão bem-sucedida que na metade das vezes as pessoas não sabem nem o que fazer com elas mesmas."[16] Até os próprios aborígenes australianos, vivendo em terras aparentemente implacáveis e vazias, não tinham problema em encontrar o suficiente para se alimentarem (além de dormir, aproximadamente, três horas por tarde, somadas ao descanso de uma noite inteira). A pesquisa de Richard Lee com os bosquímanos !Kung San, do Deserto do Kalahary, em Botsuana, indica que eles passam apenas uma média de quinze horas semanais em busca de alimentos. "Uma mulher coleta, em um dia, o suficiente para alimentar sua família por três dias, e passa o restante de seu tempo descansando no acampamento, bordando, visitando outros acampamentos ou entretendo visitantes de outros acampamentos. Para cada dia em casa, as rotinas da cozinha, com atividades como cozinhar, quebrar nozes, coletar lenha e trazer água, ocupam de uma a três horas de seu tempo. Esse ritmo de trabalho e lazer constantes é mantido durante todo o ano."[17]

Um ou dois dias de trabalho leve, seguidos de um ou dois dias livres. Que tal?

Já que comida é encontrada por todos os lados, ninguém pode controlar o acesso de outra pessoa às necessidades vitais em sociedades caçadoras-coletoras. Harris explica que, nesse contexto, "igualitarismo é [...] firmemente baseado na disponibilidade dos recursos, na simplicidade das ferramentas de produção, na falta de propriedade não-transportável e na estrutura nômade do bando".[18]

Quando não se pode bloquear o acesso de alguém à comida ou abrigo, e não há como impedi-la de ir embora, como controlá-la? O igualitarismo político onipresente em povos caçadores-coletores é baseado nessa simples realidade. Não tendo poder coercitivo, líderes são simplesmente aqueles que são seguidos – indivíduos que ganharam o respeito de seus companheiros. Tais "líderes" não *exigem*, e nem podem *exigir*, a obediência de ninguém. Essa visão não é nenhuma novidade. Em suas *Lições de Jurisprudência*, publicadas postumamente em 1896, Adam Smith escreve: "em uma nação de caçadores, não há propriamente governo algum [...]. Eles concordam entre si para manterem-se juntos, em prol de sua própria segurança, mas não possuem autoridade uns sobre os outros".

Não surpreende que psicólogos evolutivos conservadores tenham encontrado nos caçadores-coletores um de seus maiores desafios. Tendo em vista o prestígio emblemático do livro *O Gene Egoísta*, de Dawkins, e a noção popularizada (e defensora do status-quo) de todos-contra-todos na disputa pela sobrevivência, a tentativa de explicar o porquê de caçadores-coletores serem tão enlouquecidamente generosos uns com os outros tem ocupado dezenas de autores. Em *A Origem das Virtudes*, o escritor de ciências Matt Ridley sumariza a contradição inerente que enfrentam: "Nossas mentes foram construídas por genes egoístas, mas foram construídas para serem sociais, confiáveis e cooperativas".[19] É preciso se equilibrar em uma corda bamba para persistir na afirmação de que o egoísmo é, e sempre foi, o motor principal da evolução humana mesmo em face da abundância de dados demonstrando que a organização social humana foi fundada sobre um impulso milenar de compartilhar.

É claro, esse conflito se evaporaria se os proponentes da teoria *sempre-egoísta* da natureza humana aceitassem limites contextuais para seus argumentos. Em outras palavras, em um contexto de soma-zero (como no das sociedades capitalistas modernas, onde vivemos entre estranhos), faz sentido, em certos pontos, que o indivíduo cuide de si. Mas em outros contextos, o comportamento humano é caracterizado por um instinto equivalente, mas na direção da generosidade e da justiça.[20]

Mesmo que muitos de seus seguidores prefiram ignorar as sutilezas de seus argumentos, o próprio Dawkins os aprecia completamente, escrevendo: "Muito da natureza animal é, de fato, altruísta, cooperativa e até acompanhada de emoções subjetivas benevolentes. [...] Altruísmo no nível do organismo individual pode ser um meio pelo qual os genes inerentes maximizam seu interesse próprio".[21] Embora seja o reconhecido inventor do "gene egoísta", Dawkins enxerga a cooperação grupal como uma via para favorecer interesses individuais (e assim colaborar com os interesses genéticos de cada indivíduo). Por que, então, tantos de seus admiradores são relutantes em abraçar a noção de que a cooperação entre seres humanos e outros animais pode ser tão completamente *natural* e efetiva quanto o egoísmo imediatista?

Os primatas não-humanos oferecem evidências intrigantes do "poder brando da paz" – e não são só os tarados bonobos. Frans de Wall e Denise Johanowicz elaboraram um experimento para observar o que aconteceria quando duas espécies de macacos fossem colocadas juntas por cinco meses. Os macacos Rhesus (*Macaca mulatta*) são agressivos e violentos, enquanto os macacos-urso (*Macaca arctoides*) são conhecidos por seu jeitão mais relaxado. Os macacos-urso, por exemplo, reconciliam-se após conflitos segurando a cintura um do outro, ao passo que reconciliações são raramente testemunhadas entre os macacos Rhesus. Porém, quando as duas espécies foram colocadas juntas, os cientistas observaram que o comportamento mais pacífico e conciliatório dos macacos-urso dominou a atitude mais agressiva dos Rhesus. Gradualmente, os macacos Rhesus relaxaram. Como de Waal reconta: "Jovens das duas espécies brincavam juntos, cuidavam-se mutuamente e dormiam amontoados e misturados. E o mais importante é que os macacos Rhesus desenvolveram habilidades pacificadoras de proporções similares àquelas de seus colegas mais tolerantes". Mesmo após a conclusão do experimento, e com as duas espécies sendo alocadas novamente apenas para perto de suas próprias espécies, os macacos Rhesus permaneceram três vezes mais propensos a se reconciliar e a cuidar de seus rivais.[22]

Obra do acaso? O neurocientista/primatólogo Robert Sapolsky passou décadas observando um grupo de babuínos no Quênia, começando quando era um estudante, em 1978. Nos meados da década de 1980, uma proporção significativa dos adultos machos do grupo morreu abruptamente de tuberculose, contraída de comida infectada achada no lixo de um hotel turístico. Mas a valiosa (embora infectada) comida do lixo foi comida apenas pelos babuínos mais beligerantes, que tinham espantado os outros machos, fêmeas e jovens menos agressivos. Deram-se mal. Com o fim de todos os machos barra-pesada, os sobreviventes mais tranquilos ficaram no poder. A turma sem defesa era um tesouro esperando por piratas: um bando completo de fêmeas, semiadultos e machos frouxos, apenas à espera de uns vizinhos durões para sofrerem pilhagens e estupros.

Devido ao fato de os babuínos machos deixarem o bando na adolescência, uma década após o cataclismo da comida do lixo não havia mais no grupo nenhum dos machos tranquilos originais. Mas, como Sapolsky relata, "a cultura singular do bando estava sendo adotada pelos novos machos que chegavam ao grupo". Em 2004, Sapolsky relatou que duas décadas após a "tragédia" da tuberculose, o bando ainda mostrava índices mais altos do que o normal de carinho entre os machos e afiliações com fêmeas, além de uma hierarquia de dominância extraordinariamente mais relaxada e evidências de níveis de ansiedade mais baixos do que o normal entre os machos de hierarquias inferiores, que são geralmente mais estressados.

Em *Hierarquia na Floresta*, o primatólogo Christopher Boehm argumenta que igualitarismo é um sistema político eminentemente racional, e até hierárquico. Ele escreve que "indivíduos, que de outra forma seriam subordinados, são espertos o suficiente para formar uma coalizão política grande e unida, e a fazem com o intuito expresso de proteger o fraco da dominação do forte". De acordo com Boehm, os caçadores-coletores rejeitam seguir ordens: "Caçadores-coletores nômades são universalmente – e quase obsessivamente – preocupados em manter-se livres da autoridade dos outros".[24]

A pré-história deve ter sido uma época frustrante para megalomaníacos. "Um indivíduo dotado de desejo por controle", escreve o psicólogo Erich Fromm, "seria um fracasso social e não teria nenhuma influência".[25]

* * * * *

E se – graças aos efeitos da baixíssima densidade populacional, do sistema digestivo altamente onívoro, da nossa inteligência social excepcionalmente elevada, da partilha institucionalizada de alimentos, da sexualidade casualmente promíscua que acarreta em cuidados generalizados para com as crianças e defesa do grupo – a pré-história humana fosse de fato uma época de relativa paz e prosperidade? Se não uma "Idade do Ouro", então pelo menos uma "Idade da Prata" (já que "Idade do Bronze" já existe...)? Sem cair em visões sonhadoras do paraíso, podemos, ou ousamos, considerar a possibilidade de que os nossos antepassados viveram em um mundo onde havia o suficiente para a maioria das pessoas, na maioria dos dias? Hoje em dia, todo mundo sabe que "não há almoço grátis". Mas o que significaria se nossa espécie tivesse evoluído em um mundo onde *todo* almoço fosse grátis? Como o nosso apreço pela pré-história (e, consequentemente, por nós mesmos) mudaria se víssemos que o nosso trajeto começou em lazer e abundância, e apenas virou miséria, escassez e competição cruel há algumas centenas de séculos?

ECOLÓGICO	SOCIAL	SEXUAL
	Ausência de poder de coerção ⇩ Mulheres coletam a maioria do alimento ⇩ Aumento do prestígio feminino ⇒	
Recursos disponíveis gratuitamente e vastamente distribuídos ⇒	Vida nômade ⇩ Poucas posses ⇩ Percepção reduzida de propriedade privada ⇩ Paternidade incerta ⇩ Cuidado paternal difuso	Aumento na promiscuidade

Por mais difícil que possa ser para algumas pessoas, evidências ósseas mostram claramente que nossos ancestrais não vivenciaram escassez crônica e generalizada até o advento da agricultura. Falta de alimento crônica e economias baseadas na escassez são artefatos de sistemas sociais que emergiram com a agricultura. Em sua introdução no livro *Desejos Limitados, Recursos Ilimitados*, Gowdy aponta a ironia central: "Caçadores-coletores [...] gastam seu vasto tempo livre comendo, bebendo, brincando, socializando. Em resumo, fazendo exatamente o que nós associamos à afluência".

Apesar da falta de evidências contundentes que a sustentem, o público ouve poucos argumentos contrários a essa visão apocalíptica da pré-história. A ideia de natureza humana intrínseca à teoria econômica ocidental está enganada. A noção de que humanos são guiados apenas por interesses próprios é, nas palavras de Gowdy, "uma visão microscopicamente minoritária entre dezenas de milhares de culturas que existiram desde o surgimento do *Homo sapiens*, há uns 200.000 anos". Para a ampla maioria de gerações humanas que já viveram, seria impensável acumular comida enquanto aqueles à sua volta passam fome. "Os caçadores-coletores", escreve Gowdy, "representam o homem *não-econômico*".[26]

Lembrem-se, até mesmo aqueles "miseráveis" habitantes da Tierra del Fuego, condenados ao "fundo da escala dos seres humanos", largaram suas mangueiras e abandonaram seus jardins assim que o HMS *Beagle* zarpou dali. Eles sabiam, por experiência própria, como pessoas "civilizadas" viviam, e mesmo assim não possuíam "o menor interesse em retornar à Inglaterra". Por que teriam? Estavam "felizes e contentes" com "frutas em abundância", "peixes em abundância" e "passarinhos em abundância".

CAPÍTULO TREZE

A Batalha Sem Fim Sobre a Guerra Pré-Histórica

> *"Evolucionistas dizem que, nos primórdios
> da vida, uma fera, de natureza e nome
> desconhecidos, plantou uma semente
> assassina, e que o impulso gerado dessa
> semente palpita para sempre no sangue
> dos descendentes desse animal..."*
> – William Jennings Bryan[1]

Fundamentalistas neo-hobbesianos defendem não só que a pobreza é eternamente intrínseca à condição humana, mas que também a guerra é fundamental à nossa natureza. O autor Nicolas Wade, por exemplo, declara que "as batalhas entre sociedades pré-estatais eram incessantes, impiedosas e conduzidas com o objetivo básico, e frequentemente alcançado, de aniquilar o oponente".[2]

De acordo com essa visão, nossa propensão a conflitos organizados tem raízes profundas em nosso passado biológico, datando de ancestrais primatas distantes e passando por nossos antepassados caçadores-coletores. Supostamente, fizemos *sempre* guerra, e não amor.

Mas não há clareza por parte de ninguém acerca do que eram essas incessantes guerras. Mesmo estando convencido de que a vida dos caçadores-coletores era atormentada por "guerras constantes", Wade admite que "humanos ancestrais viviam em sociedades igualitárias, sem propriedades, lideranças ou qualquer outra diferença de nível hierárquico[...]". Ou seja: devemos acreditar que grupos nômades igualitários, não-hierarquizados e sem propriedades... estavam em constante guerra?

Sociedades de caçadores-coletores, com poucas posses e, consequentemente, com pouco a perder (à parte de suas vidas), vivendo em um vasto planeta, não se pareciam em nada com as sociedades densamente povoadas de tempos históricos recentes, que brigam por recursos minguantes ou acumulados.³ E por que haveriam de parecer?

Não temos espaço para uma resposta compreensiva a esse aspecto da narrativa padrão hobbesiana. O que faremos, então, é olhar de perto os argumentos apresentados por três figuras bem conhecidas na área: o psicólogo evolucionista Steven Pinker, a reverenciada primatóloga Jane Goodall e o antropólogo vivo mais famoso do mundo, Napoleon Chagnon.⁴

Professor Pinker, O Sanguinário

Imagine um *expert* de renome ir à frente de uma seleta audiência e afirmar que os asiáticos são povos belicosos. Como base para seu argumento, ele apresenta estatísticas de sete países: Argentina, Polônia, Irlanda, Nigéria, Canadá, Itália e Rússia. "Pera aí", você pode dizer, "esses países nem são asiáticos – com exceção, talvez, da Rússia". O *expert* seria removido do palanque sob risadas – e merecidamente.

Em 2007, Steven Pinker, professor de Harvard e autor de *best-sellers* mundialmente famosos, fez uma apresentação construída em uma lógica similarmente falha, em uma conferência do TED (*Technology, Entertainment, Design*) em Long Beach, Califórnia.⁵ A apresentação de Pinker oferece tanto uma declaração concisa da visão neo-hobbesiana sobre a origem das guerras, como uma clara amostra das táticas dúbias de retórica utilizadas frequentemente para promover essa visão sanguinária da nossa pré-história. A apresentação, de vinte minutos, está disponível no *site* do TED. Recomendamos que você assista pelo menos os primeiros cinco minutos (referentes à pré-história) antes de continuar lendo. Vai lá, a gente espera.

Apesar de Pinker ter utilizado menos de dez por cento de sua palestra para falar de caçadores-coletores (uma configuração social, como você deve lembrar, que representa mais de 95 por cento do nosso tempo no planeta), ele ainda assim conseguiu confundir bastante coisa.

Depois dos primeiros três minutos e meio de apresentação, Pinker apresenta um gráfico baseado no livro *A Guerra Antes da Civilização:*

O Mito do Bom Selvagem, de Lawrence Keeley. O gráfico mostra "a porcentagem de mortes masculinas causadas por batalhas em algumas sociedades caçadoras-coletoras". Ele explica que o gráfico mostra que homens caçadores-coletores estavam muito mais propensos a morrer em guerras do que os homens de hoje.

Gráfico Utilizado por Pinker
(porcentagem de mortes masculinas causadas por batalhas)

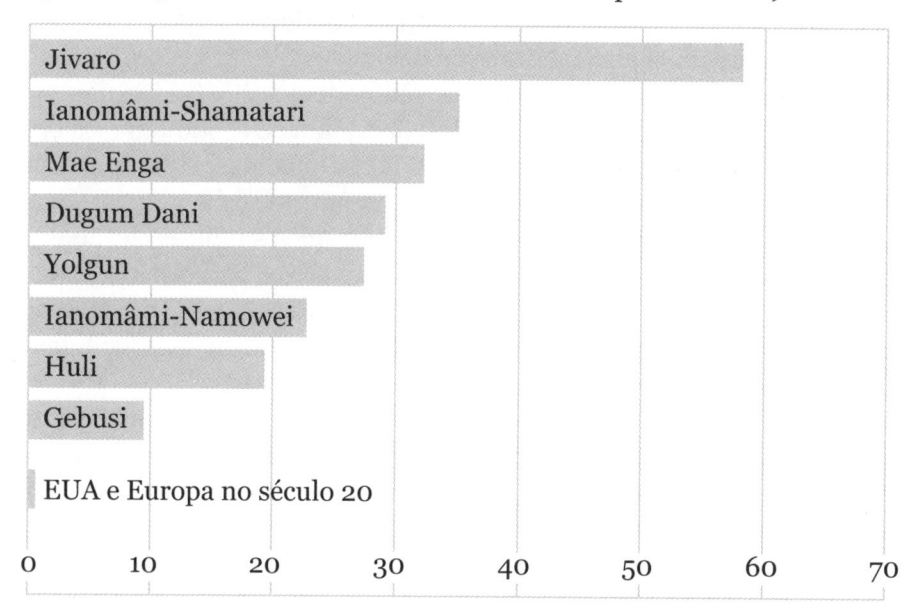

Jivaro	~59
Ianomâmi-Shamatari	~38
Ianomâmi-Shamatari	~38
Mae Enga	~35
Dugum Dani	~29
Yolgun	~28
Ianomâmi-Namowei	~24
Huli	~20
Gebusi	~8
EUA e Europa no século 20	~2

Mas calma. Dê uma olhada mais de perto nesse gráfico. Ele lista sete culturas "caçadoras-coletoras" como representantes das mortes masculinas pré-históricas relacionadas à guerra. As sete culturas listadas são: os Jivaro, duas ramificações dos Ianomâmis, os Mae Enga, os Dugum Dani, os Yolngu (também chamados de Murngin), os Huli e os Gebusi. Os Jivaro e ambos os grupos de Ianomâmi são da região amazônica, os Yolngu da costa Norte da Austrália, e os outros quatro são todos da região serrana popularmente densa e abarrotada de conflitos da Papua-Nova Guiné.

Esses grupos são representativos dos nossos ancestrais caçadores-coletores? *Nem de longe*.[7]

Apenas *uma*, das sete sociedades mencionadas por Pinker (os Yolngu, ou Murngin), de alguma forma se aproxima de uma sociedade caçadora-coletora de retorno imediato (da mesma forma que a Rússia é *mais ou menos* asiática, se você ignorar a maioria de sua população e história). E os Yolngu já tinham convivido com missionários, armas e lanchas de alumínio, por décadas, quando os dados que Pinker cita foram coletados, em 1975. Não eram condições exatamente pré-históricas.

Nenhuma das sociedades citadas por Pinker é caçadora-coletora de retorno imediato, como nossos ancestrais eram. Elas cultivam inhame, bananas ou cana-de-açúcar em jardins da vila, enquanto criam galinhas, lhamas e porcos domesticados.[8] Além do fato de essas sociedades não serem nem remotamente representativas dos nossos ancestrais nômades e caçadores-coletores de retorno imediato, existem ainda outros problemas com os dados que Pinker cita. A quantidade verdadeira de guerra entre os Ianomâmi é alvo de intensos debates entre antropólogos, como discutiremos brevemente. Os Yolngu não podem ser considerados típicos nem mesmo para culturas nativas australianas, sendo uma exceção do estilo de vida aborígene típico, que tem pouco ou nenhum conflito intergrupal.[9] Pinker errou nos Gebusi também. Bruce Knauft, o antropólogo citado por Pinker no seu gráfico, disse que os índices elevados de morte dos Gebusi *não têm nada a ver com guerras*. Na verdade, Knauft relata que guerra é "rara" entre os Gebusi, escrevendo: "Disputas por território ou recursos são extremamente raras, e tendem a ser facilmente resolvidas".[10]

A despeito de tudo isso, Pinker foi à frente de sua audiência e argumentou, com a cara mais deslavada possível, que seu gráfico ilustrava uma estimativa justa dos níveis de mortalidade em guerras pré-históricas, típicos dos caçadores-coletores. Isso é quase que, literalmente, inacreditável.[11]

Mas Pinker não está sozinho na utilização de tais manobras para fortalecer a visão sombria de Hobbes sobre a pré-história humana. Na verdade, essa apresentação seletiva de dados dúbios é preocupantemente comum na literatura sobre a sede de sangue humana.

Em seu livro *O Macho Demoníaco*, Richard Wrangham e Dale Peterson admitem que guerras são incomuns na natureza, "uma inusitada exceção às regras convencionais entre animais". Mas como a violência intergrupal é documentada tanto em humanos como em chimpanzés, os pesquisadores argumentam que a propensão à guerra deve ser uma qualidade humana antiga, passando pelo tempo do nosso último ancestral comum com os chimpanzés. Nós somos, eles alertam, "os atordoados sobreviventes de 5 milhões de anos de hábito de agressão letal". Ai!

Mas onde estão os bonobos? Em um livro com mais de 250 páginas, a palavra *bonobo* aparece em apenas onze, e a espécie é desmerecidamente retratada como uma representante menos relevante (do que o chimpanzé) do nosso último ancestral comum, embora muitos primatólogos afirmem o contrário.[12] Pelo menos eles *mencionaram* o bonobo.

Em 2007, David Livingstone Smith, o autor de *O Animal Mais Perigoso: A Natureza Humana e As origens da Guerra*, publicou uma dissertação explorando o argumento evolutivo de que a guerra está enraizada no nosso passado primata. Em suas macabras narrativas sobre chimpanzés despedaçando uns aos outros em amontoados ensanguentados e depois se devorando vivos, Smith repetidamente se refere a eles como "nossos parentes não-humanos mais próximos". Apenas lendo seu ensaio não é possível saber que nós temos outro parente igualmente próximo. O bonobo, estranhamente, não foi mencionado (para variar). [13]

Entre tantas exibições "de macho" sobre as implicações brutais da violência dos chimpanzés, será que o pacífico, e *tão relevante quanto*, bonobo não merece nem uma menção? Por que tanta algazarra sobre o *yang* e tanto silêncio sobre o *yin*? Muita escuridão e pouca luz pode deixar a audiência excitada, mas não traz clareza. Essa técnica do "ops, esqueci de mencionar o bonobo" é perturbadoramente comum na literatura sobre as origens primitivas da guerra.

Mas a ausência suspeita dos bonobos não é notável apenas em discussões sobre guerra. Procure pelo bonobo sumido sempre que alguém alegar origem ancestral para qualquer violência humana masculina. Veja se você consegue achar o bonobo nesse relato sobre as origens do estupro, do livro *O Lado Escuro do Homem*: "Os homens não inventaram o estupro. Na verdade, eles provavelmente herdaram o comportamento de estupro da nossa descendência primata ancestral. Estupro é a estratégia de reprodução masculina *padrão*, e provavelmente foi assim por milhares de anos. Os machos humanos, chimpanzés e orangotangos estupram as fêmeas *rotineiramente*. Os gorilas selvagens abduzem as fêmeas violentamente para se acasalar. Os gorilas em cativeiro também estupram as fêmeas [grifos no original]".[14]

Deixando de lado as complicações em definir *estupro* em espécies não-humanas que não comunicam suas experiências e motivações, estupro – assim como infanticídio, guerra e assassinato – nunca foi testemunhado entre bonobos, em várias décadas de observação. Nunca foi visto na selva. Nunca foi visto no zoológico. *Nunca*.

Será que isso não merece nem uma nota de rodapé?

O Misterioso Desaparecimento de Margaret Power

Mesmo sem as dúvidas levantadas pelos bonobos, ainda há sérias perguntas sobre a natureza "bélica" dos chimpanzés, e que valem a pena serem perguntadas. Na década de 70, Richard Wrangham era um aluno de pós-graduação estudando as relações entre as ofertas de alimento e o comportamento dos chimpanzés, no centro de pesquisa de Jane Goodall, em Gombe, na Tanzânia. Em 1991, cinco anos antes da publicação do livro *O Macho Demoníaco*, de Wrangham e Peterson, Margaret Power publicou um livro, fruto de uma cuidadosa pesquisa, chamado *Os Igualitários: Humano e Chimpanzé*, que perguntava questões importantes sobre a pesquisa de Goodall com chimpanzés (sem nunca, verdade seja dita, expressar nada além de admiração pelas intenções e integridade científica de Goodall). Mas não é possível encontrar o nome nem as dúvidas de Power no livro *O Macho Demoníaco*.

Power percebeu que os dados que Goodall coletou nos seus primeiros anos em Gombe (de 1961 a 1965) mostravam uma imagem diferente das interações sociais entre chimpanzés, do que aquela presente nos registros das guerras entre os chimpanzés que havia publicado com seus colegas anos antes, que recebeu aclamação global. As observações daqueles primeiros quatro anos em Gombe deixaram Goodall com a impressão de que os chimpanzés eram "bem mais pacíficos que os humanos". Ela não havia visto nenhuma evidência de "guerra" entre os grupos e havia visto apenas eclosões esporádicas de violência entre indivíduos.

Essas impressões iniciais de predominância de paz entre os primatas vão ao encontro da pesquisa publicada quatro décadas mais tarde, em 2002, pelos primatólogos Robert Sussman e Paul Garber, que conduziram uma revisão abrangente da literatura científica sobre comportamentos sociais em primatas. Após revisar mais de oitenta estudos sobre como primatas utilizam seu tempo quando não estão dormindo, os pesquisadores descobriram que "em quase todas as espécies existentes, dos lêmures diurnos (o mais primitivo dos primatas) aos hominídeos, [...] menos de 5 por cento do dia, geralmente, é utilizado em algum comportamento social ativo". Sussman e Garber constataram que "normalmente, menos de um por cento do dia é utilizado em brigas ou competições e, excepcionalmente, muito menos de um por cento". Eles observaram que comportamentos cooperativos e que conduzem à afinidade grupal, como brincar ou fazer carinho, tendem a ser de dez a vinte vezes mais comuns do que conflito, em todas as espécies de primata.[15]

Mas a impressão de Goodall sobre essa existência relativamente harmônica começou a mudar – e não coincidentemente, diz Power – quando ela e seus alunos passaram a dar centenas de bananas para os chimpanzés, todos os dias, induzindo-os a ficar mais tempo perto do acampamento para que fossem melhor observados.

Na selva, chimpanzés se espalham para procurar comida, individualmente ou em pequenos grupos. Como a comida está dispersa pela mata, a competição é rara. Mas, como Frans de Waal explica, "assim que os humanos começam a dar comida, mesmo na floresta, a paz é rapidamente abalada".[16]

Os montes de frutinhas deliciosamente cheirosas, trancadas em caixas de concreto reforçadas, abertas apenas para a alimentação cronometrada em períodos regulares, alteraram dramaticamente o comportamento dos chimpanzés. Os assistentes de Goodall tiveram que reconstruir as caixas continuamente, já que os símios frustrados encontravam maneiras infinitas de espiar o que havia dentro delas ou destroçá-las. Frutas maduras que não podiam ser comidas imediatamente eram uma nova experiência para eles – experiência que os deixou confusos e enraivecidos. Imagine dizer a um monte de crianças rebeldes de três anos de idade (com força de adultos), na véspera do Natal, que eles terão que esperar uma quantidade não específica de tempo para abrir as pilhas de presentes que estão vendo logo ali, debaixo da árvore.

Relembrando essa época, alguns anos mais tarde, Goodall escreveu: "A alimentação constante estava tendo um efeito específico no comportamento dos chimpanzés. Eles estavam começando a se locomover em grupos maiores, mais frequentemente do que jamais haviam feito anteriormente. Estavam dormindo perto do acampamento e chegando em hordas barulhentas logo cedo pela manhã. E o pior de tudo, *os machos adultos estavam se tornando cada vez mais agressivos*. (...) Não só havia *muito mais combates do que jamais houvera antes*, mas muitos dos chimpanzés estavam permanecendo nos arredores do acampamento por horas e horas, todos os dias [grifo nosso]."[17]

As dúvidas de Margaret Power a respeito da alimentação dos chimpanzés de Goodall foram deixadas amplamente sem resposta pela maior parte dos primatólogos, não apenas por Wrangham.[18] Michael Ghiglieri, por exemplo, foi estudar os chimpanzés na Floresta de Kibale, nos arredores de Uganda, em resposta, *especificamente*, à noção de que o conflito intergrupal testemunhado pelo time de Goodall pudesse ter ocorrido devido aos efeitos enviesantes das caixas de banana. Ghiglieri escreve: "Minha missão (...) [era] descobrir se esses assassinatos quase que de guerra eram normais ou uma consequência de os pesquisadores terem disponibilizado comida aos chimpanzés para observá-los."[19] Mas, de alguma forma, o nome de Margaret Power não aparece, sequer, no índice do livro de Ghiglieri, publicado oito anos após o seu.

Não há espaço suficiente para explorarmos adequadamente as questões levantadas por Power, ou para abordarmos os relatos subsequentes de conflito intergrupal entre alguns (mas não todos) dos chimpanzés que não recebiam alimento em outras regiões do estudo.[20] Se, por um lado, temos nossas dúvidas quanto às motivações de Pinker e Chagnon (conforme será esclarecido abaixo), por outro, não temos, assim como Margaret Power, nenhuma dúvida sobre as intenções ou a integridade científica de Jane Goodall. Ainda assim, com todo respeito a Goodall, as questões de Power merecem consideração por qualquer um que esteja interessado no debate das possíveis origens primatas da guerra.

Os Despojos de Guerra

A pergunta de Margaret Power vai direto ao centro da questão: por que lutar, se não há nada pelo que valha a pena lutar? Antes de os cientistas começarem a prover alimentos para os símios, a comida aparecia espalhada por toda a floresta, de forma que os chimpanzés se dispersavam na busca de algo para comer a cada dia. Chimpanzés frequentemente chamam uns aos outros quando encontram uma árvore frutífera: o auxílio mútuo ajuda a todos, e se alimentar na floresta não é uma empreitada de soma zero. Mas uma vez que aprenderam que haveria uma quantia *limitada* de comida fácil disponível no mesmo local todos os dias, mais e mais chimpanzés começaram a chegar em hordas barulhentas e agressivas, "passeando" nas proximidades. Pouco depois, Goodall e seus estudantes começaram a testemunhar a, hoje famosa, "guerra" entre grupos de chimpanzés.

Talvez, pela primeira vez, os chimpanzés tiveram algo pelo qual valia a pena lutar: uma fonte limitada, concentrada e confiável de comida. De repente, viviam em um mundo de soma zero.

Aplicando essa mesma lógica a sociedades humanas, somos levados a nos perguntar por que caçadores-coletores de retorno imediato arriscariam suas vidas para lutar em guerras. Para que, exatamente? Comida? Ela está espalhada pelo ambiente. Sociedades autóctones, em áreas onde a comida é concentrada por condições naturais (como no Noroeste do Pacífico, nos Estados Unidos e no Canadá, onde ocorrem as corridas de salmões), tendem a não ser caçadoras-coletoras de retorno imediato. Há muito mais chance de encontrarmos sociedades complexas e hierarquizadas, como os Kwakiutl (que serão discutidos mais tarde), em tais lugares. Posses? Caçadores-coletores têm poucas posses, e de pouco valor sentimental. Terra? Nossos ancestrais evoluíram em um planeta praticamente vazio de seres humanos pela maior parte da nossa existência como espécie. Mulheres? Possivelmente, mas essa reivindicação presume que o crescimento populacional era importante para caçadores-coletores e que mulheres eram *commodities* comercializadas e disputadas como o rebanho de pecuaristas. É provável que manter a população estável era mais importante para caçadores-coletores do que expandi-la. Como já vimos, quando um grupo atinge um certo número de pessoas, ele tende a se dividir em grupos menores, e não há vantagem inerente alguma em ter *mais* gente para alimentar em sociedades de bandos. Também já vimos que mulheres e homens eram livres para se mover entre bandos diferentes no sistema social de fissão e fusão típico de caçadores-coletores, chimpanzés e bonobos.

As reverberações causais entre estruturas sociais (caça e coleta, horticultura, agricultura, indústria), densidade populacional e probabilidade de guerra são apoiadas por pesquisas conduzidas pelo sociólogo Patrick Nolan, que descobriu que a "guerra é mais provável em sociedades horticultoras e agrárias avançadas do que em sociedades caçadoras-coletoras ou horticultoras simples". Quando limitou sua análise apenas a caçadores-coletores e sociedades agrárias, Nolan descobriu que densidade populacional acima da média era o indicador mais provável de guerra.[21]

Esse achado é problemático para o argumento de que a guerra humana é um "hábito de 5 milhões de anos", dada a baixa densidade populacional de nossos ancestrais até o início da explosão populacional pós-agricultural, apenas alguns milhares de anos atrás. Pesquisas recentes sobre as mudanças no DNA mitocondrial confirmam que os já baixos níveis globais de população humana caíram quase que ao nível de extinção em diversos momentos (causados por catástrofes climáticas, provavelmente desencadeadas por erupções vulcânicas, impactos de asteroides e mudanças repentinas nas correntes marítimas). Conforme mencionado anteriormente, a população total de *Homo sapiens* pode ter caído para somente alguns milhares de indivíduos há apenas 74.000 anos, quando a erupção massiva de Toba abalou severamente o clima mundial. Mas mesmo com boa parte do Hemisfério Norte coberta de gelo, o mundo estava longe de estar lotado, para os nossos ancestrais distantes.[22]

A densidade demográfica desencadeou guerras em tempos históricos recentes. O ecologista Peter Turchin e o antropólogo Andrey Korotayev revisaram dados da história inglesa, chinesa e romana, e encontraram forte correlação estatística entre aumentos na densidade populacional e guerras. Seus achados sugerem que o crescimento populacional pode representar até 90 por cento da variação entre períodos históricos de guerra e de paz.[23]

O armazenamento de grãos colhidos, na época da agricultura primitiva, e de plácidos rebanhos de gado, eram como caixas de banana na floresta. Há, agora, algo pelo que lutar: mais. Mais terras para cultivar. Mais mulheres para aumentar a população – para cultivar a terra, levantar exércitos para defendê-la e ajudar com a colheita. Mais escravos para os trabalhos duros de plantar, colher e lutar. Safras fracassadas, em uma região, levariam fazendeiros desesperados a invadir os vizinhos, que por sua vez retaliariam... e assim por diante, em um ciclo perpétuo.[24]

Liberdade (no sentido de não haver guerra) é apenas mais uma palavra para nada a perder – ou ganhar.

Mas os neo-hobbesianos ignoram essa análise direta, assim como os dados que a suportam, e insistem que a guerra *deve* ser um ímpeto humano eterno, e frequentemente recorrem a táticas retóricas como as de Pinker para defender seus pontos de vista.

No quarto capítulo de seu livro *Sociedades Doentes: Desafiando o Mito da Harmonia Primitiva*, por exemplo, Robert Edgerton escreve: "A estratificação social se desenvolveu em algumas sociedades de baixa escala que careciam não apenas de burocracias e sacerdócios, mas também de cultivos." Ok, mas sua evidência para essa afirmação sobre estratificação social e dominação brutal por elites em "sociedades de baixa escala" são quinze páginas das seguintes descrições vívidas (em ordem, e sem deixar nada de fora):

• Índios Kwakiutl, da Ilha de Vancouver (sociedade hierárquica, complexa, celebradora de *potlatch*, acumuladora de propriedades e possuidora de escravos);
• Império Asteca (milhões de habitantes, estruturas religiosas elaboradas, sacerdócio, incontáveis acres de terra cultivada por escravos, ao redor de uma capital maior do que qualquer cidade europeia à época de seu primeiro contato, com sistema de esgoto e iluminação noturna);
• Império Zulu (também constituído de milhões de habitantes, escravocrata, com agricultura e domesticação animal intensiva, além de rotas intercontinentais de comércio);
• Império Asante, da atual Gana, o qual, nos conta Edgerton, "era, incomparavelmente, o maior poderio militar da África Ocidental".[25]

O que qualquer um desses impérios tem a ver com sociedades de pequena escala sem burocracias, sacerdócio ou cultivo, Edgerton não diz. Aliás, ele não menciona uma única sociedade caçadora-coletora até o fim do capítulo. Isso é equivalente a dizer que gatos são difíceis de serem treinados, e citar pastores alemães, beagles, poodles e labradores como prova.

Em *Além da Guerra*, o antropólogo Doug Fry refuta a visão neo-hobbesiana de guerra universal. "A crença de que 'sempre houve guerra'", escreve Fry, "não corresponde aos achados arqueológicos sobre o assunto". O antropólogo Leslie Sponsel concorda, escrevendo que "a falta de evidência arqueológica de guerra sugere que ela era rara ou ausente na maior parte da pré-história humana". Depois de conduzir uma revisão compreensiva da evidência esquelética pré-histórica, o antropólogo Brian Ferguson concluiu que, à exceção de um local específico, no atual Sudão, "apenas uma dúzia de esqueletos *Homo sapiens* de 10.000 anos de idade ou mais velhos, dentre centenas de antiguidades examinadas até hoje, mostram indicações claras de violência interpessoal". Ferguson continua: "se a guerra era prevalente em períodos pré-históricos iniciais, os abundantes materiais no registro arqueológico seriam ricos em evidências de guerra. Mas os sinais não estão lá."[26]

Nosso detector de besteirol dispara quando estudiosos apontam para chimpanzés violentos e algumas sociedades humanas horticultoras cuidadosamente selecionadas (e erroneamente chamadas de caçadoras-coletoras) e alegam se tratar de tendências ancestrais à guerra. Ainda mais perturbador é que tais estudiosos frequentemente nada dizem sobre o efeito, em chimpanzés, da distorção gerada pelo provisionamento de comida – sem falar nos *habitats* cada vez menores, invadidos por exércitos de soldados famintos e por caçadores, além da redução de seus espaços físicos, alimentos e vigor genético. Igualmente problemático é o silêncio a respeito dos efeitos cruciais da densidade demográfica e do surgimento do estado agricultural, ao falar da probabilidade de conflito humano.

A Invasão Napoleônica (A Controvérsia Ianomâmi)

Enquanto o Verão do Amor perdia *momentum* e os primeiros relatórios de Jane Goodall sobre a guerra dos chimpanzés explodiam na consciência pública, Napoleon Chagnon subitamente se tornou o antropólogo vivo mais famoso do mundo com a publicação de *O Povo Feroz*. O ano de 1968 foi um bom momento para o aparecimento de uma aventura antropológica afoita alegando que a guerra era ancestral e parte integral da natureza humana.

O ano começou com a Revolução de Veludo, em Praga, e a Ofensiva do Tet, no Vietnã. O pior sonho de Martin Luther King Jr. se tornou realidade em Memphis; Robert Kennedy foi abatido em um palco de Los Angeles e sangue e caos correram pelas ruas de Chicago. Richard Nixon adentrou furtivamente na Casa Branca, Charles Manson e seus seguidores perdidos causaram caos nas colinas secas acima de Malibu e os Beatles deram retoques finais ao *The White Album*. O ano se encerrou com três astronautas americanos, pela primeira vez na história, olhando de volta para este frágil planeta azul, flutuando no silêncio eterno, rezando pela paz.[27]

Dadas tais circunstâncias, talvez não seja surpreendente que a narrativa de Chagnon da "guerra crônica" dos "inatamente violentos" Ianomâmis tenha acertado na veia do público. Desesperado por entender a natureza homicida humana, o público aceitou prontamente as descrições de brutalidades diárias do povo que Chagnon descreveu como "nossos ancestrais contemporâneos". Já em sua quinta edição, *O Povo Feroz* é, ainda, o maior *best-seller* antropológico de todos os tempos, com milhões de cópias vendidas apenas para estudantes universitários. Os livros e filmes de Chagnon figuraram proeminentemente na educação de diversas gerações de antropólogos, a maioria dos quais aceitou suas alegações de haver demonstrado a ferocidade inerente da nossa espécie.

Mas a pesquisa de Chagnon deve ser abordada com cuidado, uma vez que ele empregou uma série de técnicas questionáveis. Ferguson descobriu, por exemplo, que Chagnon misturou, em suas estatísticas, morte por assassinato com morte por guerra, assim como Pinker em sua discussão sobre os Gebusi. Mais importante ainda, Chagnon não leva em consideração os efeitos de sua presença disruptiva, à la Hemingway, entre as pessoas que estava estudando. De acordo com Patrick Tierney, autor de *Escuridão no El Dorado*, "as guerras que deixaram Chagnon e os Ianomâmis famosos – sobre as quais escreveu em *O Povo Feroz* – começaram no dia 14 de novembro de 1964, o mesmo dia em que o antropólogo chegou com suas espingardas e canoa motorizada cheia de bens de aço para doar"[28]. Tierney cita a tese de doutorado do próprio Chagnon, mostrando que, nos treze anos anteriores à sua chegada, nenhum Namowei (uma ramificação grande dos Ianomâmis) havia sido morto em guerra. Mas durante sua permanência de treze meses, dez Ianomâmis morreram em um conflito entre os Namowei e os Patanowateri (outra ramificação da tribo).

Kenneth Good, um antropólogo que foi viver com os Ianomâmis como um dos estudantes de Chagnon e ali permanecera por doze anos, descreve Chagnon como "um antropólogo bate-e-corre, que chega até as vilas com carregamentos de facões para comprar a colaboração para a sua pesquisa. Infelizmente", escreve Good, "ele cria conflito e divisão por onde quer que passe."[29]

Parte da disrupção causada por Chagnon resultou, sem dúvidas, de sua personalidade tumultuosa e seu estilo machão, mas seus objetivos de pesquisa podem ter sido uma fonte ainda maior de problemas. Ele queria coletar informação genealógica dos Ianomâmis. Essa é uma proposta, no mínimo, delicada, dado que os Ianomâmis consideram desrespeitoso falar nomes em voz alta. Nomear os mortos requer a quebra de um de seus mais fortes tabus culturais. Juan Finkers, que viveu entre eles por vinte e cinco anos, diz: "Nomear os mortos, entre os Ianomâmis, é um insulto grave, um motivo para segregações, brigas e guerras."[30] O antropólogo Marshall

Sahlins descreveu a pesquisa de Chagnon como "um projeto antropológico absurdo", tentando estabelecer linhagens ancestrais "entre um povo que, por tabu, não poderia saber, rastrear ou nomear seus ancestrais – ou melhor, não podia suportar, nem mesmo, ouvir seus nomes".[31]

Chagnon lidou com o tabu de seus anfitriões colocando uma aldeia contra a outra. De acordo com sua própria descrição, "comecei a tirar vantagem dos bate-bocas e das animosidades locais para escolher meus informantes, [...] viajando até outras aldeias para checar suas genealogias, escolhendo aldeias que estavam com relações tensas com as pessoas de quem eu queria informações. Eu, então, retornava ao meu acampamento basal e checava com informantes locais a exatidão das novas informações. Se os informantes ficassem nervosos quando eu mencionasse os novos nomes que havia adquirido a partir do grupo hostil, eu ficava quase seguro de que a informação era precisa. [...] Eu eventualmente acertava um nome que deixava o informante furioso, como o de um irmão ou irmã mortos, e que os outros informantes não haviam relatado.[32]

Para recapitular:
1. Nosso herói se aventura em terras ianomâmis trazendo facões, machados e espingardas, que dá de presente a alguns pequenos e seletos grupos, criando, assim, desequilíbrio na relação de poder entre tais grupos;
2. Ele detecta e piora tensões preexistentes entre as comunidades, alfinetando-os para que desrespeitem mutuamente os ancestrais honrados e entes queridos falecidos uns dos outros;
3. Inflamando ainda mais a situação, Chagnon relata as ofensas que provocou, usando a raiva delas advinda para confirmar a validade de seus dados genealógicos;
4. Tendo infligido e agravado as feridas dos Ianomâmis, Chagnon segue adiante e seduz o povo americano com histórias de heroísmo entre os terríveis e violentos "selvagens".

A palavra *antro* entrou para o vocabulário dos Ianomâmis. Significa "um não-humano poderoso, com tendências profundamente perturbadas e excentricidades selvagens"[33]. Desde 1995, Chagnon foi legalmente impedido de retornar a terras ianomâmis.

Quando o antropólogo Leslie Sponsel viveu entre os Ianomâmis, por volta dos anos 1970, não viu nenhuma guerra: apenas uma luta física e algumas disputas maritais em voz alta. "Para minha surpresa", escreveu Sponsel, "as pessoas da [minha] aldeia e de três aldeias vizinhas não eram nem um pouco como 'o povo selvagem' descrito por Chagnon". Sponsel havia levado consigo um exemplar do livro de Chagnon, com suas fotos dos guerreiros ianomâmis brigando, para explicar a eles o tipo de trabalho que estava fazendo. "Apesar de alguns dos homens terem ficados absorvidos pelas fotos", escreve, "me foi solicitado que não as mostrasse às crianças, por representarem maus exemplos de comportamento. Esses Ianomâmis", concluiu Sponsel, "não valorizavam a ferocidade de forma alguma".[34]

No que diz respeito à sua experiência, tendo vivido mais de uma década entre os Ianomâmis, Good testemunhou a eclosão de uma única guerra. O pesquisador eventualmente cortou vínculos com Chagnon, havendo concluído que sua ênfase na violência ianomâmi foi "forçada e distorcida". Good, posteriormente, escreveu que o livro de Chagnon havia "exagerado o assunto para além de qualquer proporção sã", argumentando que "o que ele fez foi equivalente a dizer que os nova-iorquinos são assaltantes e assassinos".

A Busca Desesperada Pela Hipocrisia Hippie e Pela Brutalidade Entre Bonobos

Para certos tipos de jornalista (ou de psicólogos evolucionistas), nada é mais satisfatório do que expor a hipocrisia *hippie*. Uma manchete recente do jornal Reuters dizia: "Macacos Hippies Fazem Guerra Assim Como Amor, Diz Estudo"[35]. O artigo afirma: "Apesar da fama de primatas 'paz e amor', bonobos, na verdade, caçam e matam macacos [...]". Outro artigo nos assegura que "Apesar de Reputação 'Pacífica', Bonobos Caçam e Comem Outros Primatas Também". Um terceiro artigo, sob o título "Macacos Sexualmente Ensandecidos Também Celebram Assassinatos", começa com as seguintes frases: "Assim como os *hippies* tinham Altamont [onde os Hell's Angels mataram o expectador de um show], os bonobos têm o parque nacional da Salonga, onde cientistas testemunharam os primatas supostamente pacíficos caçando e comendo filhos de macacos". "Sexualmente Ensandecidos"? "*Supostamente* pacíficos"? "Comendo filhos de macacos"? E macacos têm "filhos"?

Se ambos, chimpanzés *e* bonobos, fazem guerra, talvez nós *sejamos* "sobreviventes atordoados" de um "hábito de 5 milhões de anos de agressão letal", afinal. Mas um olhar mais de perto nos revela que são os jornalistas que estão um pouco atordoados. Pesquisadores testemunharam dez tentativas de caçar macacos em um período de cinco anos de observação dos bonobos em questão. Os bonobos obtiveram êxito três vezes, compartilhando a carne dos macacos entre os caçadores – grupos mistos de fêmeas e machos.

Um rápido banho de realidade para os jornalistas que escrevem sobre ciência:

• Pesquisadores sabem, há muito tempo, e já relataram, que bonobos regularmente caçam e comem carne, geralmente de pequenos antílopes selvagens conhecidos como duikers – assim como de esquilos, insetos e larvas;

• A linha evolutiva que chega aos humanos, chimpanzés e bonobos se dividira daquela que leva aos macacos, há aproximadamente trinta milhões de anos. Chimpanzés e bonobos, em outras palavras, são tão parentes de macacos quanto nós;

• Carne de macaco está no menu de restaurantes chiques chineses e em churrascos selvagens de muitas partes do mundo;

• Milhares de macacos, jovens e velhos, são sacrificados em laboratórios de pesquisas anualmente.

E então? Os humanos também estão "em guerra" com os macacos?

Nada vende jornal como manchetes de "GUERRA!" e, sem dúvidas, "GUERRAS CANIBAIS E ORGIAS HIPPIES!" vendem ainda mais. Mas uma espécie caçar e comer outra espécie não é uma guerra, é um almoço. Que bonobos e macacos pareçam similares aos olhos inexperientes, isso é irrelevante. Quando uma matilha de lobos ou de coiotes ataca um cão abandonado, isso é "guerra"? Já vimos falcões depenando pombos no céu. Guerra?

Perguntar se a nossa espécie é *naturalmente* pacífica ou guerreira, se é generosa ou possessiva, de amor livre ou ciumenta é como perguntar se H2O é *naturalmente* sólido, líquido ou gasoso. A única resposta válida para uma pergunta de tal tipo é: depende. Em um planeta quase vazio, com comida e abrigo distribuídos amplamente, evitar conflito teria sido uma opção simples e atrativa. Sob as condições típicas de ambientes ancestrais, seres humanos teriam muito mais a perder do que a ganhar ao guerrearem uns com os outros. As evidências – tanto físicas quanto circunstanciais – apontam para uma pré-história humana na qual nossos ancestrais fizeram muito mais amor do que guerra.

CAPÍTULO CATORZE

A Mentira da Longevidade

> "A duração da nossa vida é de setenta anos; e se alguns, pela sua robustez, chegam a oitenta anos, a medida deles é canseira e enfado; pois passa rapidamente, e nós voamos."
> Salmos 90:10

Pode parecer estranho, mas é verdade: A expectativa de altura média de um humano pré-histórico era de 90 cm, de forma que um homem de 1,20 m era considerado um gigante.

Esse fato altera sua imagem da pré-história? Você está, agora, imaginando uma raça de bonsais humanos pequeninos vivendo em minicavernas, perseguindo coelhos dentro de buracos, morrendo de medo de raposas e sendo carregado por falcões? Isso faz você repensar o desafio que era para os nossos ancestrais nanicos caçar um mamute? Faz você se sentir com sorte por viver nos dias de hoje, em que nossa dieta e hábitos sanitários superiores duplicaram a expectativa de altura média?

Bom, não se empolgue. Apesar de ser *tecnicamente* verdade que a "expectativa de altura" média dos homens pré-históricos era de 90 cm, isso é um tipo de verdade que engana. Assim como as declarações presunçosas sobre a universalidade do casamento, da pobreza e da guerra, esse tipo de afirmação semeia confusão e resulta numa colheita de dados enganosos.

Pegue a altura média de um homem adulto dos tempos pré-históricos (usando vestígios de esqueletos como guia): 1,83 m. Agora pegue o tamanho médio de um esqueleto infantil pré-histórico (digamos, uns 50 cm). Agora se baseie na proporção entre esqueletos infantis e adultos encontrados em locais de escavação arqueológica e presuma que, de modo geral, para cada três pessoas que chegavam à idade adulta, sete morriam ainda criança. Logo, devido à alta taxa de mortalidade infantil, a altura média dos humanos, na pré-história, era de (3 × 1,83) + (7 × 0,5) ÷ 10 = 0.90 centímetros. [1]

Absurdo? Sim. Enganoso? Uhum. Estatisticamente correto? Bem, de certa forma.

Essa "verdade" sobre a expectativa da *altura* não é mais absurda ou enganosa do que o que a maioria das pessoas é levada a acreditar sobre a expectativa de *vida* na pré-história.

Demonstração A: Em uma entrevista na *NBC Nightly News*[2], o biofísico da Universidade de São Francisco (UCFS), Jeff Lotz, conversava sobre a prevalência da dor de coluna crônica nos Estados Unidos. As milhões de pessoas assistindo ao programa naquela noite ouviram ele explicar que *"não faz dois ou três séculos que nós vivemos além da idade de quarenta e cinco anos,* então nossa coluna não evoluiu ao ponto de conseguir manter a postura ereta com todo nosso peso pela duração de nossas vidas [grifo nosso]".

Demonstração B: Em um livro (que, de resto, é bem consistente) sobre mulheres na pré-história, chamado *O Sexo Invisível*, um arqueólogo, um antropólogo e um editor de uma das principais revistas científicas do mundo se uniram para imaginar a vida de uma mulher comum na Europa há 45.000 anos. Ela foi batizada de Úrsula. "A vida era difícil", escrevem, "e muitos, especialmente os jovens e os velhos, morriam de fome no inverno, em acidentes de todos os tipos e de doenças também... Úrsula [que teve sua primeira filha aos quinze anos] viveu o suficiente para ver sua primeira neta, morrendo na *idade bastante avançada de 37 anos* [grifo nosso]".[3]

Demonstração C: Em um artigo no *New York Times*[4], James Vaupel, diretor do laboratório de longevidade e sobrevivência do Instituto Max Planck de Pesquisas Demográficas, explicou que "não há uma duração definida para a vida". Dr. Vaupel aponta para o aumento na expectativa de vida desde 1840 até os dias de hoje, em países onde o número tem aumentado mais rapidamente, e observa que esse aumento é "linear, absolutamente linear, sem evidências de declínio ou abrandamento". Disso, conclui que "não há motivo para que a expectativa de vida não possa continuar subindo dois ou três anos por década".

Só que não. Em algum momento, todos os bebês que puderem sobreviver até a vida adulta, sobreviverão. Avanços para além disso serão tênues.

Quando Começa a Vida? Quando Ela Acaba?

Os números acima são tão fantásticos quanto aqueles que calculamos na nossa estimativa da *expectativa da altura*. Eles são, realmente, baseados nos mesmos cálculos errôneos, distorcidos pela alta taxa de mortalidade infantil. Quando esse fator é eliminado, podemos ver que humanos pré-históricos que sobreviveram para além da infância viveram tipicamente de sessenta e seis a noventa e um anos, com níveis mais altos de saúde global e mobilidade do que os encontrados na maioria das sociedades ocidentais contemporâneas.

É um jogo de médias. É verdade que muitos bebês e crianças pequenas morriam em populações pré-históricas – conforme indicado pela numerosa quantidade de esqueletos infantis na maioria dos locais de sepultamento. Tais vestígios, todavia, nada nos dizem sobre o que constituía "idade bastante avançada". *Expectativa de vida ao nascer*, que é a medida geralmente citada, está longe de ser uma medida precisa da *expectativa típica de vida*. Quando você ler que "no começo do século 20, a expectativa de vida no nascimento era de, aproximadamente, 45 anos, mas subiu para 75 anos graças ao advento de antibióticos e de medidas de saúde pública que permitem a prevenção de doenças infecciosas",[5] mantenha em mente que esse aumento dramático é muito mais um reflexo do aumento da sobrevivência infantil do que de adultos vivendo mais.

Em Moçambique, onde um de nós nasceu e foi criado, a expectativa de vida atual de um homem ao nascer é de, tragicamente, quase quarenta e dois anos. Mas o pai de Cacilda tinha noventa e três quando morreu, andando de bicicleta até o final da jornada. *Ele* era velho. Alguém com quarenta anos, não. Nem em Moçambique.

Não há dúvidas de que muitas crianças pré-históricas morreram de doenças e condições adversas, como morrem os filhotes de outros primatas, filhos de caçadores-coletores e filhos de moçambicanos atuais. Mas muitos antropólogos concordam que uma grande porção da mortalidade infantil anteriormente atribuída à fome e às doenças resultava provavelmente de infanticídio. Eles alegam que sociedades de caçadores-coletores limitavam o número de crianças para que elas não se tornassem um fardo para o grupo, ou para não deixar que a população crescesse rápido demais e sobrecarregasse o suprimento de comida.

Por mais horrível que possa parecer, o infanticídio está longe de ser uma raridade, mesmo nos dias de hoje. A antropóloga Nancy Scheper-Hughes estudou a morte contemporânea de crianças no Nordeste brasileiro, onde cerca de vinte por cento das crianças morrem no primeiro ano de vida. Ela constatou que mulheres consideram a morte de algumas crianças uma "benção", caso os bebês fossem letárgicos e passivos. As mães falaram a Scheper-Hughes que elas eram "crianças que queriam morrer, cuja vontade de viver não era forte ou desenvolvida o suficiente". Scheper-Hughes constatou que essas crianças recebiam menos comida ou atenção médica que seus irmãos com mais vigor.[6]

Joseph Birdsell, um dos mais célebres estudiosos da cultura aborígene australiana, estimou que até 50 por cento de todos os bebês eram intencionalmente destruídos. Diversas pesquisas sobre sociedades contemporâneas pré-industriais concluem que de 50 a 75 por cento delas praticam alguma forma direta de infanticídio.

Antes que nós comecemos a nos sentir superiores por nossa compaixão, lembremo-nos dos hospitais para órfãos da Europa. O número de bebês quase mortos entregues na França subiu de 40.000 em 1784 para quase 140.000 em 1822. Em 1830 haviam 270 caixas giratórias nas portas dos hospitais para órfãos na França, projetadas especificamente para proteger o anonimato daqueles que ali depositavam os bebês indesejados. Estima-se que de 80 a 90 por cento dessas crianças morriam em até um ano após sua chegada.

Uma vez que começaram a cultivar terras para obter comida, nossos ancestrais passaram a correr em uma esteira, porém nunca rápido o bastante. Mais terras proporcionam mais alimento. E mais alimento significa mais filhos para ter e alimentar. Mais filhos proporcionam mais ajuda no cultivo e mais soldados. Mas tal crescimento populacional cria demanda por mais terras, que só podem ser conquistadas e mantidas através de dominações e guerras. Dito de outra forma, a mudança para a agricultura foi acelerada pela crença aparentemente irrefutável de que é melhor tomar a terra de estranhos (os matando, caso seja necessário) do que permitir que os próprios filhos morram de fome.

Mais recentemente, a BBC relatou que até 15% das mortes *relatadas* de meninas em partes do Sul da Índia são de vítimas de infanticídio. Muitas milhões mais morrem na China, onde o infanticídio feminino é prevalente, e tem sido por séculos. Um missionário do final do século 19, vivendo na China, relatou que de 183 filhos e 175 filhas nascidas em uma comunidade típica, 126 dos filhos viveram até a idade de 10 anos (69 por cento), enquanto apenas 53 das filhas chegaram a essa idade (30 por cento).[7] A política chinesa de um filho por pessoa, combinada com sua preferência cultural por filhos do sexo masculino, apenas piorou as já deploráveis chances de sobrevivência de meninas.[8]

Há, ainda, pressupostos culturais problemáticos escondidos nos cálculos dos demógrafos, que consideram que a vida se inicia no nascimento. Esse ponto de vista está longe de ser universal. Sociedades que praticam o infanticídio não consideram recém-nascidos como seres humanos completos. Rituais que vão desde o batismo até as cerimônias de nomeação são adiados até que fique definido se será permitido ou não que a criança viva. Em caso negativo, por essa perspectiva, a criança nunca esteve *viva*.⁹

Seriam 80 os Novos 30?

Desenho no *The New Yorker*: dois homens das cavernas aparecem conversando, um dos quais dizendo "Algo não parece estar certo – nosso ar é puro, nossa água é limpa, todos nós nos exercitamos bastante, tudo o que comemos é orgânico e criado em liberdade e, ainda assim, ninguém vive para além dos trinta."

Distorções estatísticas devidas ao infanticídio não são a única fonte de confusão, no que diz respeito à longevidade pré-histórica. Como você pode imaginar, não é tão fácil determinar a idade que o indivíduo tinha no momento de sua morte, a partir de um esqueleto enterrado há milhares de anos. Por diversas razões técnicas, arqueólogos frequentemente subestimam a idade correta. Por exemplo, arqueólogos estimaram a idade, no momento da morte, de esqueletos retirados de cemitérios de missionários na Califórnia. Depois que as estimativas foram feitas, registros escritos das datas da morte foram descobertos. Enquanto os arqueólogos haviam estimado que apenas cinco por cento tinham vivido até a idade de 45 anos ou mais, os documentos provaram que *sete vezes mais* (37 por cento) pessoas enterradas nesses cemitérios tinham mais de 45 anos de idade quando morreram.¹⁰ Se estimativas podem ser tão equivocadas em relação a esqueletos de apenas algumas centenas de anos, imagine a falta de precisão em se tratando de vestígios de dezenas de milhares de anos.

Uma das técnicas arqueológicas mais confiáveis para estimar a idade que um indivíduo tinha quando morreu é a erupção dentária. Nela, analisa-se o quanto os molares cresceram para fora do osso da mandíbula, o que indica, de forma aproximada, a idade de um jovem adulto no momento de sua morte. Mas os nossos sisos param de eclodir por volta dos trinta anos de idade, o que faz com que arqueólogos registrem a idade de tais esqueletos simplesmente como "35+". Isso não significa que trinta e cinco anos era a idade dos indivíduos quando morreram, mas, sim, que tinham *trinta e cinco anos ou mais*. Ele ou ela poderia ter desde trinta e cinco até cem anos de idade. Ninguém sabe.

Em algum momento da história, tal método de registro foi erroneamente apropriado pela imprensa popular, deixando a impressão de que os nossos antigos ancestrais raramente passavam dos trinta e cinco. Erro crasso. Uma gama extensa de fontes de dados (incluindo até mesmo *O Velho Testamento*) aponta para uma estimativa de vida típica que começa em setenta e vai até mais de noventa anos de idade.

Em um estudo, cientistas calibraram a proporção entre cérebro e peso corporal em diferentes primatas e chegaram a uma estimativa de 66 a 78 anos para o *Homo sapiens*.[11] Tais números se sustentam quando comparados com os caçadores-coletores atuais. Entre os !Kung San, Hadza e Aché (sociedades da África e da América do Sul), pode-se esperar que uma mulher que tenha vivido até os 45 anos viva outros 20, 21,3 e 22,1 anos, respectivamente.[12] Entre os !Kung San, a maior parte das pessoas que atinge os 60 anos de idade viverá mais 10, aproximadamente – e serão anos ativos de mobilidade e contribuição social. O antropólogo Richard Lee relatou que um em dez dos !Kung que encontrou em sua época no Botswana tinha mais de sessenta anos.[13]

Conforme mencionado em capítulos anteriores, é evidente que a saúde humana, em termos gerais (incluindo a longevidade), sofreu um impacto severo em função da agricultura. A dieta humana típica saiu da extrema variedade e riqueza nutricional e foi para apenas alguns grãos, possivelmente suplementados por carnes e laticínios ocasionais. A dieta dos Aché, por exemplo, inclui 78 espécies diferentes de mamíferos, 21 espécies de répteis e anfíbios, mais de 150 espécies de pássaros e 14 espécies de peixe, bem como uma grande variedade de plantas.[14]

Somadas ao reduzido valor nutricional da dieta agricultural, as doenças mais mortais para a nossa espécie começaram a causar seus terríveis estragos quando populações humanas se voltaram para a agricultura. As condições eram perfeitas: centros populacionais de alta densidade demográfica ensopados em suas próprias sujeiras, animais domesticados em grande proximidade (adicionando seus excrementos, vírus e parasitas à mistura) e rotas comerciais estendidas, facilitando o movimento de agentes patogênicos contagiosos de populações imunes a comunidades vulneráveis.[15]

Quando James Larrick e seus colegas estudaram os ainda relativamente isolados índios Waorani, do Equador, não encontraram nenhuma evidência de hipertensão, doença cardíaca ou câncer. Nem anemia, nem resfriado. Nem parasitas internos. Nenhum sinal de exposição prévia à poliomielite, pneumonia, varíola, catapora, tifo, tifoide, sífilis, tuberculose, malária ou hepatite B.[16]

Isso não é tão surpreendente quanto parece, dado que quase todas essas doenças surgem ou de animais domesticados ou de altas densidades populacionais, que facilitam sua transmissão. As doenças infecciosas e os parasitas mais fatais que assombram a nossa espécie não poderiam ter se espalhado até a transição para a agricultura.

Tabela 3: doenças mais fatais advindas de animais domésticos[17]

DOENÇA HUMANA	FONTE ANIMAL
Sarampo	Gado (peste bovina)
Tuberculose	Gado
Varíola	Gado (varíola bovina)
Influenza	Porcos e pássaros
Coqueluche	Porcos e cães
Malária	Pássaros

O aumento dramático da população mundial, que ocorreu em função do desenvolvimento agricultural, não indica aumento da saúde, mas aumento da fertilidade: mais pessoas vivendo para reproduzir, ainda que com menor qualidade de vida para aquelas que o fazem. Até mesmo Edgerton, que repetidamente conta a mentira da longevidade ("a vida de caçadores-coletores é curta – a expectativa de vida, no nascimento, varia entre 20 e 40 anos..."), tem que concordar que, de alguma forma, caçadores-coletores conseguiam ser mais saudáveis que os povos agriculturais: "povos agriculturais, em todo o mundo, sempre foram menos saudáveis que caçadores-coletores". As populações urbanas da Europa, escreve, "não alcançaram a longevidade de caçadores-coletores até a metade do século 19, ou, até mesmo, do 20."[18]

Isso na Europa. As pessoas que vivem na África, na maior parte da Ásia e na América Latina *ainda* não recobraram a longevidade típica dos seus ancestrais e, graças à pobreza crônica mundial, ao aquecimento global e à AIDS, provavelmente não recobrarão num futuro próximo.

Agentes patogênicos de animais domésticos, ao sofrerem as mutações que os permitam contaminar populações humanas, migram com grande velocidade de uma comunidade para a outra. Para esses transmissores de doenças, o início do comércio global foi uma dádiva. A peste bubônica tomou a Rota da Seda para chegar à Europa. A varíola e o sarampo eram parte da carga dos navios que seguiam para o Novo Mundo, enquanto a sífilis parece ter atravessado o Atlântico pegando carona na volta, provavelmente na primeira viagem de retorno de Colombo. Hoje o mundo ocidental treme anualmente com pânico da gripe aviária que emana do extremo Oriente. Ebola, SARS, bactérias devoradoras de carne, o vírus H1N1 (gripe suína) e inúmeros outros agentes patogênicos nos mantêm lavando compulsivamente as mãos.

Se, por um lado, certamente houve surtos ocasionais de doenças infecciosas na pré-história, por outro, é improvável que eles tenham se espalhado para longe, mesmo com os altos níveis de promiscuidade sexual. Teria sido quase impossível para agentes patogênicos dominarem grupos extensivamente dispersos de caçadores-coletores com quase nenhum contato entre si. As condições necessárias para epidemias ou pandemias simplesmente não existiam até a revolução agrícola. A alegação de que a medicina moderna e o saneamento nos salvam de doenças infecciosas que devastavam povos pré-agriculturais (o que escutamos frequentemente) faz tanto sentido quanto dizer que os cintos de segurança e os *airbags* nos protegem de acidentes que eram fatais para os nossos ancestrais pré-históricos.

Morto de Estresse

Se um vírus contagioso não acabar com você, uma vida estressada com uma dieta rica em gordura, provavelmente vai. O cortisol, hormônio liberado pelo corpo em situação de estresse, é o imunossupressor mais forte de que se tem notícia. Em outras palavras: nada derruba nossas defesas contra doenças como o estresse.

Até coisas aparentemente pouco relevantes, como não dormir o suficiente, podem ter efeitos dramáticos em nossa imunidade. Sheldon Cohen e seus colegas investigaram a rotina do sono de 153 homens e mulheres saudáveis, durante duas semanas, e depois os colocaram em quarentena expostos a um rinovírus (que causa o resfriado comum). Quanto menos o indivíduo dormia, maior era a chance de ele pegar o resfriado. Aqueles que dormiam menos de sete horas por noite tinham *três vezes* mais chances de ficarem doentes.[19]

Se você quiser viver bastante, durma mais e coma menos. Por enquanto, o único método comprovadamente efetivo de prolongar a vida de mamíferos é a severa redução calórica. Quando o patologista Roy Walford deu a camundongos metade da comida que eles queriam, eles viveram o dobro da expectativa – o equivalente a 160 anos para humanos. Não só viveram mais, como também se mantiveram em melhor forma física e mental (julgando por sua capacidade de, como você pode imaginar, correr em labirintos). Estudos posteriores com insetos, cães, macacos e humanos confirmaram os benefícios de se viver sempre com fome. Jejuns intermitentes foram associados a mais de 40 por cento de redução no risco de doenças cardíacas, em um estudo com 448 pessoas, publicado no *American Journal of Cardiology*, que constatou que: "a maioria das doenças, incluindo câncer, diabetes e até distúrbios neurodegenerativos é prevenida" pela redução calórica.[20]

Esses estudos nos levam à conclusão de que em ambientes ancestrais, onde nossos antepassados viviam "a Deus dará", um certo nível de inconsistência alimentar (movido, talvez, por pura preguiça, intercalada com exercícios aeróbicos) teria sido um processo adaptativo, e até mesmo saudável. Colocando em outras palavras: se você caçasse ou coletasse comida (com baixo teor de gordura) apenas o suficiente para aplacar a fome quando ela batesse forte, e passasse o resto do seu tempo em atividades tranquilas, como contar histórias em volta da fogueira, cochilar na rede ou brincar com as crianças, você estaria envolvido no estilo de vida ideal para a longevidade humana.

O que nos traz de volta à eterna pergunta feita por caçadores-coletores quando eram chamados para participar do mundo "civilizado" e adotar a agricultura: Por quê? Por que trabalhar tanto se existem tantas castanhas de mongongo no mundo? Por que se estressar tirando mato de um jardim se já existem "tantos peixes, frutas e passarinhos?"

> *Nós estamos aqui no mundo para ficar de pernas pro ar.*
> *Não deixe ninguém te convencer do contrário.*
> *– Kurt Vonnegut Jr.*

Em 1902, o jornal *The New York Times* publicou uma matéria com o título "Descoberto o Germe da Preguiça". Parece que um tal de Dr. Stiles, zoólogo do Departamento de Agricultura Americana, descobriu o germe responsável por "degenerados conhecidos como *caipiras* ou *brancos pobres*" dos estados americanos do Sul. Mas a verdade é que nossa preguiça precisa de menos explicação do que nossa obsessão com o trabalho.

Quantos castores morrem em acidentes de trabalho, construindo barragens? Quantos pássaros são acometidos por vertigem súbita e caem do céu? Quantos peixes morrem de tanto nadar? Apostaríamos que tais eventos são bem infrequentes, mas em humanos o custo do estresse crônico, considerado, por muitos, como parte normal da vida, é absurdo.

Existe uma palavra para isso no Japão: *Karōshi* (過労死), que significa morte por excesso de trabalho. Os registros da polícia japonesa sugerem que até 2.200 trabalhadores japoneses cometeram suicídio em 2008, como consequência de condições de trabalhos insuportáveis, e, de acordo com a Rengo, uma federação sindical, cinco vezes mais pessoas morreram de infartos ou ataques cardíacos induzidos por estresse.

Mas, independentemente de nossa língua ter ou não um termo como esse, os efeitos devastadores do estresse crônico não estão limitados ao Japão. Doenças do coração, problemas circulatórios, distúrbios digestivos, insônia, depressão, disfunção sexual e obesidade – todos eles estão associados ao estresse crônico.

Se realmente evoluímos em um inferno hobbesiano com terror e ansiedade constantes, se nossos antepassados viviam *realmente* de forma solitária, pobre, suja, brutal e curta, por que, então, ainda somos tão vulneráveis ao estresse?[22]

Quem Você Está Chamando de Romântico Inocente, Cara?

Até mesmo pessoas que, à exceção de quando lidam com este assunto, são bastante inteligentes, parecem ter uma necessidade incontrolável de pôr as raízes das guerras em nosso passado primordial e de ver caçadores-coletores autossuficientes como *pobres*, enquanto espalham a infame doutrina de que três ou quatro décadas eram *uma idade avançada* para seres humanos em épocas pré-agriculturais. Mas essa visão de nosso passado é comprovadamente falsa. ¿Que pasa?

Se a vida pré-histórica *fosse* de fato uma batalha perpétua que resultava em mortes precoces, se a nossa espécie *for* motivada quase que exclusivamente por interesse próprio, se guerra *for* uma tendência tão antiga e biologicamente enraizada, então poderíamos reconfortantemente afirmar, como faz Steven Pinker, que as coisas estão sempre ficando melhores – e que, em sua visão panglossiana, "provavelmente vivemos no período mais pacífico da nossa espécie neste planeta". Essas seriam notícias animadoras, com certeza, além de ser o que a maior parte do público quer escutar. Queremos todos acreditar que tudo está melhorando, que nossa espécie está aprendendo, crescendo e prosperando. Quem recusaria receber um parabéns pela ótima decisão de estar vivo aqui e agora?

Mas assim como "o patriotismo é a convicção de que seu país é superior a todos os outros porque você nasceu nele" (G. B. Shaw), a noção de que vivemos no "momento mais pacífico da nossa espécie" é tão desprovida de embasamento intelectual quanto cheia de conforto emocional. O jornalista Louis Menand percebeu o quanto a ciência pode cumprir uma função conservadora, e essencialmente política, quando serve de "explicação para o jeito como as coisas são, sem as ameaçar". "Por que", ele pergunta, retoricamente, "alguém se sentiria descontente ou se envolveria em atividades antissociais, se ele vive no país mais próspero e livre da Terra? Não há nada de errado com o sistema!"[23]. Qual é o seu problema? Está tudo certo.

A vida é boa e está melhorando! Menos guerras! Vidas mais longas! Uma nova e melhorada existência humana!

Essa visão marqueteira do presente – novo, melhorado e supermaneiro – é construída em cima de um passado hobbesiano sangrento completamente fictício. E mesmo assim é vendida ao público como a posição "lúcida e realista", desmerecendo os que a questionam como sendo românticos iludidos, que ainda sofrem com a morte de John Lennon e o fim da calça boca de sino. Mas o argumento "realista" está repleto de dados equivocados, interpretações errôneas e cálculos enganosos. Uma revisão objetiva dos estudos relevantes demonstra claramente que as dezenas de milhares de anos antes do advento da agricultura, embora não tenham sido uma maravilha utópica ininterrupta, foram, em sua grande parte, caracterizadas por indivíduos e grupos em paz, com saúde robusta, baixos níveis de estresse crônico e altos índices de satisfação geral para a maioria de nossos ancestrais.

Dito isso, já nos assumimos aqui como militantes de carteirinha do Movimento Utópico Iludido (MUI)? É muita fantasia rousseauniana afirmar que a pré-história *não foi* um pesadelo sem fim? E que a natureza humana não tende mais à violência, ao egoísmo e à exploração do que à paz, generosidade e cooperação? E que a maioria dos nossos ancestrais provavelmente vivenciava um senso de pertencimento à comunidade que poucos de nós conseguem imaginar nos dias de hoje? E que a sexualidade humana provavelmente evoluía e funcionava como mecanismo de união social ao mesmo tempo em que atuava como uma forma prazerosa de neutralizar conflitos? Seria tolo romanticismo chamar atenção para o fato de que os humanos ancestrais que sobreviviam aos primeiros anos de vida, frequentemente viviam o mesmo que os mais ricos e sortudos de hoje, mesmo com nossas técnicas avançadas de *stents* coronários, medicamentos para diabetes e quadris de titânio?

Não. Basta refletir para perceber que a visão neo-hobbesiana é muito mais ingênua que a nossa. Concluir, como nós, que a nossa espécie tem, *no mínimo*, uma capacidade inata para o amor e para a generosidade tão grande quanto para a destruição; para a cooperação tanto quanto para ataques coordenados; para uma sexualidade aberta e flexível quanto para ciúmes e possessividade sufocante... enxergar que ambos esses mundos estavam abertos diante de nós, e que há mais ou menos dez mil anos alguns de nossos ancestrais se desviaram do caminho no qual estiveram desde sempre e entraram em um jardim de trabalho, doenças e conflitos onde nossa espécie se vê aprisionada desde então... bem, essa não é exatamente a visão mais cor-de-rosa sobre a trajetória da humanidade. Quem são os românticos iludidos aqui?

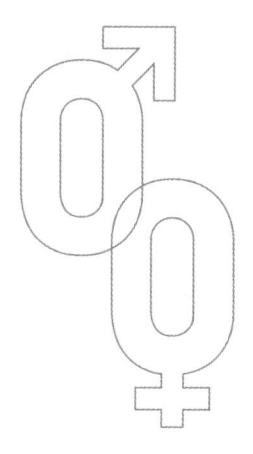

PARTE IV

Corpos em Movimento

*"Os mistérios do amor na alma crescem,
mas no corpo está o seu livro."*
– John Donne (1572 - 1631)

Assim como as pessoas, nossos *corpos* também contam histórias. Mais especificamente, histórias proibidas para menores de 18 anos.

Como qualquer narrativa pré-histórica, a nossa se sustenta sobre dois tipos de evidência: circunstancial e material. A circunstancial já foi bem discutida até agora. Mas para evidências materiais mais tangíveis, o trabalho é mais difícil. Se, por um lado, tudo o que sobe tem que descer, por outro, infelizmente, nem tudo o que desce tem que subir. E quando sobe, é difícil ver o reflexo de comportamentos sociais milenares em restos de ossos, vasos e pedras – fragmentos que representam apenas uma pequena fração do que, de fato, existia.

Em uma conferência, há pouco tempo, o assunto da nossa pesquisa foi abordado durante o café da manhã. Ao ouvir que investigávamos o comportamento sexual humano na pré-história, um professor sentado do outro lado da mesa perguntou, em tom de deboche: "e o que vocês fazem, fecham os olhos e sonham?". Embora ninguém devesse debochar dos outros de boca cheia, ele tinha certa razão. Uma vez que comportamentos sociais, em princípio, não deixam para trás artefatos físicos, qualquer teorização deveria ser o equivalente a "sonhar".

O paleontólogo Stephen Jay Gould foi um dos primeiros a zombar da noção de psicologia evolutiva, perguntando: "Como podemos saber, com detalhes, o que faziam os pequenos bandos de caçadores-coletores da África, há dois milhões de anos?"[1] Richard Potts, diretor do Programa Smithsoniano da Origem Humana, concorda, alertando que "muitas características do comportamento humano primitivo são [...] difíceis de ser reconstruídas, uma vez que nenhuma evidência material adequada está disponível. Padrões de acasalamento e linguagem são exemplos óbvios, [...] [eles] não deixam traços em registros fósseis". Mas então Gould adiciona, como se estivesse murmurando: "Questões da vida social [...] podem ser acessíveis a partir de estudos de ambientes ancestrais, ou de certos aspectos da anatomia e do comportamento que deixam evidência material".[2]

Certos aspectos da anatomia e do comportamento que deixam evidência material... Podemos colher informações sobre os contornos da vida social ancestral – até mesmo do comportamento sexual – a partir da anatomia humana contemporânea?

Sim, podemos.

CAPÍTULO QUINZE

Pequeno Grande Homem

O corpo de toda criatura conta uma história detalhada sobre o ambiente no qual seus ancestrais evoluíram. Seu pelo, sua gordura e suas penas indicam as temperaturas dos ambientes ancestrais. Seus dentes e sistema digestório contêm informações sobre a dieta primordial. Seus olhos, pernas e pés mostram como seus ancestrais "se viravam". O tamanho relativo entre os machos e as fêmeas, e as particularidades de suas partes íntimas, falam muito sobre a reprodução. Aliás, ornamentos sexuais masculinos (como as plumas do pavão ou a juba do leão) e suas genitálias oferecem a melhor forma de diferenciar espécies muito próximas. O psicólogo evolutivo Geoffrey F. Miller diz até mesmo que "inovações evolutivas parecem se focar nos detalhes do formato do pênis".[1]

Deixando de lado, por ora, a perturbadora noção freudiana de que até mesmo a Mãe Natureza é obcecada por pênis, nossos corpos certamente contêm uma riqueza de informações sobre o comportamento sexual milenar de nossa espécie. Há pistas codificadas nos esqueletos de milhões de anos atrás, assim como em nossos próprios corpos. Está tudo lá (e aqui). Ao invés de fechar os nossos olhos e sonhar, tentemos aprender a ler os hieróglifos do corpo sexual.

Comecemos com o dimorfismo sexual referente ao tamanho do corpo. Esse termo técnico se refere simplesmente à diferença média entre o tamanho dos machos e das fêmeas em uma determinada espécie. Entre primatas, por exemplo, os gorilas e orangotangos machos têm, em média, duas vezes o tamanho das fêmeas, ao passo que chimpanzés, bonobos e humanos são de 10 a 20 por cento maiores e mais pesados do que as fêmeas. Gibões machos e fêmeas têm a mesma estatura.

Geralmente, entre mamíferos e, especialmente, entre primatas, o dimorfismo sexual em relação ao tamanho do corpo é correlacionado com a competição masculina pelo acasalamento.[2] Em sistemas em que o vencedor leva tudo, onde machos competem uns com os outros pelas oportunidades esporádicas de acasalamento, os maiores e mais fortes tendem a vencer... e levar tudo. Os maiores e mais assustadores dos gorilas, por exemplo, passarão adiante genes referentes a esses atributos, produzindo machos ainda maiores e mais assustadores, até que o aumento em seu tamanho se depare, eventualmente, com algum outro fator que o limite.

Por outro lado, em espécies com pouca competição pelas fêmeas, é menos biologicamente imperativo que os machos desenvolvam corpos maiores e mais fortes e, sendo assim, eles geralmente não o fazem. É por isso que os gibões machos e fêmeas, que são sexualmente monogâmicos, têm praticamente o mesmo tamanho.

Olhando para nosso dimorfismo sexual modesto, é um bom palpite o de que os machos não têm lutado muito por fêmeas nos últimos milhões de anos. Conforme mencionado acima, o corpo dos homens é, em média, de 10 a 20 por cento maior e mais pesado do que o corpo das fêmeas – uma proporção que parece ter permanecido estável por, pelo menos, vários milhões de anos.[3]

Owen Lovejoy tem argumentado, durante muitos anos, que essa proporção é evidência das origens ancestrais da monogamia. Em um artigo publicado na revista *Science*, em 1981, o antropólogo argumenta que tanto o desenvolvimento acelerado do cérebro de nossos ancestrais quanto o seu uso de ferramentas resultaram de um "caráter hominídeo já estabelecido", que apresentava "comportamentos parentais e relações sociais intensificados, formação de pares monogâmicos, comportamento sexual-reprodutivo especializado e bipedalidade". Assim, Lovejoy argumentava, "a família nuclear e o comportamento sexual humano podem ter sua origem definitiva muito antes do início do Plistoceno". Aliás, ele conclui com o seguinte floreio: "o comportamento reprodutivo e sexual singular do homem pode ser a condição *sine qua non* da origem humana". Quase três décadas mais tarde, enquanto este livro está sendo publicado, Lovejoy ainda está defendendo os mesmos argumentos – novamente na *Science* – de que os vestígios esqueléticos e dentários do *Ardipithecus ramidus*, datados em 4.4 milhões de anos, reforçam essa visão de formação de pares como *a* característica humana definitiva – precedendo, até mesmo, nosso neocórtex excepcionalmente grande.[4]

Assim como muitos teóricos, Matt Ridley concorda com tal origem ancestral da monogamia, escrevendo que "a formação de pares de longa duração acorrentou cada homem pré-histórico à sua parceira por boa parte de sua vida reprodutiva".

Quatro milhões de anos parecem uma quantidade suficientemente grande de monogamia. Será que essas "correntes" não deveriam estar mais confortáveis, a essa altura do campeonato?

* * * * * *

Sem acesso às informações ósseas referentes ao dimorfismo sexual que temos hoje, Darwin especulou que os humanos primitivos talvez tivessem vivido em um sistema de harém. Mas hoje sabemos que se as conjecturas de Darwin estivessem corretas, homens contemporâneos teriam o dobro do tamanho das mulheres, em média. E, conforme será discutido na próxima seção, um outro sinal indubitável de um passado semelhante ao dos gorilas seria um caso de vergonhoso encolhimento genital.

Ainda assim, há quem insista que humanos são construtores de haréns naturalmente poligínicos, não obstante a escassez de evidências que corroborem com tal alegação. Alan S. Miller e Satoshi Kanazawa, por exemplo, alegam que "nós sabemos que humanos foram poligínicos durante a maior parte de sua história porque homens são mais altos do que mulheres". A conclusão dos autores é que, uma vez que "humanos do sexo masculino são 10 por cento mais altos e 20 por cento mais pesados do que humanos do sexo feminino, podemos supor que, no decorrer da história, humanos foram levemente poligínicos."[5]

A análise dos autores ignora o fato de que as condições culturais necessárias para que alguns machos acumulem poder político e riqueza suficientes para sustentar múltiplas esposas e seus filhos, *simplesmente não existiam antes da agricultura*. E machos moderadamente mais altos e mais pesados do que fêmeas indicam uma pequena competição entre os machos, mas não necessariamente "leve poliginia". Afinal de contas, aqueles nossos primos promíscuos, os chimpanzés e os bonobos, refletem precisamente *a mesma gama de diferença de tamanho entre machos e fêmeas, enquanto desfrutam despudoradamente de incontáveis encontros sexuais com o maior número possível de parceiros que conseguem aguentar*. Ninguém alega que os 10 a 20 por cento de dimorfismo sexual relativo ao tamanho do corpo encontrado nessas espécies sejam evidência de "leve poliginia". As afirmações de que a *mesma* evidência física que se relaciona com promiscuidade em chimpanzés e bonobos indica leve poliginia ou monogamia em seres humanos, mostra o quão instável o modelo padrão realmente é.

Por diversas razões, haréns pré-históricos eram pouco prováveis para a nossa espécie. Apesar das famosas peripécias sexuais de Mulai Ismail, Gengis Khan, Brigham Young e Wilt Chamberlain, nossos corpos argumentam fortemente contra essa possibilidade. Haréns resultam da acumulação de poder em sociedades pós-agriculturais e da inclinação masculina por variedade sexual, associadas a baixos níveis de autonomia feminina, típicas de sociedades agrárias. Haréns são um dispositivo de culturas agriculturais e pastorais militaristas de hierarquia rígida, orientadas para o crescimento populacional/territorial e para a acumulação de riqueza. "Haréns-cativeiros" nunca foram encontrados em sociedades caçadoras-coletoras de retorno imediato.

* * * * *

Enquanto a mudança da nossa espécie para um dimorfismo sexual moderado sugere que machos encontraram uma alternativa à luta por oportunidades de acasalamento há milhões de anos, isso não nos diz qual alternativa foi essa. Muitos teóricos interpretaram a mudança como confirmação de uma transição de poliginia para monogamia – mas essa conclusão exige que nós ignoremos o acasalamento múltiplo entre machos e fêmeas como uma opção para nossos ancestrais. Sim, um sistema de um homem para uma mulher reduz a competição entre machos, já que as mulheres disponíveis não estão sendo dominadas por apenas alguns homens, o que deixa mais opções para os menos desejados. Mas um sistema de acasalamento no qual ambos, homens e mulheres, tipicamente possuem múltiplas relações sexuais ocorrendo paralelamente, reduz a competição masculina de forma tão efetiva quanto, se não mais. E uma vez que ambas as espécies mais próximas de nós praticam o acasalamento múltiplo de machos e fêmeas, esse parece, claramente, o cenário mais provável.

Por que os cientistas relutam tanto em considerar o fato de que o dimorfismo sexual relativo ao tamanho do corpo de nossos dois parentes ancestrais mais próximos é o mesmo que o dos seres humanos? Poderia ser pelo fato de nenhum deles ser nem remotamente monogâmico? As duas únicas interpretações "aceitáveis" dessa mudança no dimorfismo sexual relativo ao tamanho do corpo parecem ser as seguintes:

• Ela indica a origem de nosso sistema de família nuclear / acasalamento monogâmico (neste caso, por que homens e mulheres não são do mesmo tamanho, como os gibões?)

• Ela mostra que humanos são naturalmente poligínicos, mas aprenderam a controlar seus impulsos com mais ou menos sucesso (neste caso, por que os homens não têm o dobro do tamanho das fêmeas, como ocorre com os gorilas?)

Repare no pressuposto compartilhado por ambas as interpretações apresentadas: reticência sexual feminina. Em ambos os cenários, a "honra" feminina permanece intacta. Na segunda interpretação, apenas a fidelidade masculina é colocada em dúvida.

Quando os três primatas de maior parentesco exibem o mesmo grau de dimorfismo sexual referente ao tamanho do corpo, não deveríamos ao menos considerar a possibilidade de que nossos corpos refletem as mesmas adaptações, antes de buscarmos conclusões improváveis, ainda que emocionalmente tranquilizadoras?

É hora de ir para a região abaixo do cinto...

Vale Tudo no Amor e na Guerra de Esperma

"Nenhum caso me interessou mais e me deixou mais perplexo do que as cores brilhantes das regiões traseiras de certos macacos."
– Charles Darwin[6]

Parece que os homens não brigavam muito por encontros amorosos nos últimos milhões de anos (até a agricultura), mas isso não quer dizer que Darwin estava errado sobre o fato de a competição sexual masculina ser de importância crucial na evolução humana. Até mesmo entre os bonobos, que não vivenciam praticamente nenhum conflito explicitamente em nome de sexo, a seleção darwiniana ocorre, mas de uma forma que o próprio Darwin provavelmente nunca considerou – ou, para todos os efeitos, nunca ousou discutir publicamente. Ao invés de bonobos machos competirem para ver quem é que "se dá bem", todo mundo "se dá bem" e depois deixa os espermatozoides disputarem. Otto Winge, que estava trabalhando com os peixes barrigudinhos (*Poecilia reticulata*), cunhou o termo *competição espermática*. Geoffrey Parker, estudando as mui pouco glamourosas moscas de esterco (*Scathophagidae*), refinou, posteriormente, o conceito.

A ideia é simples. Se o esperma de mais de um macho está presente no trato reprodutor de uma fêmea em processo de ovulação, os próprios espermatozoides irão competir para fertilizar o óvulo. As fêmeas de espécies que envolvem-se em competição de esperma têm, tipicamente, diversos truques para propagandear sua fertilidade, de forma a convidar mais competidores. Suas provocações variam desde vocalizações e aromas sexy até o inchaço da genitália – cujas cores são encontradas em todos os tons de batons vermelhos existentes, de Berry Sexy a Rouge Soleil.[7]

O processo é uma espécie de loteria, onde o macho com a maior quantidade de bilhetes tem as maiores chances de vencer (daí a enorme capacidade de produção de esperma de chimpanzés e bonobos). É, ainda, uma corrida de obstáculos, onde o corpo feminino fornece diversos aros e fossos que devem ser atravessados para alcançar o óvulo – eliminando, assim, o esperma menos digno (examinaremos alguns desses obstáculos nos capítulos seguintes). Alguns pesquisadores argumentam que a competição é parecida com o rugby, onde vários espermas formam "times" com bloqueadores, corredores e etc.[8] A competição espermática se apresenta de diversas formas.

Apesar de possivelmente ter deixado Darwin "perplexo", a competição espermática retém a proposta central da competição masculina de sua teoria da seleção sexual, sendo a recompensa do vencedor a fertilização do óvulo. Mas a luta ocorre no nível celular, entre espermatozoides, com o trato reprodutor feminino como campo de batalha. Primatas masculinos que vivem em grupos sociais com diversos outros machos (chimpanzés, bonobos e humanos) possuem testículos maiores (abrigados em um escroto externo) e amadurecerem mais tarde que as fêmeas, além de produzirem maiores quantidades de fluido seminal e maiores concentrações de espermatozoide do que aqueles primatas cujas fêmeas normalmente acasalam com apenas um macho por ciclo (gorilas, gibões e orangotangos).

E, quem sabe? Talvez Darwin teria reconhecido esse processo se tivesse sido um pouco menos doutrinado por noções vitorianas de sexualidade feminina. Sarah Hrdy argumenta que "foi a pressuposição de Darwin que as fêmeas se preservam para encontrar o melhor macho disponível que o deixou tão confuso pelos inchaços sexuais". Hrdy não entra na onda de Darwin sobre as "fêmeas recatadas" de forma alguma: "apesar de apropriada para muitos animais, a designação 'recatada' – que permaneceu um dogma incontestado pelos cem anos seguintes – não se aplicava, nem naquela época nem nos dias de hoje, ao comportamento observado de macacos e primatas superiores do sexo feminino no meio de seus ciclos".[9]

É possível que Darwin estivesse sendo, ele mesmo, um pouco recatado em seus escritos sobre a sexualidade de fêmeas humanas. O pobre coitado já tinha insultado a Deus, de acordo com a maior parte das pessoas – incluindo sua amável e devota esposa. Até mesmo se Darwin houvesse suspeitado de que algo como a competição espermática desempenhasse um papel na evolução humana, não se poderia esperar que ele arrastasse a angelical mulher vitoriana para fora de seu pedestal. Já era ruim o suficiente que a teoria darwiniana retratasse a fêmea como tendo evoluído para se prostituir por comida, por acesso à riqueza masculina, e por tudo o mais.

Argumentar que fêmeas ancestrais eram umas desavergonhadas, motivadas pelo prazer erótico, já seria demais.

Ainda assim, com sua característica consciência sobre o quanto não sabia – e o quanto não poderia saber – Darwin reconheceu que "uma vez que essas regiões possuem um colorido mais forte em um sexo [feminino] do que no outro, e uma vez que elas se tornam mais brilhantes durante a estação do amor, eu concluí que as cores foram obtidas como uma forma de atração sexual. Eu estava bem ciente de que eu, dessa maneira, me expunha abertamente à ridicularização".[10]

Talvez Darwin entendesse bem que o inchaço sexual brilhante de algumas primatas servia para alimentar a libido masculina – o que não deveria ser necessário, de acordo com sua teoria de seleção sexual. Há evidências de que Darwin possa ter tido razões para ponderar a existência da competição espermática entre seres humanos. Em uma carta escrita do Butão, onde estava colhendo plantas, o velho amigo de Darwin, Joseph Hooker, discutia os humanos poliândricos que estava encontrando, afirmando que "uma esposa pode ter 10 esposos por lei".

* * * * *

Dimorfismo sexual em relação ao tamanho do corpo não é a única sugestão anatômica de promiscuidade em nossa espécie. A proporção entre o volume testicular e a massa corporal geral pode ser usada para ler o grau de competição espermática de qualquer espécie. Jared Diamond considera a teoria do tamanho dos testículos "um dos triunfos da antropologia física moderna"[11]. Como a maior parte das grandes ideias, a teoria do tamanho dos testículos é simples: as espécies que copulam mais frequentemente precisam de testículos maiores, e as espécies cujos diversos machos rotineiramente copulam com uma fêmea que está ovulando precisam de testículos maiores ainda.

Se uma espécie tem *cojones* grandes, você pode apostar que os machos têm ejaculações frequentes, e com fêmeas que são rodadas. Onde as fêmeas se resguardam para o príncipe encantado, machos têm testículos menores em relação à sua massa corporal geral. A correlação entre fêmeas safadas e machos sacudos parece se aplicar não só aos humanos e outros primatas, como a muitos mamíferos, pássaros, borboletas, répteis e peixes.

Na abordagem ao acasalamento do estilo o-vencedor-leva-tudo dos gorilas, machos competem para ver quem fica com *toda* a recompensa. Dessa forma, apesar de um gorila das costas prateadas adulto pesar em torno de 180 quilos, seu pênis, no auge de uma ereção, tem menos de três centímetros, e seus testículos são do tamanho de grãos de feijão. E você provavelmente teria dificuldade de achá-los, uma vez que estão bem protegidos dentro do corpo. Um bonobo de 45 quilos tem um pênis três vezes mais comprido que o do gorila, e testículos do tamanho de ovos de galinha. E do ovo de galinha tipo G (veja a tabela nas páginas 204 e 205). Entre os bonobos, como tem sexo pra todo mundo, a competição ocorre no nível do espermatozoide, e não do indivíduo masculino. Ainda assim, apesar de quase todos os bonobos terem relação sexual, dada a realidade da reprodução biológica, cada bonobo bebê ainda tem apenas um pai biológico.

O jogo, então, ainda é o mesmo – enviar os próprios genes rumo ao futuro –, mas o campo de batalha é diferente. Em sistemas poligínicos de harém, como no do gorila, machos lutam individualmente antes de qualquer interação sexual acontecer. Já na competição espermática, as células brigam *lá dentro* para que os machos não tenham que lutar *aqui fora*. Assim, machos podem ficar relaxados próximos uns aos outros, permitindo que os grupos sejam maiores e aumentando o nível de cooperação, evitando abalos na dinâmica social. Isso ajuda a explicar por que nenhum primata vivendo em grupos sociais onde há muitos machos é monogâmico. Simplesmente não funcionaria.

Como sempre, a seleção natural se foca nos órgãos e sistemas relevantes para a adaptação. Ao longo das gerações, gorilas machos evoluíram músculos impressionantes para sua luta reprodutiva, enquanto sua genitália relativamente sem importância se reduziu ao mínimo dos mínimos necessários para uma fertilização incontestável. Em contrapartida, chimpanzés machos, bonobos e humanos tiveram menos necessidade de músculos superdimensionados para luta, mas evoluíram testículos maiores e mais poderosos e, no caso dos humanos, um pênis muito mais interessante.

Já quase conseguimos ouvir nossos leitores pensando: "Mas meus testículos não são do tamanho de ovos de galinha!" Não, realmente não são. Mas imaginamos que eles também não são feijões minúsculos guardados dentro do seu abdômen. Humanos se encaixam em um meio-termo entre gorilas e bonobos quanto à proporção entre o volume dos testículos e a massa corporal. Aqueles que defendem que a nossa espécie tem sido sexualmente monogâmica por milhões de anos, apontam para o fato de nossos testículos serem menores que os de chimpanzés e bonobos. Aqueles que desafiam a narrativa padrão (como nós, por exemplo), observam que as proporções testiculares humanas estão muito além daquelas do poligínico gorila ou do monogâmico gibão.

E aí, o saco humano está metade cheio ou metade vazio?

Indicações Anatômicas do Sistema de Acasalamento de Primatas:

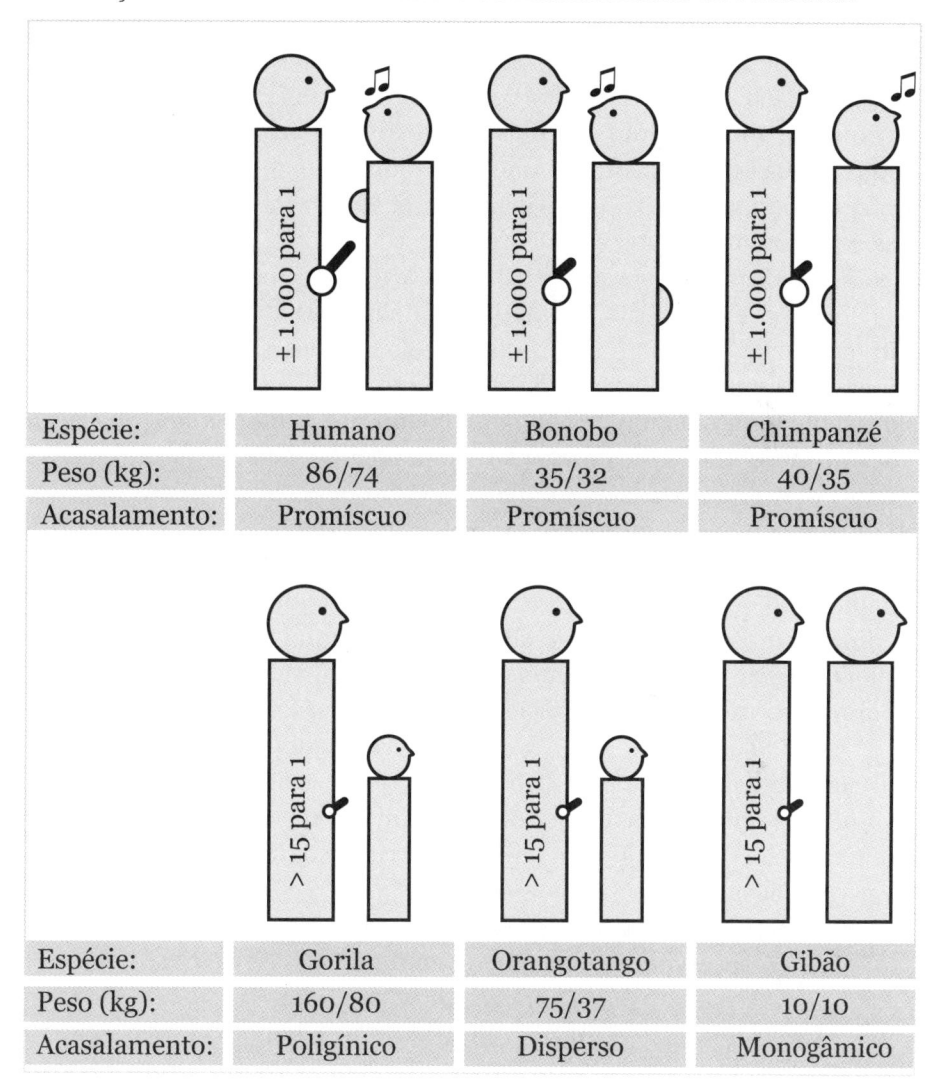

Espécie:	Humano	Bonobo	Chimpanzé
Peso (kg):	86/74	35/32	40/35
Acasalamento:	Promíscuo	Promíscuo	Promíscuo

Espécie:	Gorila	Orangotango	Gibão
Peso (kg):	160/80	75/37	10/10
Acasalamento:	Poligínico	Disperso	Monogâmico

CAPÍTULO DEZESSEIS

O Verdadeiro Tamanho de Um Homem

PEQUENO?
"Tanto chimpanzés quanto bonobos são muito mais promíscuos do que nós. Nossos testículos refletem isso: eles são apenas dois amendoins, comparados aos cocos dos nossos parentes primatas."
– *Frans de Waal*[1]

MÉDIO?
"Podemos encontrar no macho humano vestígios convincentes de um histórico sexual seletivo, onde fêmeas acasalavam poliandricamente. Talvez o mais claro desses vestígios seja o tamanho do testículo. O testículo do homem é substancialmente maior, em relação ao tamanho do corpo, do que o do gorila."
– Margo Wilson e Martin Daly[2]

GRANDE?
"Os seres humanos estão, definitivamente, no extremo do espectro primata, mais para chimpanzés do que para gorilas [...], o que sugere que nós, há muito tempo, nos acostumamos a competir tanto através do nosso esperma quanto através do nosso corpo."
– David Barash e Judith Lipton[3]

Como você pode ver, há um desacordo fundamental quanto ao *documento* masculino. Sobre o que estamos falando aqui? Amendoins ou nozes? Pingue-pongue ou boliche? Os testículos do homem moderno são menores do que os dos chimpanzés e bonobos, e ainda assim deixam os gorilas poligínicos e os gibões monogâmicos no chinelo, com 14g a mais de cada lado (isso dá oitenta quilates, caso você seja um joalheiro). Assim, ambos os lados, neste debate crucial, podem alegar ter evidências para seus pontos de vista simplesmente declarando que os testículos humanos são relativamente grandes ou relativamente pequenos.

Mas medir um testículo não é a mesma coisa que conferir o tamanho de um sapato. O argumento de que os testículos dos homens modernos seriam tão grandes quanto os dos chimpanzés, se nós tivéssemos evoluído em grupos promíscuos, é fundamentado em um pressuposto crucial errôneo: de que testículos humanos não mudaram em dez mil anos. Quando Stephen Jay Gould escreveu que "não houve mudanças biológicas em humanos em 40.000 ou 50.000 anos", ele estava confiando em dados que já foram suplantados desde a sua morte em 2002. Essa suposição amplamente compartilhada nasce na consagrada crença de que a evolução opera extremamente devagar, requerendo milhares de gerações para fazer mudanças significativas.

E às vezes, requer mesmo. Mas às vezes, não. Em *A Explosão de 10.000 Anos*, Gregory Cochran e Henry Harpending mostraram que o corpo humano é capaz de mudanças evolutivas muito velozes. "Humanos mudaram significativamente, em corpo e mente, no decorrer da história documentada", escrevem, citando a resistência à malária, olhos azuis e tolerância à lactose como exemplos de mudanças evolutivas aceleradas desde o advento da agricultura. Um exemplo que não discutem no livro, mas poderiam considerar para edições futuras, são as dimensões testiculares. Testículos podem mudar de tamanho quase que em um piscar de olhos (azuis ou de qualquer outra cor). Em algumas espécies de lêmures (primatas pequenos e noturnos), o volume testicular muda sazonalmente, inchando durante a temporada de acasalamento e encolhendo na baixa temporada, como uma bola de praia com um lento vazamento.[4]

O tecido testicular de humanos, chimpanzés e bonobos (mas, curiosamente, não o de gorilas) é controlado por DNA que responde de uma maneira excepcionalmente rápida a mudanças ambientais. Escrevendo para a *Nature*, os geneticistas Gerald Wyckoff, Hurng-Yi Wang e Chung-I Wu relataram que "a veloz evolução dos genes reprodutivos masculinos é [...] deveras notável nas linhagens até os humanos e chimpanzés". Os investigadores relatam que a resposta rápida desses genes pode muito bem ser associada a sistemas de acasalamento: "o contraste é intrigante, à luz dos comportamentos sociossexuais de primatas africanos. Ao passo que chimpanzés e bonobos modernos são claramente promíscuos, com amplas chances de inseminações múltiplas, gorilas fêmeas em processo de ovulação parecem muito menos propensas a ser multiplamente inseminadas".[5]

Reflita sobre isso por um instante. Humanos, chimpanzés e bonobos – mas não os gorilas – mostram "evolução acelerada de genes envolvidos com a produção de esperma e fluido seminal" associados com "inseminação múltipla". Os genes associados ao desenvolvimento dos testículos de humanos, chimpanzés e bonobos são altamente responsivos a pressões de adaptação, muito mais do que os mesmos genes em gorilas, onde fêmeas acasalam, tipicamente, com apenas um macho.

Por serem compostos inteiramente de tecido mole, testículos não deixam traços em fósseis. Então, enquanto os defensores da narrativa padrão presumem que o volume testicular humano permaneceu constante por milênios, agora nos é claro que esse pressuposto pode estar errado.

Wyckoff, Wang e Wu confirmam uma previsão feita pelo biólogo Roger Short, lá em 1979, quando escreveu que "talvez o tamanho dos testículos responda rapidamente à pressão provocada pela seleção. Uma das formas de seleção mais intensas é a encontrada em sistemas de acasalamento promíscuo [...]".[6]

Geoffrey Miller concorda: "Diferenças hereditárias na qualidade do esperma e no seu equipamento de distribuição estão sob intensa seleção". E, por último, a bióloga evolucionista Lynn Margulis e seu co-autor Dorion Sagan cogitam que a genital "envernizada" masculina, equipada com "alto poder de fogo espermático", só valeria a pena se "estivesse acontecendo alguma forma de corrida ou competição. Senão", escrevem, "pareceriam excessivos".[7]

Genital envernizada. Poder de fogo espermático. Agora, sim, o papo está ficando bom!

Indicações do poder de fogo espermático se mostram claramente na diferença entre os primeiros e os últimos jatos da ejaculação de um homem. Uma ejaculação humana consiste tipicamente de três a nove jatos. Pesquisadores (que de alguma forma conseguiram capturar "ejaculações parciais" para análise) descobriram que os primeiros jatos contêm compostos químicos que servem como proteção contra vários tipos de ataque químico. Que espécie de ataque químico? Além dos leucócitos e antígenos presentes no trato reprodutivo feminino (mais sobre isso nas seções seguintes), a proteção serve também contra os compostos químicos dos últimos jatos da ejaculação de outros homens. Esses jatos finais contêm substâncias espermicidas que dificultam o avanço dos retardatários. Em outras palavras, competir com o esperma de outros homens parece estar previsto na química do sêmen humano, tanto nos primeiros jatos (defensivamente) quanto nos últimos (ofensivamente).[8]

A importância da competição espermática tem sido debatida em conferências científicas e jornais acadêmicos nas últimas décadas como se fosse uma nova descoberta, mas, séculos antes de Cristo, Aristóteles e seus antecessores já tinham notado que se uma cadela copulasse com dois cachorros durante o mesmo período fértil, ela poderia produzir uma ninhada de filhotes de um só pai ou de ambos. E considere a história de Héracles e Íficles: na noite anterior ao casamento de Anfitrião com Alcmena, Zeus se disfarçou de Anfitrião e dormiu com a quase-noiva. Na noite seguinte, Anfitrião realizou a consumação do casamento. Alcmena teve gêmeos: Íficles (filho de Anfitrião) e Héracles (filho de Zeus). Claramente os gregos antigos tinham suspeitas sobre a competição espermática.

Mais recentemente, diversos pesquisadores demonstraram que a produção de esperma de um homem aumenta significativamente quando ele não vê sua parceira por dias, independentemente de ele ter ou não ejaculado em sua ausência. Tal achado se conforma à noção de que a competição espermática desempenhou um papel na evolução humana e talvez seja reflexo de uma adaptação à monogamia. Nesse cenário, não saber o que a danada da sua esposa estava fazendo naquela maldita conferência em Orlando leva o corpo do homem à hiperprodução de esperma para aumentar suas chances de fertilizar o óvulo quando ela chegar em casa, ainda que seus piores pesadelos (e, possivelmente, maiores fantasias) sejam verdade. Da mesma maneira, mulheres também relataram que seus parceiros tendem a ser mais vigorosos na cama – com penetração mais profunda e enérgica – depois de uma separação, ou em casos de suspeita de infidelidade.[9] (A possibilidade de que os homens talvez fiquem excitados pelo pensamento das possíveis transgressões de suas parceiras parece ainda não ter chegado à pauta das discussões atuais, mas veja a conversa sobre o pornô mais abaixo.)

As implicações escandalosas da competição espermática se chocam com o ponto de vista tradicional da sexualidade sacrossanta feminina. É uma visão que Darwin cultivou na consciência pública, apresentando fêmeas recatadas que se entregam apenas a um parceiro cuidadosamente selecionado, que tenha provado o seu valor – e, ainda assim, ela só está transando pelo bem da nação. "A mulher sexualmente insaciável", declarou um Donald Symons assustado, "é encontrada principalmente, senão exclusivamente, na ideologia do feminismo, nos sonhos dos meninos, e no medo dos homens".[10] Talvez, mas Marvin Harris oferece uma interpretação diferente: "como todos os grupos dominantes, os homens buscam promover uma imagem da natureza de seus subordinados que contribua para a preservação do *status quo*. Por milhares de anos, homens viram as mulheres não por aquilo que elas poderiam ser, mas por aquilo que eles gostariam que elas fossem".[11]

Apesar de toda a controvérsia, não há dúvidas quanto à ocorrência ou não da competição espermática na reprodução humana.[12] Ela acontece – e sempre. Uma única ejaculação humana contém algo em torno de cinquenta milhões a meio bilhão de candidatos, todos se acotovelando até o único cargo disponível: fertilizador chefe. A pergunta relevante é se todos esses candidatos estão competindo apenas uns contra os outros ou com bilhões de desempregados enviados por outros homens também.

É difícil conjurar uma entidade mais puramente competitiva do que o espermatozoide humano. Imagine um cardume repleto de salmões microscópicos cujas vidas inteiras consistem em nadar contra a corrente em busca da chance de um em muitas centenas de milhões, de se reproduzir. Chances ínfimas, você pode dizer. Mas nem todo esperma de toda criatura luta contra chances tão diminutas. Em algumas espécies de insetos, por exemplo, menos de cem espermatozoides entram na fila para participar da corrida ao óvulo. Nem todos os espermatozoides são, ainda, minúsculos em comparação com aquele que os enviou. Algumas espécies de moscas da fruta têm espermatozoides que medem quase seis centímetros quando desenrolados – muitas vezes maiores do que a própria mosca. *Homo sapiens* está no outro extremo do espectro, depositando centenas de milhões de pequenos espermatozoides num piscar de olhos.

Tabela 4: Competição Espermática Entre Hominídeos[13]

Primatas	Humanos	Chimp./ Bonobos*	Orangotangos	Gorilas
Dimorfismo relativo ao tamanho do corpo	15-20	15-20	100	100
Massa testicular (combinada, valor absoluto, gramas)	35-50	118-160	35	29
Volume seminal por ejaculação (ml)	4,25 (2-6,5)	1,1	1,1	0,3
Concentração espermática (X10/6 ml)	1940: 113 1990: 280	548	61	171

Primatas	Humanos	Chimp./ Bonobos*	Orangotangos	Gorilas
Contagem total de esperma** (milhões de esperma/ejaculação)	1940: 480 1990: 280	C603	67	51
Vesículas seminais	Médias	Grandes	Grandes	Pequenas
Circunferência peniana	24,5mm	12mm	-	-
Extensão peniana	13-18cm***	7,5cm	4cm	3cm
Extensão peniana (relativa a massa corporal)	0,163	0,195	0,053	0,018
Massa corporal (macho, kg)	77	46	45-100	136-204
Cópulas por nascimento	>1.000	>1.000	<20	<20
Duração média da cópula (segundos)	474	7/15	900	60

* Não há diferença significativa entre eles nessas áreas.
** Por ejaculação.
***A glande peniana e sua coroa são únicas aos humanos, entre os primatas.

Hardcore na Idade da Pedra

Aqui está uma questão curiosa: por que tantos homens heterossexuais se excitam com pornografia de sexo grupal onde vários homens transam com uma só mulher? Não faz sentido, se você parar pra pensar. É mais cone do que sorvete. E a sugestiva estranheza não para na proporção contraintuitiva de homens para mulher: há, ainda, o fato de a ejaculação masculina ser o ápice da cena.

Pesquisadores confirmaram o que produtores de filmes pornô já sabiam: homens tendem a ficar excitados por imagens representando um ambiente em que a competição espermática está claramente ocorrendo (apesar de poucos produtores, provavelmente, pensarem nesses termos). Imagens e vídeos exibindo uma mulher com múltiplos homens são muito mais populares na internet e na pornografia comercial do que aqueles em que há um homem com muitas mulheres.[14] Em uma rápida espiada nas ofertas online da *Adult Video Universe*, veem-se listados mais de novecentos títulos no gênero *gangbang*, mas apenas vinte e sete na categoria *gangbang invertido*. Faça você mesmo a matemática. Por que os machos de uma espécie que está *usando as algemas da monogamia há 1.9 milhões de anos*, estariam sexualmente excitados por cenas de grupos de homens ejaculando em uma ou duas mulheres?

Os céticos podem argumentar que essa excitação talvez reflita nada mais do que interesses comerciais, ou uma moda passageira. Tudo bem, mas e a evidência experimental de que homens assistindo a material erótico com sugestão de competição espermática (dois homens com uma mulher) produzem ejaculações contendo maiores porcentagens de esperma com motilidade do que homens assistindo a imagens explícitas de apenas três mulheres?[15] E por que assistir à própria mulher com outro homem aparece constantemente no topo, ou próximo do topo, da fantasia sexual de homens casados, de acordo com *experts* que vão desde Alfred Kinsey a Dan Savage?

Até onde sabemos, não há preferência correspondente entre mulheres por material erótico contendo várias senhoras de meia-idade acima do peso, com tatuagens baratas, transando com um cara gostosão. Vai entender.

Poderia ser que esse apetite masculino por cenas de sexo com uma mulher e diversos homens reflita um eco do *pornô do Plistoceno*? Mantenha em mente a variedade das sociedades discutidas anteriormente, nas quais mulheres apoiam e inspiram times de trabalhadores ou caçadores ao colocarem-se à disposição para sexo sequencial. A mesma dinâmica é sugerida em qualquer partida de futebol americano no domingo, com pompons vibrantes, shorts curtíssimos e chutes altos que terminam com pernas joviais e sexy abertas sobre o gramado artificial. Ao passo que há outras explicações para tais excentricidades da vida contemporânea, elas certamente se alinham bem com uma pré-história caracterizada pela competição espermática.[16] Vai, time!

CAPÍTULO DEZESSETE

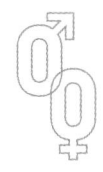

Às Vezes um Pênis é Apenas um Pênis

"Nós estamos certos em reparar a licença e a desobediência desse membro que se projeta para frente muito inoportunamente quando não queremos e que tão inoportunamente nos deixa na mão quando dele mais precisamos, além de imperiosamente contestar a autoridade de nossa vontade, e teimosa e orgulhosamente recusar todas as nossas incitações, tanto da mente quanto da mão."
– Michel de Montaigne, sobre o pênis
(o dele, presumivelmente).

Não se distraia com as risadinhas. O macho humano leva sua genitália muito a sério. Na Roma antiga, meninos ricos usavam um *bulla*: um medalhão segurando uma réplica de um pequeno pau duro. Esse acessório era conhecido como um *fascinum*, e significava a alta classe do jovem rapaz. "Hoje" – escreve David Friedman, em sua erudita e divertida história do pênis, *Uma Mente Própria* –, "mil e quinhentos anos depois da queda da Roma imperial, qualquer coisa tão poderosa e intrigante como uma ereção é considerada fascinante". Voltando um pouco mais longe, encontramos nos livros bíblicos de Gênesis e Êxodo que os filhos de Jacó nasceram de sua coxa. A maioria dos historiadores concorda que "coxa" é um jeito educado de se referir àquilo que fica pendurado entre as coxas do homem. "Parece claro", escreve Friedman, "que juramentos sagrados entre israelitas eram selados colocando a mão no membro masculino". O ato de jurar pelos próprios ovos ainda vive na palavra *testemunhar*.

Deixando essas particularidades históricas de lado, algumas pessoas alegam que os testículos de tamanho médio do macho humano e sua concentração de esperma inferior (em relação a chimpanzés e bonobos) negam qualquer competição espermática na evolução humana. É verdade, a concentração do esperma de chimpanzé de 548 x 10^6 por ml deixa a nossa (de 60 a 235 x 10^6) no chinelo. Mas nem toda competição espermática é criada igual.

Por exemplo, algumas espécies têm um fluido seminal que forma um "tampão copulatório", que serve para bloquear a entrada de qualquer esperma subsequente no canal cervical. Espécies envolvidas nesse tipo de competição espermática (cobras, roedores, alguns insetos, cangurus) portam, tipicamente, pênis com ganchos elaborados ou espirais na ponta, que servem para puxar para fora do canal cervical qualquer tampão de outro macho. Embora exista pelo menos uma equipe de pesquisadores trabalhando com dados que sugerem que homens que copulam com frequência produzem um sêmen que coagula por mais tempo, tampões copulatórios não parecem fazer parte do arsenal sexual humano.

Apesar de não possuir espirais, o pênis humano não é desprovido de elementos interessantes. O *expert* em sexualidade primata Alan Dixson escreve: "em primatas que vivem em grupos familiares constituídos de um par de adultos e suas crias (como os gibões), o macho tem, geralmente, um pênis pequeno e não especializado". Você pode falar o que quiser sobre o pênis humano, menos que ele é pequeno ou não especializado. O biólogo reprodutivo Roger Short escreve: "o grande tamanho do pênis humano ereto, em um contraste marcante com o dos outros primatas superiores, nos leva a questionar quais forças evolutivas específicas têm exercido sua influência nesse membro". Geoffrey Miller fala diretamente: "o pênis de um homem adulto é o maior, mais grosso e mais flexível entre qualquer primata existente".[1] Taí.

Homo sapiens: O grande primata com o grande pênis!

A distinta glande do pênis humano, com sua alargada coroa, combinada com a repetida ação de penetração típica do ato sexual humano – que varia de 500 a 1000 vai-e-vens por encontro –, cria um vácuo no trato reprodutivo feminino. Esse vácuo tira de perto do óvulo qualquer sêmen anteriormente depositado, ajudando, assim, o esperma prestes a entrar em ação. Mas esse vácuo não puxaria também o próprio esperma? Não, porque após a ejaculação, a cabeça do pênis encolhe antes de o corpo peniano perder sua rigidez, neutralizando a sucção que, possivelmente, atrapalharia seu próprio time.[2] Bem elaborado.

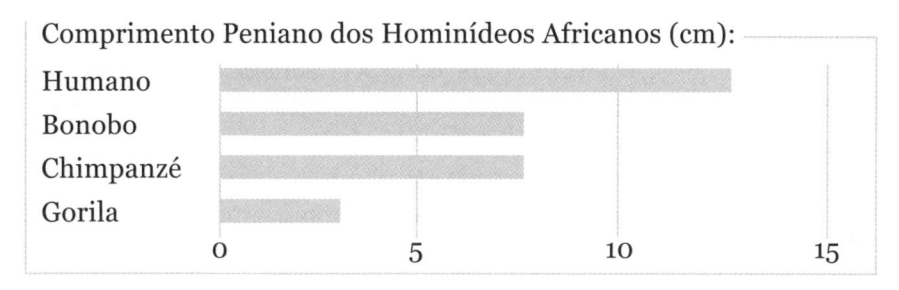

Comprimento Peniano dos Hominídeos Africanos (cm):

Humano	▬▬▬▬▬▬▬▬▬▬▬▬▬
Bonobo	▬▬▬▬▬▬▬
Chimpanzé	▬▬▬▬▬▬▬
Gorila	▬▬

0　　　　5　　　　10　　　　15

Pesquisadores intrépidos demonstraram esse processo, conhecido como desalojamento do sêmen, usando sêmen artificial feito com amido de milho (a mesma receita utilizada na simulação de ejaculações exageradas em filmes pornográficos), além de vaginas de látex e pênis artificiais – tudo em um ambiente laboratorial universitário apropriado. O professor Gordon G. Gallup e sua equipe relataram que mais de 90 por cento da mistura de amido de milho foi desalojada com apenas *uma penetração* do pênis de laboratório. "Nossa teoria é a de que, como consequência da competição por paternidade, os machos humanos desenvolveram uma configuração única para o pênis, que tem como função desalojar da vagina o sêmen deixado por outros machos", explica Gallup à *BBC News Online*.

Vale a pena repetir que o pênis humano é o mais longo e grosso de todos os primatas, em termos absolutos e relativos. E apesar da má fama, homens duram muito mais em cima da sela do que bonobos (quinze segundos), chimpanzés (sete segundos) ou gorilas (sessenta segundos), marcando de quatro a sete minutos, em média.

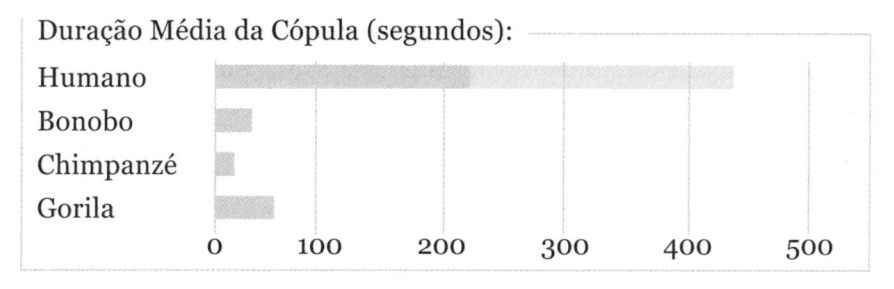

Duração Média da Cópula (segundos):

Humano	▬▬▬▬▬▬▬▬▬▬▬▬▬▬▬▬▬▬
Bonobo	▬
Chimpanzé	▪
Gorila	▬

0　　100　　200　　300　　400　　500

O pênis do chimpanzé, enquanto isso, é um apêndice fino e cônico, sem a glande alargada dos humanos. E vai-e-vens constantes também não são comuns à sua cópula ou a de bonobos (aliás, nada de muito constante pode ser esperado em sete segundos). Ou seja, ao passo que os nossos primos primatas mais próximos podem ter nos vencido no departamento de testículos, eles perdem no tamanho, na duração e no *design* arrojado. Além disso, a média do volume seminal em uma ejaculação humana é aproximadamente quatro vezes aquela dos chimpanzés, trazendo o número total de células espermáticas por ejaculação a um próximo do deles.

Retomando a questão quanto ao saco humano estar meio cheio ou meio vazio, a própria existência de um escroto externo sugere a competição espermática na evolução humana. Gorilas e gibões, como a maioria dos outros mamíferos que não se envolve em competição espermática, geralmente não são equipados para tanto.[3]

Um escroto é como uma geladeira reserva na garagem, apenas para cerveja. Se você tem uma geladeira reserva para cerveja, você provavelmente é do tipo que considera a possibilidade de uma festa começar a qualquer momento. Você quer estar preparado. Um escroto preenche a mesma função. Ao manter os testículos alguns graus a menos do que se eles estivessem dentro do corpo, um escroto permite que espermatozoides frescos se acumulem e se mantenham viáveis por mais tempo, disponíveis caso necessário.

Qualquer um que já tenha tomado um chute na geladeira de cerveja pode te dizer que esse é um arranjo potencialmente oneroso. É essencial ressaltar o aumento na vulnerabilidade de se ter testículos expostos ao vento, convidando ataques ou acidentes, ao invés de guardados seguros dentro do corpo – especialmente se você está dobrado na posição fetal, incapaz de respirar. Dada a implacável lógica da análise de custo/benefício evolutiva, nós podemos estar bem certos de que essa não é uma adaptação sem uma boa razão.[4] Por que carregar as ferramentas se você não tem o trabalho?

Há evidências convincentes apontando na direção de uma dramática diminuição na produção de esperma e no volume testicular humano nos últimos tempos. Pesquisadores documentaram diminuições preocupantes na quantidade de espermatozoides, assim como reduzida vitalidade daqueles que sobrevivem. Um pesquisador sugere que a contagem de esperma em homens dinamarqueses despencou de 113×10^6 em 1940 para aproximadamente a metade disso em 1990 (66×10^6).[5] A lista de causas potenciais para o colapso é longa, e vai desde compostos similares ao estrogênio nas sementes de soja e no leite de vacas prenhas a pesticidas, fertilizantes, hormônios do crescimento no gado e produtos químicos usados em plásticos. Pesquisas recentes sugerem que a paroxetina, um antidepressivo amplamente prescrito, (vendido como Pondera, Benepax, Arotin, etc.) pode danificar o DNA dos espermatozoides.[6] O Estudo da Reprodução Humana da Universidade de Rochester concluiu que homens cujas mães haviam comido carne bovina mais de sete vezes por semana enquanto estavam grávidas, tinham três vezes mais chance de serem classificados como subférteis (menos de vinte milhões de espermatozoides por milímetro de fluido seminal).

Entre os filhos das comedoras de carne bovina, a taxa de subfertilidade era de 17,7 por cento, em oposição aos 5,7 por cento entre os homens cujas mães comiam carne menos frequentemente.

Humanos parecem ter muito mais tecidos produtores de esperma do que qualquer primata monogâmico ou poligínico necessitaria. Homens produzem, em média, apenas de um terço a um oitavo da quantidade de esperma por grama de tecido espermatogênico, se comparados a oito outros mamíferos testados.[7] Pesquisadores também observaram capacidades excedentes em outros aspectos da fisiologia do esperma e da produção humana de sêmen.[8]

A correlação entre ejaculações infrequentes e diversos problemas de saúde oferece evidências adicionais de que os humanos contemporâneos não estão usando seus equipamentos reprodutivos em seu potencial máximo. Uma equipe de pesquisadores australianos, por exemplo, constatou que homens que haviam ejaculado mais de cinco vezes por semana entre as idades de vinte a cinquenta anos tinham um terço a menos de chance de desenvolver câncer de próstata posteriormente na vida.[9] Junto com a frutose, o potássio, o zinco e outros componentes benignos do sêmen, vestígios de carcinogênicos estão frequentemente presentes, levando pesquisadores a levantar a hipótese de que a redução nos índices de câncer pode ser devida à lavagem frequente dos dutos.

Uma outra equipe da Universidade de Sidney relatou, no fim de 2007, que a ejaculação diária reduz drasticamente o dano do DNA ao espermatozoide, *aumentando*, assim, a fertilidade masculina – totalmente contrário à sabedoria popular. Após quarenta e dois homens com espermas prejudicados terem sido instruídos a ejacular diariamente por uma semana, quase todos demonstraram menos dano cromossômico do que o grupo controle, que havia se abstido por três dias.[10]

Orgasmos frequentes também são associados à melhor saúde cardíaca. Um estudo conduzido na Universidade de Bristol e na Queen's University of Belfast constatou que homens que tem três ou mais orgasmos por semana têm 50 por cento a menos de chance de morrer de doença coronária.[11]

Use-o ou perca-o é um dos princípios básicos da seleção natural. Economizando absolutamente sempre que possível, a evolução raramente equipa um organismo para uma atividade que não é desempenhada. Se os níveis contemporâneos de produção de esperma e sêmen fossem típicos dos nossos ancestrais, seria improvável que nossa espécie tivesse evoluído tanta capacidade excedente. Homens contemporâneos têm muito mais potencial do que usam.

Mas se é verdade que testículos humanos modernos são meras sombras do que costumavam ser, o que aconteceu?

Uma vez que os inférteis não deixam descendentes, é um lugar-comum em teoria evolutiva que infertilidade não pode ser herdada. Mas *baixa fertilidade* pode ser passada adiante, sob certas condições. Conforme discutido acima, cromossomos associados a tecidos produtores de esperma em humanos, chimpanzés e bonobos respondem muito rapidamente a pressões adaptativas – muito mais rapidamente do que outras partes do genoma ou do cromossomo correspondente em gorilas, por exemplo.

No ambiente reprodutivo que vislumbramos, caracterizado por interações sexuais frequentes, fêmeas terão, tipicamente, acasalado com diversos machos durante cada período ovulatório, como fazem as chimpanzés e as bonobos. Assim, homens com fertilidade comprometida teriam poucas chances de ter filhos, já que seus espermatozoides seriam dominados por aqueles de outros parceiros sexuais. Os genes para produção intensa de esperma são fortemente favorecidos em tais ambientes, ao passo que mutações resultantes da baixa fertilidade masculina são filtradas do patrimônio genético, como ainda acontece com chimpanzés e bonobos.

Mas agora considere as repercussões da monogamia sexual culturalmente imposta (ainda que reforçadas apenas para mulheres, como foi o caso até muito recentemente). Em um sistema de acasalamento monogâmico onde a mulher faz sexo apenas com um homem, não há competição espermática com outros machos. Sexo se torna como as eleições em uma ditadura: apenas um candidato pode vencer, independentemente de quão poucos votos receba. Assim, mesmo um homem com a produção de esperma comprometida tem grandes chances de acertar o alvo *eventualmente*, concebendo, assim, filhos (e talvez filhas) com potencial aumentado para baixa fertilidade. Nesse cenário, genes associados à fertilidade reduzida não mais seriam removidos do patrimônio genético. Eles se espalhariam, resultando em uma constante redução da fertilidade masculina global e atrofia generalizada do tecido humano produtor de esperma.

Assim como os óculos permitiram a sobrevivência e a reprodução de pessoas com incapacidades visuais que as teriam aniquilado (junto com seus genes) em ambientes ancestrais, a monogamia sexual permite que mutações redutoras de fertilidade se proliferem, causando uma diminuição testicular que nunca teria durado entre nossos ancestrais não-monogâmicos. As estimativas mais recentes mostram que a disfunção espermática afeta aproximadamente um em cada vinte homens ao redor do mundo, sendo a causa mais comum de subfertilidade em casais (definida como a incapacidade de engravidar após um ano de tentativas). E tudo indica que o problema está cada vez pior.[12]

Ninguém mais está cuidando da geladeira extra, então ela está quebrando.

Se nosso paradigma da sexualidade humana pré-histórica estiver correto, além de toxinas e aditivos alimentares, a monogamia sexual pode estar atuando como um fator significativo na crise de infertilidade contemporânea. A monogamia generalizada também pode ajudar a explicar por que, a despeito de nosso passado promíscuo, os testículos dos *Homo sapiens* contemporâneos são menores do que os de chimpanzés e bonobos e, conforme indicado por nossa capacidade de produção espermática excessiva, do que os de nossos ancestrais.

A própria monogamia sexual pode estar encolhendo os ovos dos homens.

* * * * *

Talvez possamos declarar o fim do impasse entre aqueles que argumentam que os pequenos testículos humanos contam "uma história de romance e formação de pares entre os sexos, que começou muitos anos atrás, talvez no início de nossa descendência" e aqueles que defendem que os nossos testículos "levemente maiores do que deveriam ser, se fôssemos realmente monogâmicos", indicam muitos milênios de "leve poliginia". Humanos têm testículos de tamanho mediano, pelos padrões primatas – com fortes indicações de declínio recente –, mas ainda podem produzir ejaculações repletas de centenas de milhões de espermatozoides. Juntamente a um pênis adaptado à competição espermática, os testículos humanos sugerem fortemente que fêmeas ancestrais tinham parceiros múltiplos dentro de um mesmo ciclo menstrual. Os testículos humanos são o equivalente a maçãs que secam em uma árvore no fim do outono – um lembrete cada vez mais encolhido dos dias que ficaram para trás.

Como forma de testar essa hipótese, podemos analisar se os dados relativos ao pênis e ao testículo de diferentes grupos raciais e culturais diferem entre si. Essas diferenças – teoricamente devidas a diferenças significativas e consistentes na intensidade da competição espermática em períodos históricos recentes – são exatamente o que encontramos, se ousamos olhar.[13]

Em virtude da importância do bom ajuste de uma camisinha para a sua eficácia, as diretrizes da Organização Mundial de Saúde especificam tamanhos diferentes para diferentes partes do mundo: 49 milímetros de largura para a Ásia, 52 milímetros para a América do Norte e Europa e 53 milímetros para a África. Em relação ao comprimento, toda camisinha é mais longa do que a maioria dos homens jamais precisará. As camisinhas fabricadas na China, para o uso doméstico, têm 49 milímetros de largura. De acordo com um estudo conduzido pelo Conselho Indiano de Pesquisa Médica, boa parte das falhas ocorrem devido ao mau ajuste entre muitos homens indianos e os padrões internacionais utilizados na manufatura de camisinhas.[14] Segundo um artigo publicado na *Nature*, os testículos de japoneses e chineses tendem a ser, em média, menores do que os de caucasianos. Os autores do estudo concluíram que "diferenças no tamanho do corpo alteram apenas levemente tais valores".[15] Outros pesquisadores confirmaram essas tendências gerais, concluindo que a média do peso de ambos os testículos somados é de 24 gramas para asiáticos, 29 a 33 para caucasianos e 50 para africanos.[16] Os pesquisadores encontraram "diferenças acentuadas no tamanho dos testículos entre as raças humanas. Mesmo controlando para a diferença de idade na amostra, dinamarqueses possuem testículos mais que duas vezes maiores que seus equivalentes chineses, por exemplo".[17] Essa variedade vai muito além do que as diferenças raciais relativas ao tamanho do corpo sugeririam. Muitas estimativas concluem que caucasianos produzem aproximadamente o dobro de espermatozoides por dia, que os chineses (185-235×10^6 comparado a 84×10^6).

Estamos nadando em águas perigosas, caro leitor, sugerindo que cultura, ambiente e comportamento podem ser refletidos na anatomia – genital, ainda por cima. Mas qualquer biólogo ou médico sério sabe que há diferenças anatômicas expressas racialmente. Apesar da extrema sensibilidade dessas questões, *não* considerar o contexto racial no diagnóstico e tratamento de uma doença seria antiético.

Ainda assim, um pouco da relutância em vincular comportamentos culturalmente sancionados à anatomia genital se deve, em grande parte, à dificuldade de encontrar informações históricas confiáveis sobre as reais taxas de promiscuidade feminina, em virtude da carga emocional da própria natureza do material. Ademais, dieta e fatores ambientais teriam que ser levados em conta antes de chegar a qualquer conclusão sólida referente à relação entre a monogamia sexual e a anatomia. Por exemplo, muitas dietas asiáticas fazem uso de grandes quantidades de produtos derivados da soja, ao passo que muitos ocidentais consomem grandes quantidades de carne bovina – ambas já apontadas como rápidas causadoras de diminuição tanto do volume testicular quanto da espermatogênese no decorrer das gerações. Dada a natureza controversa de tais pesquisas e a complexidade de se eliminar tantas variáveis, talvez não seja de se espantar que essa seja uma área na qual poucos pesquisadores estejam ávidos para entrar.

* * * * *

Há um universo de evidências de que a atividade sexual humana vai muito além do que é necessário para a reprodução. Enquanto a função social do sexo é, hoje, vista principalmente em termos da manutenção da família nuclear, isso está longe de ser a única forma pela qual as sociedades canalizam a energia sexual para promover a estabilidade social.

Com um índice de centenas ou milhares de cópulas por filho, seres humanos copulam mais, até mesmo, que chimpanzés e bonobos – e estão muito além de gorilas e gibões. Quando a duração média de cada cópula é levada em consideração, a enorme quantidade de tempo gasto em atividades sexuais por seres humanos facilmente supera aquela de qualquer outro primata – ainda que concordemos em ignorar todas as nossas fantasias, sonhos e masturbações.

A evidência de que a competição espermática desempenhou um papel na evolução humana é simplesmente esmagadora. Nas palavras de um pesquisador, "sem a guerra de espermas durante a evolução humana, homens teriam genitálias ínfimas e produziriam pouco esperma. [...] Não haveria tanta penetração durante a cópula, tantos sonhos, fantasias sexuais e masturbação, e sentiríamos vontade de ter relações sexuais talvez uma meia dúzia de vezes em nossas vidas inteiras. [...] Sexo e sociedade, arte e literatura – aliás, o todo da cultura humana – seria diferente."[18] Nós podemos acrescentar a essa lista o fato de que homens e mulheres teriam a mesma altura e peso (se monogâmicos) ou que homens teriam o dobro do tamanho de mulheres (se poligínicos).

Assim como os famosos fringilídeos de Darwin, nas Ilhas Galápagos, evoluíram estruturas de bico diferentes para quebrar sementes diferentes, espécies semelhantes frequentemente evoluem mecanismos diferentes para a competição espermática. A evolução sexual de chimpanzés e bonobos seguiu uma estratégia dependente de repetidas ejaculações com depósitos pequenos, mas altamente concentrados, de espermatozoides, ao passo que humanos desenvolveram uma abordagem distinta. Ela apresenta:

• Um pênis desenhado para puxar para fora o esperma preexistente, com penetrações prolongadas e repetitivas;
• Ejaculações menos frequentes (comparadas com as dos chimpanzés e bonobos), porém maiores;
• Volume testicular e libido muito além do que é necessário para um acasalamento monogâmico ou poligínico;
• DNA de rápida reação controlando o desenvolvimento do tecido testicular (aparentemente ausente em primatas monogâmicos ou poligínicos);

• Conteúdo espermático por ejaculação – até mesmo nos dias de hoje – na mesma amplitude que chimpanzés e bonobos;
• Localização precária dos testículos em um escroto externo vulnerável, associado ao acasalamento promíscuo.

O verbo *esperar* pode se referir tanto à expectativa de que algo ocorra de determinada maneira por razões lógicas, quanto ao anseio individual de que algo seja de determinada maneira. "A arqueologia", escreve Bogucki, "é muito restrita ao que a imaginação moderna consegue imaginar no campo do comportamento humano".[19] O mesmo se aplica à teoria evolutiva. Talvez tanta gente ainda chegue à conclusão de que a monogamia sexual seja característica do passado evolutivo de nossa espécie, apesar das claras mensagens inscritas no corpo e nos apetites de cada homem, porque isso é o que eles esperam, nos dois sentidos, encontrar.

CAPÍTULO DEZOITO

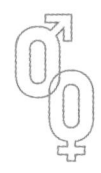

A Pré-História de O[2]

> *"Aí está uma amostra do 'poder de raciocínio' do homem, como assim é chamado. Primeiro, observa alguns fatos. Por exemplo, que em toda sua vida, nunca chega o dia em que ele possa satisfazer uma mulher, e que nenhuma mulher jamais chega ao ponto de não conseguir dar conta de uns dez palermas que possam passar por sua cama. Ele junta esses fatos claros e contundentes e, a partir deles, tira sua surpreendente conclusão: o Criador queria que a mulher fosse restrita a um homem."*
> – Mark Twain, Cartas da Terra

Recentemente vimos um jovem caminhando pelas ruas de Las Ramblas, em Barcelona, orgulhosamente vestindo uma camisa que anunciava que havia *"Nascido para Transar"*. É de se perguntar se ele tem toda uma coleção de camisas em casa: *Nascido para Respirar, Nascido para Comer, Nascido para Beber, Nascido para Ir ao Banheiro* e, é claro, a triste, mas inevitável, *Nascido para Morrer*.

Mas talvez ele estivesse discutindo algo mais profundo. Afinal, o argumento central deste livro é que o sexo há tempos serve para muitas funções cruciais do *Homo sapiens*, sendo a reprodutiva apenas a mais óbvia entre elas. Já que nós, seres humanos, gastamos mais tempo e energia que qualquer outra espécie na Terra, planejando, executando e nos lembrando de nossas façanhas sexuais, talvez devêssemos todos usar aquela camisa.

Ou talvez só as mulheres. Quando se trata de sexo, os homens podem ser os que disparam na frente, se vangloriando, mas são as mulheres que ganham todas as maratonas. Qualquer terapeuta de casais lhe dirá que

---

2 - A História do O, em francês, Histoire d'O, é um romance erótico escrito por Ane Desclos, sob o pseudômino de Paulime Réage, publicado na França em 1954.

a reclamação sexual mais comum que as mulheres fazem de homens é que eles são muito rápidos e diretos. Enquanto isso, a queixa masculina mais comum relacionada ao sexo é que mulheres demoram de mais para esquentar. Depois de um orgasmo, uma mulher pode se preparar para mais uma dúzia. Um corpo feminino que está em movimento tende a manter-se em movimento. Mas homens mal chegam lá e já vão embora. Para eles, as cortinas se fecham rapidamente e a mente se vai para assuntos não relacionados.

Essa simetria de decepção mútua ilustra a quase cômica incompatibilidade entre a resposta sexual de homens e mulheres no contexto de acasalamento monogâmico. Você deve se perguntar: se homens e mulheres evoluíram juntos como casais sexualmente monogâmicos durante milhões de anos, como acabamos sendo tão incompatíveis? É como se estivéssemos sentados à mesa para jantar, milênio após milênio, mas metade de nós não consegue se segurar e ataca e devora tudo freneticamente em poucos minutos, e a outra metade ainda está arrumando a mesa e acendendo as velas.

Sim, já sabemos: estratégias *mistas*, um monte de esperma barato *versus* alguns óvulos caros, etc. Mas essas respostas sexuais flagrantemente mal ajustadas fazem muito mais sentido se as virmos simplesmente como relíquias de uma evolução em grupos promíscuos. Em vez de misturar teorias e mais teorias para apoiar um paradigma instável – monogamia com *erros*, poliginia *leve*, estratégias *mistas* de acasalamento, monogamia *em série* – não podemos logo enfrentar um cenário onde nenhuma dessas alegações inconsistentes e autocontraditórias são necessárias?

Tudo bem, é verdade, é constrangedor. Talvez até humilhante, dependendo de como você lida com a vida. Mas depois de 150 anos da publicação de A Origem das Espécies, não seria hora de aceitar que nossos ancestrais evoluíram ao longo de uma trajetória sexual similar àquela dos nossos mui inteligentes e sociais parentes primatas mais próximos? Para qualquer outra pergunta sobre a origem do comportamento humano, nós procuramos pistas em chimpanzés e bonobos: linguagem, uso de ferramentas, alianças políticas, guerra, reconciliação, altruísmo... mas quando se trata de sexo, puritanamente nos viramos para os gibões, nossos distantes parentes antissociais de baixo Q.I., que são *monogâmicos*. É sério isso?

Nós já narramos como a revolução agricultural desencadeou reconfigurações sociais radicais, com as quais ainda estamos cambaleando. Talvez a negação exagerada de nossa pré-história sexual promíscua expresse um medo legítimo de instabilidade social, mas demandas insistentes por uma ordem social estável (baseada, como frequentemente somos lembrados, na unidade familiar nuclear) não podem apagar os efeitos de centenas de milhares de anos que antecederam o estabelecimento de nossa espécie em vilas estáveis.

Se chimpanzés e bonobos fêmeas pudessem falar, será que elas estariam reclamando com as suas amigas peludas sobre ejaculação precoce de machos que não trazem mais flores? Provavelmente não, pois, como já vimos, quando uma chimpanzé ou uma bonobo está no clima, ela tende a se tornar o centro das atenções para diversos machos dispostos. E quanto mais atenção ela recebe, mais machos ela atrai. Isso porque, efetivamente, nossos primos primatas ficam excitados ao ver e ouvir outros membros de sua espécie transando. Imagine só.

"Que Extravagâncias Odiosas da Mente!"

Homem algum (todos são minimamente versados em tais conteúdos) ignora quão penosos são os sintomas que o aumento, a contração, a perversão e a convulsão do ventre despertam; que extravagâncias odiosas da mente, que frenesi, que destempero melancólico e escandaloso as doenças preternaturais do ventre induzem, como se as pessoas afetadas estivessem enfeitiçadas...
– William Harvey, *Exercícios Anatômicos Referentes à Geração de Criaturas Vivas* (1653)

A *histeria* foi uma das primeiras doenças a ser descrita formalmente. Hipócrates a discutiu quatro séculos antes de Cristo, e você a encontra em qualquer texto médico tratando da saúde feminina desde os tempos medievais até o momento em que foi retirada da lista de diagnósticos médicos reconhecidos, em 1952 (vinte e um anos antes da homossexualidade ser finalmente removida). A histeria ainda era uma das doenças mais diagnosticadas nos Estados Unidos e na Grã-Bretanha até muito recentemente, no início do século XX. Você talvez esteja se perguntando como os médicos tratavam essa doença crônica no decorrer dos séculos.

Contaremos a você. Os médicos masturbavam suas pacientes até atingirem o orgasmo. De acordo com a historiadora Rachel Maines, as pacientes eram rotineiramente massageadas até o orgasmo desde a época de Hipócrates até os anos 1920. Sente-se ali que o médico já irá te atender... Enquanto alguns médicos delegavam o trabalho a enfermeiras, a maioria deles realizava o procedimento por conta própria, aparentemente com certa dificuldade. Nathaniel Highmore, escrevendo em 1660, observou que não era uma técnica fácil de se aprender, "parecida com aquela brincadeira de garotos, na qual tentam esfregar a barriga com uma mão e bater na cabeça com a outra."

Quaisquer que tenham sido os desafios enfrentados por médicos tentando dominar a técnica, parece que o esforço valeu a pena. *A Saúde e as Doenças das Mulheres*, publicado em 1873, estima que aproximadamente 75 por cento das mulheres americanas estavam necessitando desse tratamento e que elas constituíam *o maior mercado para serviços terapêuticos*. Apesar dos protestos de Donald Symons de que "entre todos os povos, a relação sexual é compreendida como um favor que as mulheres prestam aos homens", parece que, por séculos, a liberação orgásmica era um serviço prestado por médicos (homens) às mulheres... por um preço.

Boa parte dessa informação vem de *A Tecnologia do Orgasmo*, o maravilhoso livro de Maine sobre essa "doença" e seu tratamento ao longo dos séculos.[1] E quais eram os sintomas dessa "doença"? Como já era de se esperar, elas são idênticas àquelas da frustração sexual e da excitação crônica: "ansiedade, insônia, irritabilidade, nervosismo, fantasia erótica, sensações de peso no abdômen, edema na região pélvica inferior e lubrificação vaginal".

Esse suposto tratamento *médico* para mulheres excitadas e frustradas não foi uma aberração isolada, confinada na história ancestral, mas apenas um elemento em uma cruzada antiga para patologizar as demandas da libido feminina – uma libido que os *experts* por muito tempo insistiram que não existe.

Os homens que realizavam essa terapia lucrativa não escreviam sobre "orgasmo" nos artigos médicos que publicavam sobre a histeria e seu tratamento. Ao invés disso, publicavam discussões sóbrias, sérias, sobre a "massagem vulvar" que ocasiona o "paroxismo nervoso", que trazia alívio temporário à paciente. Essas eram pacientes ideais, diga-se de passagem. Elas não morriam nem se recuperavam de seu quadro. Simplesmente continuavam voltando, ansiosas por mais sessões do tratamento.

Esse arranjo pode soar, para alguns leitores, como a melhor definição de "trabalho perfeito", mas muitos médicos aparentemente não estavam de acordo. Maines não encontrou "nenhuma evidência de que médicos gostavam de fornecer tratamentos com massagens pélvicas. Ao contrário, esses profissionais qualificados buscavam toda oportunidade possível para substituir seus dedos por outros equipamentos".

Que "outros equipamentos" Maines tem em mente? Veja se você consegue preencher a sequência:
1. Máquina de costura
2. Ventilador
3. Chaleira
4. Torradeira
5. ?

Aqui vai uma dica: esses foram os cinco primeiros eletrodomésticos vendidos diretamente aos consumidores por empresas americanas. Desiste? A Hamilton Beach Company, de Racine, Wisconsin, patenteou o primeiro vibrador de uso doméstico em 1902, fazendo do produto o quinto aparelho eletrônico aprovado para uso doméstico. Até 1917 havia mais vibradores do que torradeiras em lares americanos. Mas antes de se tornar um instrumento para o autotratamento ("todos os prazeres da juventude [...] palpitarão dentro de você", prometia um anúncio sugestivo), vibradores já estavam em uso há décadas nos consultórios de médicos que haviam se cansado de "esfregar a barriga com uma mão e bater na cabeça com a outra".

Motivados pelas maravilhas da industrialização, muitos médicos haviam buscado uma maneira de mecanizar a entrega de seus tratamentos. A engenhosidade americana produziu orgasmos em massa para mulheres que não podiam o obter em suas vidas "devidamente castas", privadas de sexualidade. Os primeiros vibradores foram inventados por esses médicos empreendedores.

Médicos criativos do final do século 19 e início do século 20 projetaram diversos tipos de equipamentos para provocar os *paroxismos nervosos* necessários em suas pacientes. Alguns eram movidos a diesel; outros, a vapor, como pequenas locomotivas. Alguns eram engenhocas enormes penduradas por vigas em correntes e roldanas, como blocos de motores em uma loja de autopeças. Outros contavam com pistões que empurravam pênis de borracha através de buracos em mesas ou envolviam água em alta pressão direcionada à genitália da paciente, como uma brigada de incêndio chamada para apagar as chamas da paixão. E durante todo esse tempo, os bons médicos nunca admitiam que o que estavam fazendo era mais sexo do que medicina.

Mas, talvez, ainda mais desconcertante do que seu silêncio quanto a ser pago para provocar *paroxismos nervosos* seja o fato de que essas mesmas autoridades médicas deram um jeito de manter a convicção de que a sexualidade feminina era fraca e relutante.

O monopólio médico no fornecimento de orgasmos extramatrimoniais socialmente aceitos era assegurado por uma proibição rigorosa da masturbação *própria* de mulheres ou garotas. Em 1850, o *New Orleans Medical & Surgical Journal* declarou que a masturbação era a inimiga pública número um, advertindo: "Nem praga, nem guerra, nem varíola, nem uma multidão de males similares foram mais desastrosos para a humanidade do que o hábito da masturbação: ele é o elemento destrutivo da sociedade civilizada". Crianças e adultos foram advertidos de que a masturbação não era apenas pecaminosa, mas *muito* perigosa – e certamente resultaria em consequências severas à saúde, incluindo cegueira, infertilidade e insanidade. Além disso, essas autoridades entoavam que mulheres "normais" tinham, de qualquer forma, pouca sexualidade.

Em *Psychopathia Sexualis*, publicada em 1886, o neurologista alemão Richard von Krafft-Ebing declarou o que todo mundo já achava que sabia: "Se [uma mulher] desenvolve suas capacidades mentais normalmente e é de boa ascendência, seu desejo sexual é pequeno. Se esse não fosse o caso, o mundo inteiro se tornaria um bordel e o casamento e a família seriam impossíveis".[2] Sugerir que mulheres gostavam, ou até *precisavam*, de libertação orgásmica regular, teria sido chocante para os homens e humilhante para a maioria das mulheres. E talvez ainda seja.

Ainda que o frenesi antimasturbação tenha raízes profundas na história judaico-cristã, ele encontrou um infeliz apoio médico em *Um Tratado Sobre a Doença Provocada pelo Onanismo*, de Simon André Tissot, publicado em 1758. Tissot aparentemente reconheceu os sintomas da sífilis e da gonorreia, que eram consideradas uma única doença naquela época. Mas ele se confundiu e interpretou esses sintomas como sinais de esgotamento de sêmen devido à promiscuidade, prostituição e masturbação.[3]

Um século mais tarde, em 1858, um ginecologista britânico chamado Isaac Baker Brown (presidente da *Medical Society of London*, na época) propôs que a maioria das doenças femininas era atribuível à superexcitação do sistema nervoso, sendo o nervo pudendo, que corre até o clitóris, particularmente culpável. Ele listou os oito estágios da doença progressiva desencadeada pela masturbação feminina:

1. Histeria
2. Irritação espinhal
3. Epilepsia histérica
4. Crises de catalepsia
5. Crises de epilepsia
6. Cretinismo
7. Mania
8. Morte

Baker Brown argumentou que a remoção cirúrgica do clitóris era a melhor forma de prevenir esse deslize fatal, que vai do prazer ao cretinismo e do cretinismo à morte. Depois de ganhar celebridade considerável e executar uma quantidade desconhecida de clitoridectomias, os métodos de Baker Brown deixaram de ser utilizados e ele foi expulso da *London Obstetrical Society*, caindo em desgraça. Baker Brown posteriormente ficou louco, e a clitoridectomia foi descreditada nos círculos médicos britânicos.[4]

Infelizmente a obra de Baker Brown já havia atravessado o Atlântico e exercido um impacto significativo na prática médica. Clitoridectomias continuaram a ser executadas nos Estados Unidos até boa parte do século XX como uma cura para a histeria, ninfomania e masturbação feminina. Até 1936, um respeitado texto usado em faculdades de medicina, o *Holt's Diseases of Infancy and Childhood*, recomendava a remoção cirúrgica ou a cauterização do clitóris como uma cura para a masturbação de meninas.

O procedimento, que começava a perder total credibilidade nos Estados Unidos na metade do século XX, foi ressuscitado a partir de uma justificativa diferente. Agora, em vez de ser uma forma de erradicar a masturbação, a remoção cirúrgica de grandes clitóris passou a ser recomendada por razões estéticas.[5]

Antes de se tornar alvo de cirurgias, o clitóris havia, por séculos, sido ignorado por autores de manuais anatômicos. Apenas a partir da metade dos anos 1500 que um professor veneziano chamado Matteo Realdo Colombo, que havia previamente estudado anatomia com Michelangelo, esbarrou em uma protuberância misteriosa entre as pernas femininas. Conforme descrito no romance histórico de Federico Andahazi *O Anatomista*, Colombo fez essa descoberta enquanto examinava uma paciente chamada Inês de Torremolinos. Ele observou que Inês ficava tensa quando ele manipulava esse botãozinho, que parecia crescer com seu toque. Claramente isso necessitava de explorações mais profundas. Após examinar muitas outras mulheres, Colombo descobriu que todas elas tinham essa protuberância, até então "desconhecida", e que todas elas respondiam de forma similar à manipulação gentil.

Andahazi nos conta que em março de 1558, Colombo orgulhosamente relatou sua "descoberta" do clitóris ao reitor de sua faculdade.[6] A resposta, conforme especula Jonathan Margolis em *O: A História Íntima do Orgasmo*, provavelmente não foi a prevista pelo pesquisador. Colombo foi "apreendido em sua própria sala de aula em alguns dias, acusado de heresia, blasfêmia, bruxaria e satanismo, e posteriormente posto em julgamento e aprisionado. Seus manuscritos foram confiscados e sua 'descoberta' foi proibida de ser mencionada novamente até séculos após sua morte."[7]

Cuidado Com a Marca da Bruxa

A "doença" que levava mulheres frustradas aos consultórios de médicos com seus vibradores, um século atrás, muitas vezes as levava a lugares muito piores da Europa medieval. Conforme explica a historiadora Reay Tannahill, "O *Malleus Maleficarum* (1486), o primeiro grande manual da Santa Inquisição, tinha a mesma facilidade que um psicanalista moderno em aceitar que [um certo] tipo de mulher pode prontamente acreditar que ela se relacionou sexualmente com o próprio diabo: um ser enorme, preto e monstruoso com um pênis imenso e sêmen frio, como uma água com gelo".[8] Mas não eram apenas os sonhos sexuais que atraíam a atenção brutal de autoridades erotofóbicas. Se um caçador de bruxas, por volta do início do século 17, descobrisse uma mulher ou uma garota com um clitóris excepcionalmente grande, essa "marca da bruxa" era suficiente para condená-la à morte.[9]

A Europa medieval sofreu pragas periódicas de Íncubos e Súcubos, demônios machos e fêmeas que, acreditava-se, invadiam sonhos, camas e corpos de pessoas vivas. Tomás de Aquino e outros acreditavam que esses demônios fecundavam as mulheres em suas visitas noturnas da seguinte maneira: primeiramente, fingiam ser Súcubo (um espírito feminino que faz sexo com um homem adormecido para obter seu esperma) e, posteriormente, depositando o esperma em uma mulher inocente, na forma de um Íncubo (um espírito masculino que arrebata a mulher adormecida). Dessa forma, mulheres suspeitas de terem sido fecundadas por espíritos malévolos, corriam um sério risco de serem apresentadas como bruxas e sofrerem as respectivas consequências. Quaisquer histórias que essas mulheres pudessem contar, referentes às verdadeiras origens da gravidez, convenientemente morriam com elas.

* * * * *

Apesar de hoje ser considerado um dos melhores romances já escritos, *Madame Bovary* foi denunciado como imoral quando foi publicado, em 1856. Os promotores públicos de Paris estavam aborrecidos com o fato de Gustave Flaubert ter escrito sobre uma camponesa obstinada, que passou a ostentar bens e riquezas por intermédio de amantes ricos. Os promotores acreditavam que a personagem não fora punida o suficiente. Flaubert, em sua defesa, alegou que, nesse sentido, a obra era "eminentemente moral". Afinal de contas, Emma Bovary se suicida na miséria, na vergonha e no desespero. Punição insuficiente? O caso contra o livro, em outras palavras, passou a ser se a punição de Emma Bovary foi *suficientemente* agonizante, e não se ela mereceu tal sofrimento, ou se, para começo de conversa, ela tinha direito de buscar satisfação sexual.

Mas nem mesmo Flaubert e seus promotores misóginos poderiam sonhar com as punições que dizem ter sido infligidas às mulheres humildes dos povos maias tsotsis, na América Central. Sarah Blaffer Hrdy explica que "h'ik'al, um demônio supersexual com um pênis de vários metros", captura mulheres que se comportam mal e "as carrega para sua caverna, onde as estupra". Meninas da tribo, desde muito novas, ouvem histórias de mulheres desafortunadas que foram engravidadas por h'ik'al e que "incharam e deram à luz, noite após noite, até a morte".[10]

Essa necessidade de punir o desejo sexual feminino, como se ele fosse algo maligno, perigoso ou patológico, não se limita ao período medieval ou aos vilarejos maias remotos. Estimativas recentes da Organização Mundial de Saúde sugerem que, a cada ano, aproximadamente 137 milhões de meninas passam por alguma forma de mutilação genital.

A Força Necessária Para Suprimi-lo

> *"O fogo não se sacia em consumir infinitas toras de madeira, nem o oceano em incorporar os rios que nele deságuam; a morte não se sacia ao consumir todas as criaturas da terra, nem a mulher de olhos claros com todos os homens do mundo."*
> – Kama Sutra

Antes da guerra às drogas, da guerra ao terrorismo e da guerra ao câncer, havia a guerra ao desejo feminino. É uma guerra que tem sido travada por muito mais tempo que qualquer outra, e suas vítimas já passaram da casa dos bilhões. Como as outras, é uma guerra que nunca pode ser vencida, uma vez que o inimigo declarado é uma força da natureza. É como declarar guerra aos ciclos da lua.

Há uma futilidade patética por trás dessa insistência – que conta com provas contrárias esmagadoras – em que a mulher é indiferente às exortações insistentes da libido. Lembre-se das autoridades médicas sulistas americanas que, às vésperas da Guerra Civil, asseguravam aos donos de fazendas que escravos tentando fugir não eram seres humanos que mereciam liberdade, mas, sim, casos de *drapetomania*, um distúrbio que poderia ser tratado com chicotadas. E quem pode esquecer a *inquisição bem-intencionada* que forçou Galileu a renegar verdades que eram óbvias a ele, por serem ofensivas às mentes calcificadas pelo poder e pela doutrina? Nesse combate constante entre o que é e o que muitas sociedades patriarcais pós-agriculturais insistem que *deveria ser*, mulheres que ousaram renunciar à crença do recato feminino ainda recebem insultos e cuspes, além de serem separadas de seus filhos, banidas, queimadas como bruxas, patologizadas como histéricas, enterradas até o pescoço na areia do deserto e apedrejadas até a morte. Elas e seus filhos – os "filhos e filhas de putas" – também são sacrificados aos deuses perversos da ignorância, da vergonha e do medo.

Se a psiquiatra Mary Jane Sherfey estiver correta quando escreve que "a força de um impulso determina a força necessária para suprimi-lo" (uma observação absolutamente newtoniana, em sua simplicidade irrefutável), então o que devemos pensar de toda essa força empregada na supressão da libido feminina?[11]

CAPÍTULO DEZENOVE

Quando as Garotas Vão à Loucura

Vocalização Copulatória Feminina

Aqui vai uma pergunta que sempre direcionamos à plateia quando estamos fazendo alguma apresentação pública: se você já ouviu algum casal heterossexual fazendo sexo (e quem nunca?), quem era o mais barulhento? A resposta que recebemos sempre, em qualquer lugar – de homens, mulheres, héteros, gays, americanos, franceses, japoneses e brasileiros – é sempre a mesma. Não há nem discussão. Ninguém tem dúvida. Nem de longe. Não precisamos nem falar, porque você já sabe, né? Sim, o sexo "frágil", "meigo" e "recatado" é a fonte de gemidos na maior altura, de gritos, de chamados ao Senhor no meio da madrugada... e que se danem os vizinhos.

Mas por quê? Dentro do modelo da narrativa padrão da sexualidade humana, o que os cientistas chamam de *vocalização copulatória feminina* (VCF) é um verdadeiro mistério. Você se lembra da alegação de Steven Pinker que "em todas as sociedades, o sexo é, de alguma forma, 'sujo'. É realizado em ambiente privado [...]".[1] Por que a fêmea de uma espécie dessas arriscaria atrair tanta atenção? Por que, dos subúrbios de Nova Iorque aos limites do Amazonas, mulheres são mais propensas do que homens a anunciar em alto e bom som seu prazer sexual, para que todos ouçam?

E por que o som de uma mulher tendo orgasmo é, para homens heterossexuais, tão difícil de ignorar?[2] Dizem que as mulheres conseguem ouvir um bebê chorando de longe – mas, meus senhores, existe algum som mais fácil de escutar, em meio ao burburinho de um prédio residencial, – e mais difícil de ignorar – que o de uma mulher ardendo em paixão?

Se você é uma das dez ou quinze pessoas no mundo que nunca assistiram ao falso orgasmo de Meg Ryan em *Harry & Sally: Feitos um para o Outro*, vá assistir agora (é fácil achar na internet). É uma das cenas mais famosas do cinema moderno, mas se os papéis fossem invertidos, a cena não seria engraçada – não faria nem mesmo sentido. Imagine: Billy Crystal se sentaria a uma mesa de restaurante, começaria a respirar forte, talvez seus olhos tremeriam um pouco, ele grunhiria algumas vezes, morderia seu sanduíche e adormeceria. Sem gargalhadas. Ninguém no estabelecimento nem perceberia. Se o orgasmo masculino fosse um címbalo que soa abafado, o feminino seria uma ópera completa. Cheia de gritos, berros, pessoas segurando lanças cantando ao redor de uma bateção de mesa que deixaria em silêncio até o restaurante mais barulhento de Nova Iorque.[3]

Mulheres gritando em êxtase não é um fenômeno moderno. O *Kama Sutra* contém conselhos antigos de vocalização copulatória feminina em termos de técnicas eróticas, categorizando expressões de prazer de diferentes aves para a mulher escolher: "como parte principal do gemido, ela pode escolher, de acordo com sua própria imaginação, os chamados da andorinha, do cuco, do pombo verde, do papagaio, da abelha, do rouxinol, do marreco, do pato ou da perdiz". *Do marreco?* Quem está gostando faz *quém quém*!

Mas deixando as técnicas eróticas da fazenda de lado, simplesmente não faz sentido que a fêmea de uma espécie monogâmica (ou "levemente poligínica") chame a atenção para si quando está copulando. Em contrapartida, se milhares de gerações de acasalamentos múltiplos estiverem embutidos na sexualidade humana moderna, fica bem claro o porquê de tanta gritaria.

Como podemos constatar, mulheres não são as únicas fêmeas primatas a fazer bastante barulho nos espasmos da paixão. O primatólogo inglês Stuart Semple descobriu que "em uma vasta variedade de espécies, as fêmeas vocalizam apenas antes, durante ou imediatamente depois de copular. Essas vocalizações", conta Semple, "são particularmente comuns entre os primatas, e evidências estão sendo acumuladas de que, através desses chamados, a fêmea incita os machos do seu grupo [...]"[4]. Precisamente. Há uma boa razão para o som de uma mulher desfrutando de um encontro sexual atiçar o homem heterossexual. Sua "chamada copulatória" é um convite em potencial para estimular a competição espermática.

Semple gravou mais de 550 chamados copulatórios de sete babuínos fêmeas e analisou sua estrutura acústica. Ele percebeu que essas complexas vocalizações contêm informações relacionadas tanto ao estado reprodutivo da fêmea (as vocalizações eram mais complexas quando as fêmeas estavam perto da ovulação) quanto ao status do macho que "inspirava" a vocalização (os chamados eram mais longos e continham mais unidades de distinção sonora quando o acasalamento era com machos de alta posição hierárquica).

Então, pelo menos para esses babuínos, machos que ouvissem esses sons poderiam, possivelmente, adquirir informações sobre a probabilidade de engravidar determinada fêmea, além de uma noção sobre o nível do macho que encontrariam caso se aproximassem.

Meredith Small concorda que as chamadas copulatórias de fêmeas primatas são facilmente identificáveis: "até mesmo um leigo consegue identificar o orgasmo ou o prazer sexual de uma primata não-humana. As fêmeas", continua Small, "fazem sons que não se ouvem em outros contextos além do acasalamento".[5] As fêmeas dos macacos-cauda-de-leão (*Macaca silenus*) fazem chamadas copulatórias para convocar a atenção de machos mesmo quando não estão ovulando. Small relata que, entre esses primatas, fêmeas ovulando frequentemente direcionam seus convites a machos fora do seu próprio grupo, trazendo, assim, sangue novo para o caldo do acasalamento.[6]

A vocalização copulatória feminina é altamente associada a acasalamentos promíscuos, mas não à monogamia. Alan Dixson escreveu que fêmeas de espécies promíscuas de primatas emitem chamados de acasalamento mais complexos que fêmeas de espécies monogâmicas ou poligínicas.[7]

Deixando a complexidade de lado, Gauri Pradhan e colegas conduziram uma pesquisa de chamados copulatórios em uma variedade de primatas, e descobriram que "variações na promiscuidade das fêmeas predizem sua tendência a usar o chamado copulatório enquanto acasalam". Os dados mostraram que altos níveis de promiscuidade são preditores de mais chamados copulatórios.[8]

William J. Hamilton e Patricia C. Arrowood analisaram as vocalizações copulatórias de vários primatas, incluindo as de três casais humanos enquanto "mandavam ver".[9] Eles perceberam que "os sons femininos se intensificaram gradualmente à medida que se aproximavam do orgasmo, e durante o orgasmo eles tomaram um ritmo acelerado e regular (notas de igual duração e igual intervalo entrenotas), o que não é presente em chamados masculinos durante o orgasmo". Mas os autores não conseguem esconder a decepção quando escrevem que "nenhum dos dois sexos [humanos] mostrou a complexidade da estrutura sonora característica das vocalizações copulatórias de babuínos". Isso pode ser algo positivo, porque em outro lugar do artigo lê-se que os chamados copulatórios dos babuínos são perfeitamente audíveis para os ouvidos humanos a mais de trezentos metros de distância.

Antes que você conclua que "vocalização copulatória feminina" é simplesmente uma expressão rebuscada para uma excitação qualquer, pense nos predadores possivelmente atraídos por essa paixão primata. Chimpanzés e bonobos podem estar a salvo na copa das árvores, mas babuínos (assim como nossos ancestrais de moradia terrestre) vivem entre leopardos e outros predadores, que têm todo interesse do mundo em achar dois primatas em uma caçada só – especialmente acasalando, quando estarão distraídos e vulneráveis.

Como afirmam Hamilton e Arrowood: "apesar do risco de expor o indivíduo e o bando a predadores, esses babuínos convencionalmente fazem chamados durante a cópula, [então] elas devem ter algum valor adaptativo". Qual poderia ser? Os autores oferecem várias hipóteses, incluindo a noção de que os chamados possam ser um estratagema para ajudar a ativar o reflexo ejaculatório do macho – uma análise com a qual muitas prostitutas podem concordar. Talvez haja algo correto nessa ideia,[10] mas, mesmo assim, machos primatas não são exatamente famosos por precisar de grande assistência para *ativar seu reflexo ejaculatório*. O reflexo ejaculatório humano tende, na verdade, a se ativar facilmente demais – pelo menos da perspectiva das mulheres que *não* estão sendo pagas. Especialmente quando levamos em consideração todas as outras evidências convergentes, parece muito mais provável que, em humanos, a vocalização copulatória feminina serviria para atrair machos à fêmea ovulante sexualmente receptiva, promovendo, assim, a competição espermática e todos seus benefícios relacionados – tanto reprodutivos quanto sociais.

No entanto, apesar de toda a gritaria da mulherada no mundo todo, "a crença na mulher recatada persiste", escreve Natalie Angier. "É floreada com adjetivos que, sabe-se bem, são uma descrição imperfeita das estratégias femininas de acasalamento. Mas, resolvendo este pequeno detalhe de etiqueta, voltam todos a acreditar na narrativa padrão."

Sin Tetas, No Hay Paraíso[11]

Por sorte ou por azar, as vergonhas femininas não incham até ficar cinco vezes maiores que seu tamanho original e nem se colorem de um vermelho brilhante para indicar disponibilidade sexual. Mas existem evidências anatômicas sugerindo que as mulheres evoluíram para serem altamente sexuais? Sem dúvida. Assim como o corpo do homem, o corpo da mulher (e seus comportamentos pré-conscientes) está repleto de indicações da promiscuidade milenar e da competição espermática.

Considerando sua quase ausência de tecido muscular, o peito feminino possui grande força. Mulheres curvilíneas canalizaram esse poder para manipular até mesmo os mais disciplinados e bem-sucedidos dos homens que jamais existiram. Impérios ruíram, testamentos foram reescritos, milhões de revistas e calendários vendidos, audiências escandalizadas... tudo em resposta à misteriosa força que emana do que são, no final das contas, pequenos sacos de gordura.

Uma das mais antigas imagens conhecidas, a chamada Vênus de Willendorf, criada cerca de 25.000 anos atrás, apresenta seios de dimensões à la Dolly Parton. Duzentos e cinquenta séculos mais tarde, o poder dos peitos exagerados não demonstra sinais de envelhecimento. De acordo com a *American Society of Plastic Surgery*, 347.254 procedimentos de aumento de mamas foram realizados nos Estados Unidos em 2007, fazendo-os o procedimento cirúrgico mais comum do país. O que dá ao seio feminino influência tão transcendental sobre a consciência heterossexual masculina?

Primeiramente, vamos dispensar interpretações puramente utilitaristas. Ainda que as glândulas mamárias presentes nos seios femininos existam para alimentar as crianças, o tecido adiposo que confere a curva mágica ao seio humano – a saliência, o balanço e o agito – não tem nada a ver com a produção de leite. Dado o claro custo fisiológico em se ter mamas suspensas (tensão na coluna, perda do equilíbrio, inconveniência para correr), e se elas não têm por objetivo anunciar leite aos bebês, por que fêmeas humanas desenvolveram e mantiveram esses penosos apêndices?

As teorias variam desde crenças sobre os seios servirem como dispositivos sinalizadores de fertilidade e de depósitos suficientes de gordura para suportar os rigores da gravidez e amamentação[12] à "teoria do eco genital": fêmeas desenvolveram seios pendulares por volta do tempo em que os hominídeos começaram a andar de forma ereta, para provocar a antiga excitação dos machos, que contemplavam os depósitos lipídicos das nádegas.[13] Teóricos a favor da teoria do eco genital observaram que inchaços como os dos chimpanzés e dos bonobos iriam interferir na locomoção de primatas bípedes, e por essa razão, quando nossos ancestrais começaram a andar de pé, a sinalização da fertilidade passou da parte traseira (onde era anteriormente) para o para-choque dianteiro. Em um certo pingue-pongue histórico, vemos a moda ditar se o inchaço valorizado será dianteiro (espartilhos) ou traseiro (salto alto e anquinhas vitorianas).

A similaridade visual entre essas duas partes anatômicas femininas tem sido facilitada com a recente popularização dos jeans de cintura baixa que, provocativamente, deixam aparecer o decote inferior. "O cofrinho é o novo decote", escreve a jornalista Janelle Brown: "reivindicando maximizar a sedução, tanto das *supermodels* quanto das cidadãs comuns,

[...] é atrevido e levemente vulgar", ela continua, "mas com um charme redondo e macio, como um perfeito par de seios".[14] Se a sua "lua" estiver um pouco "minguante", você pode sempre recorrer aos "sutiãs de bumbum", que prometem criar o mesmo efeito que mexe com a cabeça dos machos desde antes da existência dos humanos. Como a anquinha vitoriana, o sutiã de bumbum simula as curvas de uma chimpanzé ou de uma bonobo no período da ovulação. E, falando em lua minguante, também é digno de nota que, a não ser que tenham sido cirurgicamente reforçados, os seios da mulher, assim como sua fertilidade, se desvanecem com o tempo – fortalecendo, assim, a alegação de que eles evoluíram para sinalizar a fertilidade.

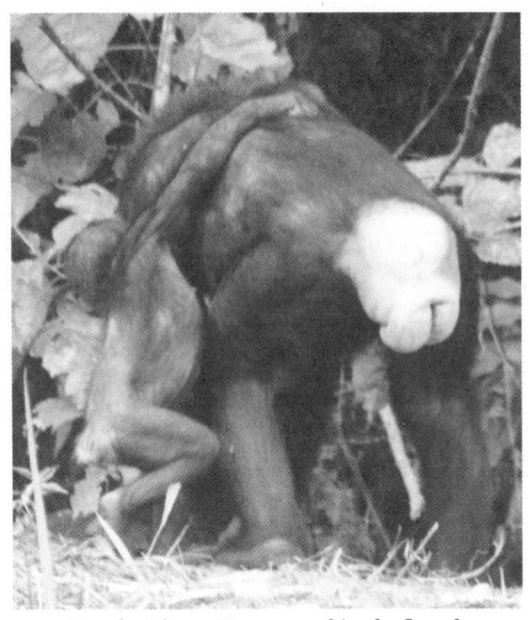

Bonobo Fêmea. Foto: www.friendsofbonobos.org

As fêmeas humanas não são as únicas primatas a estampar sua fertilidade no peito. O babuíno-gelada (*Theropithecus gelada*) é outro primata de postura vertical com inchaço sexual dos seios femininos. Como já era de se esperar, os inchaços dos geladas vêm e vão de acordo com a receptividade sexual

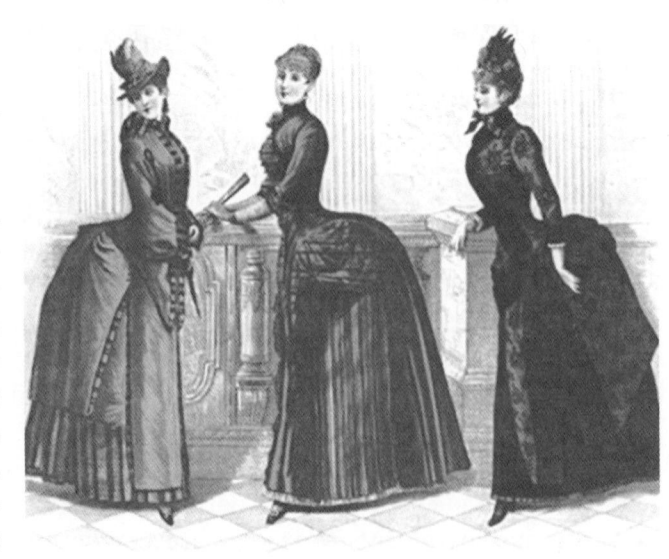

Tournure (anquinha) vitoriana.
Foto: Strawbridge & Clothier's Quarterly (Winter 1885–86)

das fêmeas. Como as fêmeas humanas estão, potencialmente, *sempre* sexualmente receptivas, seus seios estão, de uma forma ou de outra, sempre inchados a partir da maturidade sexual.[15]

Mas nem toda fêmea primata tem inchaços genitais que anunciam visualmente seu estado ovulatório. Meredith Small relata que apenas 54 das 78 espécies pesquisadas "experienciam mudanças morfológicas visualmente perceptíveis durante os ciclos", e que metade dessas espécies demonstra "apenas uma leve roseada". Mais uma vez, nossos dois parentes primatas mais próximos se destacam da multidão em termos de suas sexualidades decididamente indiscretas, sendo os únicos primatas com inchaços sexuais tão extravagantes e de cores tão vibrantes. O distrito da luz vermelha das chimpanzés vai e vem, refletindo sua sexualidade crescente e decrescente, mas, como Small confirma, no caso dos bonobos "o inchaço nunca muda muito, então bonobos fêmeas estão sempre dando sinal de fertilidade – assim como os humanos".[16]

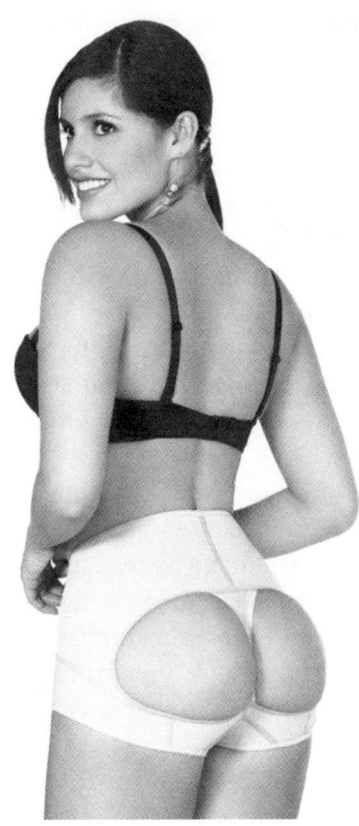

O Sutiã de Bumbum.
Foto: Sweet and Vicious LLC Company
Slogan: "Leve Seus Glúteos ao Máximo!"

Embora muitas teorias digam que a fêmea humana possui "ovulação oculta", ela não é nada oculta se você souber onde e como procurar. Martie Haselton e seus colegas descobriram que homens vendo fotografias das mesmas trinta mulheres – algumas fotos tiradas perto da ovulação e outras não – se saem muito bem ao julgar quais das mulheres estavam "tentando parecer mais atraentes", o que, por sua vez, corresponde ao estado menstrual da mulher. Esses autores perceberam que as mulheres tendem a se vestir de uma forma mais sedutora quando estão no período fértil. "E mais", escreve Haselton, "no período fértil, quanto mais perto as mulheres estavam da ovulação na hora da fotografia, mais a sua foto era escolhida".[17]

Outras pesquisas identificaram que homens preferem o cheiro corporal das mulheres quando elas estão perto da ovulação, e que mulheres tendem a se comportar mais provocativamente em situações diversas quando estão no período fértil (usam mais joias e perfumes, saem mais, engajam-se mais em encontros casuais e apresentam menor probabilidade de usar camisinha com novos parceiros).

Repete, Por Gentileza

Os seios femininos fascinam os teóricos do evolucionismo na mesma medida em que o orgasmo feminino os confunde. Como os seios, o orgasmo feminino é uma dor de cabeça para a narrativa *mainstream* da evolução sexual humana. Não é necessário à concepção, então por que ele existe? Por muito tempo, cientistas diziam que as mulheres eram as únicas fêmeas a vivenciar o orgasmo. Mas assim que surgiram biólogas e primatólogas mulheres para conferir o que estava acontecendo, ficou óbvio que *muitas* primatas fêmeas estavam tendo orgasmos.

A motivação subjacente às afirmações de que o orgasmo feminino era exclusivamente humano provavelmente se sustentava em seu papel para a narrativa padrão. Segundo essa visão, o orgasmo evoluiu na fêmea humana para facilitar e manter o vínculo de longo prazo no centro da família nuclear.[18] Para quem comprou essa história, é um problema admitir que fêmeas de outras espécies sejam orgásmicas também. E um problema maior ainda ocorre quando as espécies mais orgásmicas são exatamente as mais promíscuas, o que parece ser o caso.

Como Alan Dixson escreve, essa explicação de que o orgasmo feminino serve para manter a monogamia "parece muito forçada. Afinal", escreve, "fêmeas de outras espécies, especialmente as de espécies cujo acasalamento de ambos os sexos é realizado com parceiros múltiplos (espécies promíscuas), como macacas e chimpanzés, exibem respostas orgásmicas mesmo não possuindo tais vínculos ou formando unidades familiares estáveis". Além do mais, Dixson continua, "gibões, que são predominantemente monogâmicos, não exibem sinais claros de orgasmo feminino".[19] Embora Dixson classifique humanos como levemente poligínicos em seu estudo sobre a sexualidade primata, ele parece ter dúvidas quando escreve: "pode-se argumentar que [...] o orgasmo feminino seja recompensador, e que aumente a predisposição a copular com vários machos em vez de apenas um, promovendo, assim, a competição espermática".[20]

Donald Symon e outros argumentam que "o orgasmo é, parcimoniosamente interpretado, como um potencial que todas as fêmeas mamíferas possuem". O que ajuda a realização desse "potencial" em algumas sociedades humanas, discorre Symons, são "as técnicas nas preliminares e na relação sexual que proporcionam estímulos intensos e ininterruptos para que as fêmeas atinjam o orgasmo".[21] Em outras palavras, Symons pensa que mulheres têm mais orgasmos do que éguas simplesmente porque homens são melhores amantes do que os cavalos. Quem concorda dá uma empinadinha.

Como suporte para sua teoria, Symons cita estudos como os de Kinsey, que mostram que menos da metade das mulheres entrevistadas (americanas na década de 1950) teve orgasmos pelo menos em nove de dez vezes em que fizeram sexo, enquanto relações elaboradas e extensas em outras sociedades (ele cita os Mangaia, no Pacífico Sul) resultam em orgasmo praticamente universal para as mulheres. "O orgasmo", conclui Symons, "nunca é considerado espontâneo e inevitável para as mulheres como é, sempre, para os homens". Para Symons, Stephen Jay Gould, Elisabeth Lloy[22] e outros, *algumas* mulheres têm orgasmo *algumas* vezes porque *todos* os homens têm *sempre*. Para eles, o orgasmo feminino é o equivalente aos mamilos masculinos: um eco estrutural sem função em um sexo, de um traço vital, do outro.

* * * * *

Dada a alta energia necessária para chegar lá, é surpreendente que o trato reprodutivo feminino não seja um lugar particularmente aconchegante para os espermatozoides. Os pesquisadores Robin Baker e Mark Bellis descobriram que aproximadamente 35 por cento do esperma são ejetados na primeira meia hora da relação, e nem mesmo aqueles que ficam para trás não recebem qualquer descanso.[23] O corpo feminino considera o esperma como um antígeno (corpo estranho) e o ataca imediatamente com leucócitos antiesperma, que ultrapassam o número de espermatozoides em uma proporção de 100:1. Apenas um em 14 milhões de espermatozoides ejaculados consegue, ao menos, alcançar o útero.[24] Além dos obstáculos impostos pelo corpo feminino, até mesmo o mais sortudo dos espermatozoides terá que enfrentar uma competição com outros machos (pelo menos se o nosso modelo de sexualidade humana possuir alguma validade).

Mas ao mesmo tempo em que apresenta obstáculos para a maioria dos espermatozoides, o corpo feminino pode ajudar alguns. Há evidências contundentes de que o sistema reprodutivo feminino é capaz de fazer julgamentos sensíveis baseados nas características químicas das diferentes células espermáticas do homem. Essas avaliações podem julgar, além da saúde geral da célula, até mesmo detalhes como a compatibilidade imunológica. A compatibilidade genética de determinados homens com uma certa mulher significa que a qualidade espermática é uma *característica relativa*. Logo, como Anne Pusey explica, "as fêmeas podem se beneficiar em coletar amostras de vários machos, e fêmeas diferentes não se beneficiam, necessariamente, ao acasalarem com o mesmo macho 'de alta qualidade'".[25]

Esse é um ponto crucial. Nem todo macho "de alta qualidade" seria uma boa combinação para qualquer mulher – mesmo em um nível puramente biológico. Por causa da complexa interação entre dois conjuntos parentais de DNA, que ocorre na fertilização, um homem que *parece* ser de elevado valor reprodutivo (queixo quadrado, corpo simétrico, bom emprego, aperto de mão firme, cartão de crédito platinum) pode ser, na verdade, uma combinação genética ruim para uma determinada mulher. Pode ser, então, vantajoso para uma mulher (e em último caso, para seu filho) "coletar amostras de vários machos" e deixar seu próprio corpo decidir qual espermatozoide a fertilizará. O corpo da mulher, em outras palavras, pode estar mais bem informado que sua mente consciente.

Então, em termos de reprodução, a aptidão dos nossos ancestrais masculinos não era decidida no mundo social exterior, onde as teorias convencionais nos dizem que os homens competiam pelo acasalamento em batalhas por *status* e riquezas materiais. Ao invés disso, *a paternidade era determinada no mundo interior do trato reprodutivo feminino, onde toda mulher é equipada com mecanismos de escolha em nível celular para os pais em potencial.* Lembre-se disso na próxima vez em que ler algo como "A predisposição a buscar poder, riqueza e prestígio é mera expressão da estratégia masculina para conseguir mulheres para acasalar", ou "A competição pelo acasalamento envolve disputas pelos recursos masculinos, que a mulher precisará para criar seus filhos".[26] Essa pode ser a situação de muitas pessoas hoje, mas nosso corpo sugere que nossos ancestrais viveram em cenários completamente diferentes.

* * * * *

A competição espermática é mais bem compreendida não como uma competição de cem metros rasos, mas como uma corrida com obstáculos. Além dos leucócitos antiesperma mencionados anteriormente, os obstáculos estão na vagina, no colo do útero e na própria superfície do óvulo. A complexidade do colo do útero humano sugere que ele evoluiu para filtrar espermatozoides de vários machos. A respeito de *macacas* (gênero de macacos altamente promíscuos) e humanos, Dixson escreve: "no gênero *Macaca*, todas as espécies que são consideradas de acasalamento múltiplos (tanto machos quanto fêmeas) possuem colo do útero com estrutura complexa [...]. As evidências relativas aos seres humanos e macacas fêmeas", ele continua, "indicam que o colo do útero age tanto como um mecanismo de filtragem quanto como um reservatório extra para espermatozoides enquanto eles migram para o útero".[27] Assim como o pênis complexo e os testículos externos nos machos, o elaborado sistema de filtragem no colo do útero humano aponta, ele também, para a promiscuidade de nossos ancestrais.

A ideia de que a escolha feminina (consciente ou não) pode acontecer *depois* ou *durante* o ato sexual, ao invés de ser parte de um ritual elaborado de cortejo pré-copulatório, vira a narrativa padrão de cabeça para baixo e de fora para dentro. Se o sistema reprodutivo feminino evoluiu mecanismos intrincados para filtrar e rejeitar células espermáticas de alguns homens ao mesmo tempo em que ajuda aquelas que satisfazem seus critérios, dos quais a mulher pode nem mesmo estar ciente, a "fêmea recatada" de Darwin começa a parecer o que realmente é: uma fantasia masculina anacrônica.

Mas Darwin pode ter suspeitado de mais coisas do que aparentava, no que diz respeito a mecanismos pós-copulatórios de seleção sexual. Qualquer discussão sobre o comportamento sexual humano ou sobre as implicações evolutivas de nossa morfologia sexual teria sido, no mínimo, extremamente controversa, em 1871. Apenas imagine, como Dixson disse, "o que teria acontecido se em *A Descendência do Homem* estivesse inclusa uma exposição detalhada da evolução do pênis e dos testículos, ou descrições dos vários padrões e atitudes copulatórias empregadas por animais e seres humanos".[28]

Ninguém pode culpar Darwin por optar por não incluir capítulos sobre a evolução do pênis e da vagina em seu já explosivo trabalho. Mas um século e meio é bastante tempo para que pudores e vieses culturais continuem reprimindo fatos científicos. Para Meredith Small, a história do papel feminino na concepção é "uma alegoria ultrapassada da sexualidade humana", que protagoniza o homem como o "agressor, persuasor, conquistador". Pesquisas recentes sobre a fertilização humana sugerem algo como uma troca de papéis. Small sugere que o óvulo é quem "alcança e envolve um espermatozoide relutante". "A biologia feminina", ela conclui, "até mesmo no nível da interação óvulo-espermatozoide, não dita necessariamente uma postura passiva".[29]

Além de óvulos que recobrem espermatozoides e um colo do útero que os filtra ou favorece (isso sem falar nas contrações vaginais, que podem expulsar o esperma de um homem enquanto alavanca o do outro), o orgasmo feminino provoca mudanças na acidez vaginal que parecem dar assistência aos espermatozoides do felizardo que o provocou. O ambiente das aberturas cervicais tende a ser altamente ácido, e, portanto, hostil às células espermáticas. O pH alcalino do sêmen, que protege os espermatozoides de tal acidez, age apenas por um curto tempo; a maioria dos espermatozoides, portanto, são funcionais apenas por algumas horas. Ou seja: mudanças na acidez vaginal podem favorecer os espermatozoides que chegaram junto com o orgasmo feminino.

Os benefícios podem ser mútuos. Uma pesquisa recente sugere que mulheres que não usam camisinha têm menos chances de sofrer de depressão do que mulheres que usam camisinha ou não estão sexualmente ativas. A pesquisa inicial do psicólogo Gordon Gallup, com 293 mulheres (e dados congruentes com outra pesquisa que ainda será publicada, que inclui 700 mulheres), constatou que mulheres podem desenvolver uma "dependência química" com o estímulo que elas recebem de testosterona, estrogênio, prostaglandinas e outros hormônios presentes no sêmen. Esses compostos químicos entram na corrente sanguínea feminina pela parede vaginal.[30]

* * * * *

Se for verdade que acasalamentos múltiplos eram comuns durante a evolução humana, a aparente incompatibilidade entre o orgasmo relativamente rápido masculino e a chamada resposta "atrasada" feminina faz sentido (repare que a resposta feminina só é "atrasada" se considerarmos a masculina "pontual"). O orgasmo rápido do homem diminui suas chances de ser interrompido por predadores ou outros machos (sobrevivência do mais rápido!), enquanto a fêmea e seu filhote se beneficiariam de um controle pré-consciente de quais espermatozoides deveriam fertilizar seu óvulo.

A prolactina e outros hormônios liberados em um orgasmo parecem provocar respostas diferentes em homens e mulheres. Enquanto homens frequentemente precisam de um período refratário (ou de recuperação) prolongado após um orgasmo (e talvez um sanduíche e uma cerveja), deixando-o assim fora do caminho dos outros machos, muitas mulheres querem e podem continuar a atividade sexual para muito além do "orgasmo inicial".

Vale a pena repetir que espécies primatas cujas fêmeas são orgásmicas, tendem a ser promíscuas. Dada a grande variedade de comportamentos sexuais – mesmo entre primatas –, isso é muito significativo. Enquanto gibões monogâmicos são raramente vistos copulando, de tão infrequente e silencioso que são seus relacionamentos sexuais, chimpanzés fêmeas e bonobos vão à loucura regular e desavergonhadamente.

As fêmeas frequentemente acasalam com todos os machos que encontram, copulando muito mais do que o necessário para a reprodução.

Goodall relata ter visto uma fêmea em Gombe acasalando cinquenta vezes em um mesmo dia.

Repetindo o *Kama Sutra*, Sherfey não se fez de rogada ao escrever sobre as implicações da incompatibilidade orgásmica entre machos e fêmeas humanos: "O apetite sexual da fêmea, e sua capacidade de copular, excedem completamente o de qualquer macho", e, "para todos os efeitos e propósitos, *a fêmea humana é sexualmente insaciável* [...]". Pode ser, ou pode não ser, mas não podemos negar que o *design* do sistema reprodutivo feminino está longe daquilo que a narrativa padrão prevê, e, logo, exige uma reavaliação radical do pensamento sobre a evolução sexual feminina.

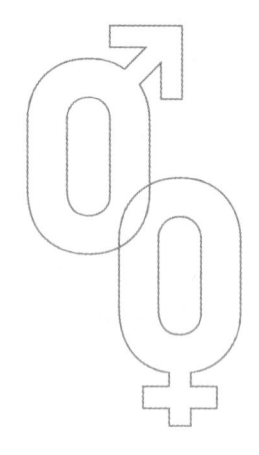

PARTE V

Homens São da África, Mulheres São da África

"Quanto mais cedo aceitarmos as diferenças básicas entre homens e mulheres, mais cedo poderemos parar de discutir sobre isso e começar a transar!"
– Dr. Stephen T. Colbert, D.F.A.

Permeando a narrativa padrão sobre a sexualidade humana, está a reivindicação deprimente de que homens e mulheres sempre estiveram e sempre estarão presos a um conflito erótico. Dizem que a Guerra dos Sexos está incorporada à nossa sexualidade evoluída: homens querem muito sexo sem compromisso e mulheres querem apenas alguns parceiros, com o maior compromisso possível. Se um homem concorda em ficar preso a um relacionamento, diz a narrativa, ele fará todo o esforço necessário para se assegurar de que sua parceira não está colocando seu investimento genético em risco – isto é, aceitando *depósitos* de outros homens, por assim dizer.

Pode soar radical, mas não é exagero. Em seu artigo clássico, de 1972, sobre "investimento parental", o biólogo Robert Trivers comenta que "podemos tratar, de fato, o sexo masculino e o feminino como se fossem espécies distintas, sendo o sexo oposto um recurso relevante para produzir a quantidade máxima de descendentes". Em outras palavras, homens e mulheres têm objetivos tão diferentes em se tratando de reprodução que nós somos, essencialmente, *predadores* dos interesses uns dos outros. Em *O Animal Moral*, Robert Wright lamenta: "Uma dinâmica subjacente básica entre homens e mulheres é a exploração mútua. Eles parecem, às vezes, projetados para tornar miserável a vida um do outro".[1]

Não acredite nisso. Nós não somos projetados para tornar miserável a vida um do outro. Essa visão responsabiliza a evolução pela disparidade entre nossas predisposições evoluídas e pelo mundo socioeconômico pós-agricultural em que nos encontramos. A afirmação de que humanos são naturalmente monogâmicos não é apenas uma mentira; é uma mentira que a maioria das sociedades ocidentais insiste em contar umas às outras.

Não tem como negar que homens e mulheres são diferentes, mas estamos longe de sermos espécies diferentes, ou oriundos de planetas diferentes, ou *projetados* para nos atormentar mutuamente. Na verdade, a natureza entrelaçada das nossas diferenças comprova nossa reciprocidade. Olhemos para algumas das formas através das quais os interesses, as perspectivas e as capacidades sexuais masculinas e femininas se intersectam, convergem e se sobrepõem, mostrando que cada um de nós é um fragmento de uma união maior.

CAPÍTULO VINTE

Na Mente de Mona Lisa

"Eu me contradigo?
Muito bem, então, eu me contradigo,
(Eu sou vasto, contenho multidões)"
– Walt Whitman, *Canção de Mim Mesmo*

Confrontado pelos mistérios da mulher, Sigmund Freud, que parecia ter uma resposta para tudo o mais, não soube o que dizer. "Apesar dos meus trinta anos de pesquisa sobre a alma feminina", escreveu, "ainda não fui capaz de responder [...] à grande questão que nunca foi respondida: o que quer a mulher?"

Não é coincidência que aquela que a BBC chamou de "a imagem mais famosa da história da arte" é um estudo do inescrutável feminino criado por um artista homossexual masculino. Durante décadas, homens têm se perguntado sobre o que a *Mona Lisa*, de Leonardo da Vinci, estava pensando. Ela está rindo? Nervosa? Decepcionada? Doente? Enjoada? Triste? Envergonhada? Excitada? Nenhuma das respostas acima?

Provavelmente *todas as respostas acima*. Ela se contradiz? Tudo bem, então. A *Mona Lisa* é vasta. Como todas as mulheres, aliás, como tudo que é feminino, ela reflete cada fase da lua. Ela contém multidões.

* * * * *

Nossa jornada por uma compreensão mais profunda da "alma feminina" começa em um campo lamacento na zona rural inglesa. No início dos anos 1990, o neurocientista Keith Kendrick e seus colegas trocaram de lugar ovelhas e cabras recém-nascidas (as ovelhas bebês eram criadas pelas cabras adultas, e vice-versa). Ao atingir a maturidade sexual, alguns anos depois, os animais eram reunidos com suas próprias espécies, e seus comportamentos de acasalamento, observados. As fêmeas adotaram uma abordagem "ame quem te ama", se mostrando dispostas a acasalar com os machos de qualquer uma das duas espécies. Mas os machos, *mesmo após estarem com sua própria espécie por três anos*, acasalavam *somente* com a espécie com a qual foram criados.[1]

Pesquisas como essa sugerem fortes diferenças em graus de "plasticidade erótica" (mutabilidade) entre machos e fêmeas de diversas espécies, incluindo a nossa.[2] O comportamento sexual da fêmea humana é, tipicamente, muito mais maleável do que o do macho. Tal plasticidade erótica superior leva boa parte das mulheres a vivenciar mais variações em sua sexualidade do que homens, sendo o comportamento sexual feminino ainda mais responsivo à pressão social. Essa maior plasticidade pode se manifestar através de mudanças em quem a mulher quer, no quanto ela a/as/o/os quer, e em como ela expressa seu desejo. Machos jovens passam por um breve período no qual sua sexualidade é como a cera quente esperando para se solidificar, mas a cera rapidamente esfria e se solidifica, deixando sua marca por toda a vida. Para fêmeas, a cera parece se manter macia e maleável durante a vida inteira.

Essa maior plasticidade erótica parece se manifestar nas respostas mais holísticas femininas a imagens e pensamentos sexuais. Em 2006, a psicóloga Meredith Chivers montou um experimento onde mostrava uma variedade de vídeos sexuais para homens e mulheres, ambos hétero e homossexuais. Os vídeos incluíam uma ampla gama de possíveis configurações eróticas: homem com mulher, homem com homem, mulher com mulher, homem sozinho se masturbando, mulher sozinha se masturbando, homem musculoso andando pelado na praia e uma mulher bonita malhando nua. Para fechar com chave de ouro, a pesquisadora também incluiu um pequeno clipe de bonobos acasalando.[3]

Enquanto os participantes eram servidos nesse *buffet* de erotismo variado, havia um teclado ao alcance de seus dedos, onde podiam indicar o quão excitados se sentiam. Além disso, seus órgãos genitais estavam conectados a um pletismógrafo. *Isso não é ilegal?* Não, um pletismógrafo não é um instrumento de tortura (nem um dinossauro, diga-se de passagem). Ele mede o fluxo sanguíneo direcionado aos órgãos genitais – um indicador certeiro de que o corpo está se preparando para o amor. É tipo um detector de mentiras erótico.

E o que Chivers constatou? Gays ou héteros, homens foram previsíveis. O que os deixou excitados é o que se imaginava. Os homens héteros reagiam a qualquer coisa envolvendo mulher pelada, e ficavam frios quando apenas homens eram mostrados. Homens gays reagiram da mesma forma, mas ao contrário. E tanto héteros quanto gays indicaram em seus teclados o mesmo que seus fluxos de sangue genital estavam dizendo. Como se comprovou, homens *conseguem* pensar com ambas as cabeças ao mesmo tempo, desde que as duas estejam pensando na mesma coisa.

As participantes do sexo feminino, no entanto, foram o retrato da insondabilidade. Independentemente da orientação sexual, a maioria delas fazia a agulha do pletismógrafo se mover com quase tudo ao que assistiam. Homens com homens, mulheres com mulheres, o cara na praia, a mulher na academia e os bonobos no zoológico, tudo fazia seu sangue genital bombar. Mas ao contrário dos homens, muitas das mulheres declararam (através do teclado) que não estavam excitadas. Como Daniel Bergner relatou no estudo publicado no *The New York Times*, "Entre as mulheres, [...] mentes e genitálias mal parecem pertencer à mesma pessoa."[4] Ao assistir tanto o casal lésbico quanto o casal gay masculino, o fluxo sanguíneo vaginal das mulheres heterossexuais indicou mais excitação do que elas confessaram ao teclado. Já ao assistir o bom e velho sexo hétero *light*, o contrário ocorreu e elas declararam *mais* excitação do que seus corpos indicavam. Heterossexuais ou lésbicas, as mulheres relataram não ter sentido quase nenhuma reação ao sexo selvagem dos bonobos, apesar de seus corpos sugerirem que elas meio que gostaram.

Essa desconexão entre o que essas mulheres sentiram, em níveis físicos, e o que elas conscientemente registraram, é precisamente o que a teoria da plasticidade erótica diferencial prediz.

Pode ser que o preço a pagar por uma maior plasticidade sexual seja a dificuldade em saber e, dependendo da cultura em que está envolvida, aceitar, o que se está sentindo. Vale a pena manter isso em mente quando estivermos refletindo sobre a razão de tantas mulheres relatarem falta de interesse em sexo ou dificuldades em atingir o orgasmo.*

Se você ainda não está confuso, reflita sobre a pesquisa do psiquiatra Andrey Anokhin e seus colegas, que concluiu que imagens eróticas provocam respostas mais rápidas e mais fortes no cérebro feminino do que imagens agradáveis/assustadoras sem conteúdo erótico. Os pesquisadores mostravam, em ordem aleatória, fotos com conteúdos diversos, como esqui aquático, cachorros rosnando e casais no auge da intimidade. O cérebro das 264 participantes respondia, em média, 20% mais rápido a imagens eróticas do que a quaisquer outras. Tal responsividade já era esperada entre homens; a surpresa dos pesquisadores foi encontrá-la em mulheres, que seriam supostamente menos visuais e libidinosas.[5]

O cérebro erótico feminino é cheio dessas surpresas. Pesquisadores holandeses usaram a tomografia por emissão de pósitrons (PET) para examinar o cérebro de treze mulheres e onze homens no auge do orgasmo.

Se, por um lado, a brevidade do orgasmo masculino dificultou a obtenção de exames confiáveis, por outro a atividade elevada encontrada no córtex somatossensorial secundário (associada à sensação genital) comprovou o esperado. O cérebro feminino, no entanto, deixou os pesquisadores estupefatos. Ao que tudo indica, ele entra em *standby* durante o orgasmo. O único aumento de atividade no cérebro feminino foi o exibido no córtex somatossensorial primário, responsável por registrar a presença de sensações, mas sem muito entusiasmo. "Nas mulheres, o sentimento primário está lá", disse um dos pesquisadores, "mas não o sinal de que isso é visto como uma grande coisa. Para homens, o toque, propriamente dito, é importantíssimo. Para mulheres, nem tanto".[6]

Toda mulher sabe que seu ciclo menstrual pode ter um efeito profundo sobre sua libido, e pesquisadores espanhóis confirmaram que mulheres vivenciam sentimentos de desejo e de atração maiores por volta do período da ovulação. Outros pesquisadores salientaram que tal atração se direciona, principalmente, a homens com faces masculinas clássicas, e que essa preferência se dissipa quando as mulheres não estão mais férteis.[7]

Uma vez que a pílula anticoncepcional afeta o ciclo menstrual, não é de surpreender que os padrões de atratividade femininos sejam afetados também. O pesquisador escocês Tony Little constatou que a avaliação que uma mulher faz de um homem como potencial marido muda quando elas estão tomando anticoncepcionais. Little acredita que as consequências sociais desses achados podem ser imensas: "Nos casos em que uma mulher escolhe seu parceiro enquanto toma anticoncepcional e, para ter um filho, suspende o medicamento, suas preferências influenciadas por hormônios podem mudar, e ela pode se descobrir casada com o tipo errado de homem".[8]

A preocupação de Little não é descabida. Em 1995, o biólogo e pesquisador suíço Claus Wedekind publicou os resultados do que é hoje conhecido como o "Experimento da Camiseta Suada". Em seu experimento, foi pedido a mulheres que cheirassem camisetas que homens haviam usado por alguns dias – sem perfume, sabonete ou banho. Wedekind constatou e, posteriormente, pesquisas subsequentes confirmaram, que a maior parte das mulheres se sente atraída pelo cheiro de homens cujo Complexo Principal de Histocompatibilidade (MHC) difere dos seus próprios.[9] Essa preferência faz sentido genético, uma vez que o MHC indica a gama de imunidade do indivíduo a diversos agentes patogênicos. Crianças nascidas de pais com imunidades distintas têm grandes chances de se beneficiar de uma resposta imune maior e mais robusta.

A questão é que mulheres que tomam pílula não parecem exibir os mesmos padrões de resposta aos odores masculinos. Elas escolhiam camisetas aleatoriamente ou, o que é pior, mostravam preferência por homens com a imunidade semelhante às delas.[10]

Pense nas consequências disso. Muitos casais se conhecem quando a mulher está tomando anticoncepcional. Eles namoram por um tempo, gostam muito um do outro e decidem se unir e construir uma família. Ela para de tomar pílula, engravida, e tem um bebê. Mas sua forma de ver o marido muda. Há algo nele que começa a irritá-la, algo que ela não havia reparado antes. Talvez ela o ache pouco atraente sexualmente e a distância entre eles cresce. Mas não há nada de errado em sua libido. Ela fica vermelha sempre que se aproxima o suficiente para sentir o cheiro do seu *personal trainer*. Seu corpo, não mais silenciado pelos efeitos da pílula, pode agora dizer a ela que seu marido (o mesmo cara maravilhoso com quem ela se casou) não é uma boa combinação genética para ela. Mas é tarde demais. Eles culpam a pressão no trabalho, o estresse da paternidade/maternidade, um ao outro...

Por haverem colocado, inadvertidamente, um importante teste biológico de compatibilidade em curto-circuito, os filhos de casais como esse poderão enfrentar grandes riscos de saúde, que vão desde peso reduzido no nascimento a comprometimento de funções imunológicas.[11] Quantos casais nessa situação culpam a si mesmos por haverem "falhado"? Quantas famílias são fragmentadas por essa sequência comum (e trágica) de eventos não detectados?[12]

* * * * *

O psicólogo Richard Lippa se uniu à BBC para entrevistar mais de 200.000 pessoas de todas as idades, de todo o mundo, sobre a força de seus apetites sexuais e sobre como ele afetava os seus desejos.[13] Lippa constatou a mesma inversão de sexualidade masculina e feminina: para homens, tanto gays quanto heterossexuais, mais apetite sexual significava mais especificidade no objeto de desejo. Em outras palavras, um cara hétero com apetite sexual mais alto tende a se focar mais em mulher, e um cara gay, mais em homens. Mas com mulheres – ao menos com as que se declaravam heterossexuais – o *oposto* acontece: quanto maior o apetite sexual, mais ela se sente atraída por homens *e* mulheres. E lésbicas demonstram o mesmo padrão que homens: maior apetite sexual significa mais foco em mulheres apenas. Talvez isso explique por que, em comparação com os homens, quase o dobro das mulheres se considera bissexual e apenas a metade, exclusivamente gay.

Aqueles que alegam que isso quer dizer apenas que homens têm mais propensão a reprimir uma bissexualidade humana universal, terão que considerar as ressonâncias magnéticas conduzidas por Michael Bailey no cérebro de homens hétero e homossexuais enquanto observavam fotos pornográficas. Eles reagiram como homens costumam reagir: de forma simples e direta. Os gays gostaram das fotos de homens com homens, e os héteros das fotos que exibiam mulheres. Bailey estava procurando a ativação de regiões cerebrais associadas à inibição, para ver se seus participantes estavam negando uma tendência bissexual. Nada. Nem gays nem héteros demonstraram ativações incomuns dessas regiões ao olhar as fotos. Outros experimentos utilizando imagens subliminares geraram resultados semelhantes: homens, gays ou não, e lésbicas, responderam de acordo com o que haviam declarado como orientação sexual, ao passo que mulheres nominalmente heterossexuais ("eu contenho multidões") reagiram a quase tudo. Isso é apenas como funcionamos, não o resultado de repressão ou bloqueio.[14]

É claro, sinais de repressão não são difíceis de encontrar em pesquisas relacionadas ao sexo. Há muitos. Por exemplo, um dos mistérios consagrados da sexualidade humana é que homens heterossexuais tendem a relatar mais atividade sexual e maior número de parceiras do que as mulheres – uma impossibilidade matemática. Os psicólogos Terry Fisher e Michele Alexander decidiram olhar mais de perto as alegações das pessoas quanto à primeira vez que fizeram sexo, ao número de parceiros e à frequência dos encontros sexuais[15]. Fisher e Alexander estabeleceram três situações de teste diferentes:

1. Os participantes eram levados a acreditar que suas respostas seriam vistas pelos pesquisadores esperando do lado de fora da sala;
2. Os participantes podiam responder às perguntas sozinhos e anonimamente;
3. Os participantes tinham eletrodos colocados em suas mãos, braços e pescoços e acreditavam (erroneamente) estar conectados a um detector de mentiras.

Mulheres que acreditavam que suas respostas poderiam ser vistas, declararam uma média de 2,6 parceiros (todos os participantes eram estudantes universitários com menos de 25 anos). Aquelas que acreditavam que suas respostas seriam anônimas, declararam 3,4 parceiros, e as que acreditavam que suas mentiras seriam pegas pelo detector, declararam uma média de 4,4 parceiros. No final das contas, enquanto as mulheres admitiam 70% mais parceiros sexuais quando pensavam que não podiam mentir, as respostas masculinas não mostraram quase variação alguma. Pesquisadores, médicos e psicólogos (e pais) precisam se lembrar de que as respostas femininas para esse tipo de pergunta dependem de quando, onde e como a pergunta for feita, assim como de quem está perguntando.

Se é verdade que a sexualidade das mulheres é muito mais contextual do que a da maioria dos homens, talvez precisemos reconsiderar muito do que acreditamos saber sobre a sexualidade feminina. Além das distorções criadas pelo viés da idade, discutido previamente (mulheres de 25 anos representam as demais?), quão úteis são as respostas de mulheres participando de uma pesquisa em um ambiente laboratorial ou em uma sala de aula? Quão diferente seria a nossa compreensão da sexualidade feminina se George Clooney distribuísse os questionários à luz de velas e os coletasse depois de uma taça de vinho em uma Jacuzzi?

A sexóloga Lisa Diamond passou mais de uma década estudando o sobe e desce da maré do desejo feminino. Em seu livro *Sexual Fluidity* [*Fluidez Sexual*, em tradução livre], Lisa relata que muitas mulheres se veem atraídas por *pessoas* específicas, independentemente do gênero. Mulheres, do ponto de vista da autora, respondem de maneira tão intensa à intimidade emocional que sua orientação sexual inata pode ser transbordada. Chivers concorda: "Mulheres parecem fisicamente não diferenciar os gêneros em suas respostas sexuais, ao menos em se tratando das mulheres heterossexuais".

Aparentemente, muitas mulheres veem a *Mona Lisa* olhando de volta para elas no espelho.

Quais são os efeitos práticos dessa diferença crucial em plasticidade erótica? Para começar, esperaríamos encontrar muito mais comportamentos bissexuais transitórios e situacionais entre mulheres do que entre homens. Diversos estudos envolvendo casais heterossexuais praticando sexo grupal ou suingue enfatizam que é comum que as mulheres transem com outras mulheres nessas situações, mas que homens quase nunca envolvem-se uns com os outros. Ademais, ainda que não confiemos na cultura pop como um indicador confiável da sexualidade humana inata, é provavelmente significativo o fato de que mulheres beijando mulheres tenha rapidamente se tornado um comportamento geral aceitável, enquanto representações de homens se beijando na televisão ou em filmes se mantenham incomuns e controversas. A maioria das mulheres, presumivelmente, acorda no dia seguinte depois de ter beijado outra mulher, mais interessada em beber uma xícara de café do que em reavaliar, em pânico, a própria identidade sexual. A essência da sexualidade para a maior parte das mulheres parece incluir a liberdade de mudar à medida que a vida muda em torno delas.

Há, afinal de contas, uma simplicidade libertadora na complexidade de Mona Lisa, que Freud parece não ter observado. A resposta a essa questão não poderia ser mais simples, mas, ao mesmo tempo, contém multidões. O que a mulher quer? Depende.

---

* Essa desconexão também é relevante à pesquisa sobre o ciúme discutida no Capítulo 10.

CAPÍTULO VINTE E UM

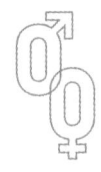

O Lamento do Pervertido

"Parafilias não estão presentes universalmente em sociedades humanas, e sua incidência poderia ser amplamente reduzida se educação e tolerância em assuntos sexuais fossem mais difundidos. Essa é uma área de pesquisa socialmente sensível, porém de extrema importância."
— Alan Dixson[1]

Se, por um lado, muitas mulheres são libertas em razão de sua flexibilidade erótica, homens, frequentemente, se encontram presos pela rigidez de suas respostas sexuais – como os carneiros e bodes mencionados anteriormente. Uma vez determinado, o erotismo masculino tende a reter seus contornos durante toda a vida, como um cimento que endureceu de vez. Consequentemente, a teoria da plasticidade erótica prediz que parafilias (desejos e comportamentos sexuais anormais) deveriam ser muito mais prevalentes em homens do que em mulheres, uma vez que elas têm, supostamente, mais facilidade em abandonar ou ignorar desejos problemáticos. Quase toda fonte de evidências corrobora com essa predição. A maioria dos pesquisadores e terapeutas concorda que esses apetites sexuais incomuns são vistos quase que exclusivamente em homens; eles aparentam estar relacionados com características sedimentadas desde a infância e são difíceis, senão impossíveis, de alterar depois da idade adulta.

Tratamentos puramente psicológicos para a parafilia e pedofilia mostram pouco êxito. O tratamento mais eficaz para a pedofilia tende a ser baseado em abordagens biológicas (terapia hormonal/castração química). Uma vez passada a idade de maleabilidade, homens parecem ficar presos a quaisquer que sejam os padrões que internalizaram: látex ou couro, sádico ou masoquista, bode ou carneiro. Se as influências dessa "janela de desenvolvimento" forem distorcedoras e destrutivas o suficiente, um garoto pode se tornar um homem com um desejo inalterável, quase irresistível, de reviver os mesmos padrões com os outros. A pedofilia generalizada vista na Igreja Católica parece ser um exemplo perfeito desse processo (assim como as tentativas seculares de encobrir os escândalos). Lembre-se da famosa citação de Schopenhauer: *"Mensch kann tun was er will; er kann aber nicht wollen was er will"* (uma pessoa pode escolher o que vai fazer, mas não o que vai querer). O desejo, particularmente o desejo masculino, é notoriamente indiferente a imposições religiosas, assim como a punições legais, pressões familiares, autopreservação ou senso comum. Ele responde, no entanto, a uma coisa: testosterona.

Um homem que havia sofrido de um transtorno hormonal que o havia deixado praticamente sem testosterona por quatro meses, discutiu sua experiência (anonimamente) em uma entrevista de rádio. Sem testosterona, disse ele, "tudo que eu identificava como sendo *eu* [se perdeu]. Minha ambição, meu interesse nas coisas, meu senso de humor, a inflexão na minha voz. [...] A reintrodução de testosterona fez com que tudo voltasse". Ao ser questionado se havia algum lado positivo em ficar sem testosterona, o homem disse: "havia coisas que eu considerava ofensivas em minha própria personalidade, que sumiram naquele período. E era bom ficar sem elas. [...] Eu me aproximava das pessoas com uma humildade que nunca havia exibido anteriormente".

Mas, no final das contas, o homem da história ficou satisfeito em ter sua testosterona de volta porque: "quando você não tem testosterona, você não tem desejo".

Griffin Hansbury, que nasceu mulher, mas trocou de sexo depois de se formar na faculdade, tem outra observação relevante sobre os poderes da testosterona. "O mundo simplesmente muda", disse. "O sentimento mais preponderante foi um aumento incrível na libido e uma mudança na maneira que eu encarava as mulheres". Antes do tratamento com hormônios, disse Hansbury, uma mulher atraente na rua provocava uma narrativa interna: "Ela é atraente. Gostaria de conhecê-la". Mas, depois das injeções, nada mais de narrativas. Qualquer atributo atraente em uma mulher, "calcanhares bonitos ou coisas do gênero", era suficiente para "inundar a minha mente com imagens pornográficas agressivas, uma depois da outra [...]. Tudo que eu olhava, tudo que eu encostava, virava sexo". Concluiu: "Eu me senti como um monstro na maior parte do tempo. Me fez entender os homens. Me fez entender bastante meninos adolescentes".[2]

Não é necessária uma operação de mudança de sexo para entender que muitos garotos adolescentes têm um foco frenético em sexo. Se você já tentou alguma vez dar aula em uma sala contendo mais que alguns, ou tentou criar um, ou se lembra dos seus próprios desejos turbulentos, você sabe que a frase *envenenado por testosterona* não é sempre usada ironicamente. Para a maioria dos garotos adolescentes, a vida frequentemente parece (e é) violenta, caótica e selvagem.

Inúmeros estudos confirmam que a testosterona e outros hormônios masculinos a ela relacionados, estão, da puberdade até os vinte e poucos anos, na maré cheia. Aqui temos outro conflito massivo entre o que a sociedade dita e as demandas biológicas. Com todas as vozes no corpo de um jovem clamando por SEXO AGORA, muitas sociedades insistem que ele ignore essas exortações incessantes e canalize essa energia em outras buscas, que vão desde esportes a dever de casa, ou até mesmo aventuras militares.[3]

Assim como as outras tentativas de bloquear as importações da biologia, essa tem se mostrado um desastre no decorrer dos séculos. Níveis de testosterona se correlacionam com a probabilidade de jovens se meterem em encrenca.[4] Nos Estados Unidos, meninos adolescentes têm cinco vezes mais chance de se matar do que as meninas. Um estudo do governo americano constatou que jovens homossexuais têm de duas a três vezes mais chances de tentar se suicidar do que seus pares heterossexuais.[5] Entre americanos na faixa etária de 15 a 25 anos, o suicídio é a terceira maior causa de morte, e garotos adolescentes se matam *duas vezes* mais do que qualquer outro grupo demográfico.

Websites e palestras bem-intencionadas, raramente, se é que alguma vez, mencionam a tensão implacável da frustração sexual como uma causa possível de parte desse comportamento destrutivo do adolescente. Apesar da onipresença de *outdoors* e de pontos de ônibus exibindo modelos adolescentes seminuas, uma fração significativa da sociedade americana permanece categoricamente oposta a qualquer sugestão de que atividades sexuais possam ter início antes do permitido pela lei.[6]

Em 2003, o estudante honorário (e presidente de turma) de dezessete anos, Genarlow Wilson, foi pego praticando sexo oral consensual com sua namorada, que, à época, ainda não havia completado dezesseis anos de idade. Genarlow foi processado por abuso infantil grave e condenado a um mínimo de dez anos de prisão, além de forçado a se registrar como agressor sexual pelo resto de sua vida. Se Wilson e sua namorada tivessem feito o bom e velho sexo clássico, ao invés do sexo oral, o "crime" teria sido uma contravenção, cuja pena consistiria em, no máximo, um ano de prisão, e não conferiria ao rapaz o rótulo de agressor sexual.[7]

Um ano antes, Todd Senters e sua namorada, que tinha mais que a idade permitida para ter relações sexuais, se filmaram fazendo sexo. Sem problemas, certo? Errado. De acordo com uma lei estadual do Nebraska, apesar de o sexo, em si, ser perfeitamente legal, filmar constitui "manufatura de pornografia infantil". O casal estava autorizado a *transar*, mas imagens da menina envolvida no ato são ilegais. Vai entender.

Adolescentes no país inteiro estão se metendo em problemas sérios por trocarem mensagens eróticas ou fotos (*nudes*) e vídeos feitos com o próprio celular. Em alguns casos, tais jovens podem ser até mandados para a cadeia (onde o abuso sexual é generalizado) por tirarem fotos dos próprios corpos (manufatura de pornografia infantil) e as compartilharem (distribuição de pornografia infantil). E então são forçados a se registrar como agressores sexuais a despeito do fato de que eles mesmos são as "vítimas" dos seus próprios "crimes".[8]

Apenas Diga O Quê?

Uma pesquisa feita em 2005, com 12.000 adolescentes, verificou que aqueles que haviam prometido abstinência até o casamento tinham *mais* chance de fazer sexo oral ou anal, *menos* chance de usar camisinha e as mesmas chances de contrair doenças sexualmente transmissíveis que seus colegas não-abstinentes. O autor do estudo constatou que 88 por cento daqueles que se comprometeram a se abster de sexo, fracassaram em manter suas promessas.[9]

Nossa relação distorcida com a sexualidade humana é fonte de boa parte dessa frustração, confusão e ignorância, e sociedades com perspectivas menos conflitantes confirmam a conexão causal. O neuropsicólogo James Prescott constatou que prazeres corporais e violência aparentam estar inversamente relacionados: quanto mais de um, menos do outro. Em 1975, Prescott publicou um artigo no qual argumentava que "certas experiências sensoriais durante os períodos formadores do desenvolvimento criarão uma predisposição neuropsicológica a comportamentos de busca de violência ou de busca de prazeres mais adiante na vida". Em se tratando do desenvolvimento individual, esse achado parece óbvio: adultos que abusam de crianças quase sempre foram vítimas de abusos infantis, e todo dono de ferro-velho sabe que se você quiser criar um cachorro malvado, é só bater nele enquanto é filhote.

Prescott aplicou essa lógica a um nível intercultural. Ele realizou a meta-análise de dados acumulados previamente, sobre a quantidade de afeto físico dado à criança (anos de amamentação, porcentagem de tempo em contato físico direto com a mãe, carinho e atenção dados por outros adultos) e níveis de tolerância ao comportamento sexual adolescente. Após comparar esses dados com o nível de violência das sociedades, Prescott concluiu que em todas as culturas, à exceção de uma, que possuíam esses dados disponíveis (48 de 49), "privação de prazeres físicos durante a vida – particularmente durante os períodos formativos da primeira infância, da infância e da adolescência – está intimamente relacionada à quantidade de guerras e de violência interpessoal". Culturas que não interferem nos laços físicos entre mães e filhos e não proíbem a expressão da sexualidade adolescente exibem níveis muito mais baixos de violência – tanto entre indivíduos quanto entre sociedades.[10]

Enquanto a sociedade americana se contorce em posições que nenhum mestre de ioga conseguiria manter (Britney Spears era uma virgem declarada que fazia *pole-dancing* de biquíni na TV), outras sociedades ritualizam e buscam estruturar a sexualidade adolescente de maneiras positivas. Os jovens do povo mangaia são incentivados a fazer sexo uns com os outros, e é colocada uma particular ênfase em ensinar aos jovens a controlarem-se e a orgulharem-se em proporcionar o maior prazer que forem capazes, às mulheres. Os Murias, da Índia central, montam dormitórios (chamados *ghotuls*) especificamente para os adolescentes poderem dormir juntos, longe dos pais preocupados. Dentro dos Ghotuls, os jovens são encorajados a experimentar parceiros diferentes, uma vez que é considerado insensato se apegar muito a um único parceiro nessa fase da vida.[11]

Se nós aceitarmos que a nossa espécie é, e sempre foi, otimizada para uma vida sexual intensa, e que garotos adolescentes estão especialmente preparados para a ação, por que deveríamos nos surpreender pelas destrutivas explosões de frustração resultantes do impedimento desse impulso primordial?

O Guia Kellogg Para o Abuso Infantil

Em 1879, Mark Twain fez um discurso no qual observou: "De todas as formas de relação sexual, [masturbação] é a menos recomendável. Como diversão", disse ele, "é muito passageira; como ocupação, muito cansativa; como exibição pública, não dá dinheiro".[12] Cara engraçado, esse Mark Twain. Mas havia não só seriedade em seu humor, como coragem. Enquanto Twain falava, boa parte da cultura ocidental estava travando uma guerra de muitos séculos contra qualquer insinuação de sexualidade infantil, incluindo a masturbação.

A implacável campanha contra a masturbação foi apenas um dos aspectos da longa batalha ocidental contra os anseios "pecaminosos" inerentes à sexualidade humana. Nós já discutimos as supostas "bruxas" queimadas vivas por ousarem afirmar ou sugerir seu erotismo, e médicos como Isaac Baker Brown, que justificavam cirurgias bárbaras como forma de curar a ninfomania emergente. Esses não eram casos excepcionais, como Twain bem sabia. Seguindo o conselho de *"experts"* como John Harvey Kellogg, muitos pais da época de Twain sujeitavam seus filhos a abusos físicos e mentais para erradicar qualquer sinal de sexualidade. Até pessoas razoáveis (ainda que confusas) acreditavam fervorosamente que a masturbação era o "elemento destruidor da sociedade civilizada", nas palavras do *New Orleans Medical & Surgical Journal*.

Apesar de amplamente considerado um dos educadores sexuais mais proeminentes de sua época, Kellogg orgulhosamente clamou nunca ter feito sexo com sua esposa, em mais de quatro décadas de casamento. Por outro lado, necessitava de um rapaz bonito para lhe aplicar um enema toda manhã – um prazer que seu famoso café da manhã rico em fibras deveria ter tornado desnecessário. Assim como John Money explica em seu estudo (*O Anjo Destruidor*) sobre heróis pseudocientíficos da luta contra o sexo, Kellogg provavelmente seria diagnosticado, nos dias de hoje, como um caso de clismafilia. A clismafilia é uma "anomalia do funcionamento sexual e erótico rastreável à infância, na qual um enema substitui um ato sexual normal. Para o clismafílico, colocar o pênis na vagina é considerado trabalhoso, perigoso e possivelmente repulsivo.

Como médico, Kellogg alegava possuir a autoridade moral para instruir os pais em relação à educação sexual adequada para seus filhos. Se você não conhece os textos de Kellogg e de outros como ele, saiba que seu desdém pelo erotismo humano básico é arrepiante e inconfundível. Em seu best-seller *Plain Facts for Old and Young* [*Fatos Diretos para Velhos e Jovens*, em tradução livre], escrito durante sua lua de mel sem sexo, em 1888, Kellogg oferece instruções aos pais sobre como lidar com a autoexploração erótica natural de seus filhos, em uma seção intitulada "Tratamento para Auto-abuso e seus Efeitos". "Um remédio que é quase sempre bem-sucedido em garotos jovens", escreveu, "é a circuncisão". Ele estipulou que "a operação deveria ser conduzida por um cirurgião *sem* a administração de anestésicos, uma vez que a rápida dor experimentada durante a operação terá um efeito salutar sobre a mente, especialmente se estiver conectada com a ideia de punição [grifo nosso]".

Se circuncidar um garoto apavorado, sem anestesia, não fosse exatamente o que um pai tinha em mente, Kellogg recomendava "a aplicação de uma ou mais suturas de prata, de forma que a ereção seja prevenida. O prepúcio é puxado para frente, sobre a glande, e um alfinete puxando um fio passa de um lado para o outro. Depois disso, os fios são amarrados e suas pontas, cortadas. Agora é impossível que ocorra uma ereção. [...]" Os pais eram assegurados de que costurar os pênis dos seus filhos na glande "age como um dos meios mais poderosos para superar a predisposição em recorrer à prática [da masturbação]".[13]

A circuncisão permanece prevalente nos Estados Unidos, apesar de variar bastante de região para região. Nos estados do Oeste americano, o número de recém-nascidos circuncidados é de aproximadamente 40 por cento, ao passo que nos estados do Nordeste, o número é praticamente duplicado.[14] Esse procedimento generalizado, que raramente ocorre por necessidades médicas, tem suas raízes nas campanhas antimasturbação de Kellogg e seus contemporâneos de opinião semelhante. Conforme Money explica, "A circuncisão neonatal se infiltrou nas salas de parto americanas nos anos 1870 e 1880, não por razões religiosas, de saúde ou de higiene, como comumente se supõe, mas em razão da alegação de que, posteriormente, preveniria a irritação que faria com que o garoto se tornasse um masturbador".[15]

Para que você não pense que Kellogg estava apenas interessado na tortura sádica de garotos, no mesmo livro ele sobriamente aconselha a aplicação de ácido carbólico no clitóris de garotas novas, para ensiná-las a não se tocar. Kellogg e seus contemporâneos de opinião semelhante demonstram que a repressão sexual é uma "doença que se considera o próprio remédio", parafraseando a rejeição de Karl Kraus à psicanálise.

Sua satisfação complacente em atormentar crianças é impressionante e perturbadora, mas a política "nenhuma criança deixada sozinha" é tudo, menos incomum ou limitada à história antiga. As medidas antimasturbatórias citadas acima foram publicadas em 1888, mas mais de oitenta anos se passaram antes que a Associação Médica Americana declarasse, em 1972, que "a masturbação é uma parte normal do desenvolvimento sexual adolescente e não requer intervenção médica". Mas, ainda assim, a guerra continua. Não faz tanto tempo, em 1994, a pediatra Joycelyn Elders foi removida de seu cargo de Cirurgiã Geral dos Estados Unidos simplesmente por afirmar que a masturbação "é parte da sexualidade humana". O sofrimento causado por séculos de guerra contra a masturbação está além do que pode ser calculado. Uma coisa, no entanto, nós sabemos: todo o sofrimento, cada pequena fração de tudo que foi sofrido, foi em vão. *Absolutamente em vão.*

John Harvey Kellogg, Anthony Comstock e Sylvester Graham (inventor dos biscoitos Graham, uma comida especificamente projetada para desencorajar a masturbação, assim como *corn flakes*) foram extremos em suas sinistras campanhas contra o erotismo, mas não eram considerados particularmente excêntricos em suas épocas.[16] Lembre-se de que Darwin provavelmente não tinha nenhuma experiência sexual própria quando casou-se com sua prima de primeiro grau, um mês antes de seu aniversário de trinta anos. Também Sigmund Freud – outro gigante das teorias sexuais do século XIX – era um autodeclarado virgem de trinta anos quando se casou, em 1886. Mas a hesitação sexual de Freud pode ser facilmente explicada: de acordo com o biógrafo Ernest Jones, o pai de Freud havia ameaçado cortar seu pênis se ele não parasse com sua masturbação obsessiva.[17]

A Maldição de Calvin Coolidge

"Na última vez que eu tentei fazer amor com a minha esposa a gente não estava conseguindo entrar no clima. Então eu disse a ela: 'O que é que está acontecendo? Também tá sem conseguir pensar em mais ninguém?'"
– Rodney Dangerfield

"Os homens não querem saber o que está passando na TV. Eles só querem saber o que mais está passando na TV."
– Jerry Seinfeld

Tem uma história sobre o presidente Calvin Coolidge e uma galinha, que todo psicólogo evolutivo sabe de cor. É mais ou menos assim: o presidente e sua esposa estavam visitando uma fazenda comercial de galinhas, nos anos 1920. Durante o tour, a primeira-dama perguntou ao fazendeiro como é que ele fazia para produzir tantos ovos férteis com apenas alguns galos. O fazendeiro orgulhosamente explicou que os galos desempenhavam as suas funções diligentemente, dezenas de vezes por dia. "Talvez você devesse dizer isso ao presidente", disse a primeira-dama. Ouvindo o comentário, o presidente Coolidge perguntou ao fazendeiro: "Os galos vão sempre na mesma galinha?" "Não, não", retrucou o fazendeiro, "Eles sempre mudam de uma galinha para outra". "Ah, sim", respondeu o presidente. "Talvez você devesse dizer isso à senhora Coolidge".

Independentemente dessa história ser ou não factível, o efeito revigorante da variedade de parceiros sexuais passou a ser conhecido como "o efeito Coolidge". Apesar de não haver dúvidas de que as fêmeas de algumas espécies de primatas (incluindo a nossa) também fiquem intrigadas com a variedade sexual, os mecanismos subjacentes parecem ser diferentes para elas. O efeito Coolidge se refere, portanto, geralmente a mamíferos masculinos, sobre os quais há fartos registros incluindo as mais diversas espécies.[18]

Mas isso não quer dizer que a única motivação das mulheres para o sexo é relacional, como é frequentemente defendido. Os psicólogos Joey Sprangue e David Quadagno entrevistaram mulheres de 22 a 57 anos e constataram que, dentre as que possuem menos de 35 anos, 61 por cento relatam que sua motivação para o sexo é emocional, em vez de física. Mas dentre aquelas com *mais* de 35 anos, apenas 38 por cento alegavam que sua motivação emocional era mais forte que seu apetite físico por contato.[19] Se considerarmos apenas o que é dito, tais resultados sugerem que a motivação das mulheres para o sexo muda com a idade. Mas pode ser, também, que elas apenas sintam menos necessidade de ficar inventando desculpas, à medida que amadurecem.

Marinheiros de primeira viagem podem se surpreender em viagens a Istanbul, Balu, Gâmbia, Tailândia ou Jamaica. A quantidade de mulheres de meia-idade advindas da Europa e dos Estados Unidos que se amontoam nesses lugares em busca de sexo sem compromisso é maior do que se imagina. Uma média de oitenta mil mulheres viaja para a Jamaica em busca do serviço "Alugue um Rasta", todos os anos.[20] O número de japonesas que visitam o *resort* tailandês *Phuket* saltou de menos de quatro mil em 1990 para dez vezes mais em quatro anos, ultrapassando significativamente o número de turistas japoneses do sexo masculino. Voos particulares com apenas japonesas aterrizam em Bangkok semanalmente, se não, diariamente.

Em seu livro *Romance na Estrada*, Jeannette Belliveau cataloga dezenas de destinos frequentados por essas mulheres. O fato de esse tipo de comportamento ser considerado inacreditável e vergonhoso para a maior parte das jovens americanas que preenchem os questionários das pesquisas, é tanto a causa quanto o resultado de uma cegueira, científica e cultural, em relação aos reais contornos da sexualidade feminina.

Claro, há muitos homens buscando variedade sexual nas praias da Tailândia também, mas como isso já é dito pela narrativa padrão, parece sem relevância. Mas só parece.

> *"Aquele tigre não ficou doido; aquele tigre ficou tigre!*
> *Sabe quando ele estava realmente doido? Quando estava*
> *andando de monociclo com um chapeuzinho do Hitler!"*
> – Chris Rock, falando de um tigre de circo que
> havia atacado um treinador.

> *"Por temperamento, que é a lei real de Deus,*
> *muitos homens são como cabras e não conseguem*
> *evitar cometer adultério quando têm uma chance;*
> *outros, no entanto, por temperamento, conseguem*
> *manter sua pureza e deixar uma oportunidade*
> *escapar se a mulher não for muito atraente."*
> – Mark Twain, *Cartas da Terra*.

Um homem que conhecemos – vamos chamá-lo de Sérgio – poderia ser considerado um ícone da proeza masculina.* Um homem bonito, Sérgio passou vinte dos seus quarenta e poucos anos casados com Helen, uma médica deslumbrante e bem-sucedida. O casal tem três filhas maravilhosas. Sérgio e um amigo abriram uma pequena empresa de *software* quando tinham quase trinta anos, e hoje, quinze anos depois, ambos têm mais dinheiro do que serão capazes de gastar em toda a vida. Até recentemente, Sérgio vivia em uma linda mansão em uma colina, com vista para a floresta. Mas, de acordo com ele, sua vida era "um desastre esperando para acontecer".

O desastre ocorreu quando Helen descobriu que Sérgio estava tendo um caso com uma colega de trabalho. Como era de se esperar, ela se sentiu profundamente traída e expressou sua indignação trancando-o para fora de casa e se recusando a deixá-lo se aproximar de seus filhos até que os advogados houvessem terminado suas tarefas. A vida aparentemente perfeita de Sérgio começou a desmoronar ao seu redor.

O comediante Chris Rock disse: "Um homem é, basicamente, tão fiel quanto as opções permitem". O sucesso profissional de Sérgio, sua boa aparência e sua personalidade encantadora geravam um fluxo constante de oportunidade sexual. Muitos leitores do sexo masculino estão pensando "É óbvio que ele estava transando com outra mulher – ou duas! *É óbvio!*" Mas, se você é uma mulher, é capaz de estar pensando "É claro que a mulher dele e suas filhas o trancaram para fora! Que canalha!".

Há alguma forma de harmonizar as duas diferentes perspectivas em uma situação tão frequente como essa? O que será que motiva tantos homens inteligentes, carinhosos e cuidadosos, a arriscar tanto por tão pouco? Tudo, desde o respeito de seus amigos até o amor de seus filhos, pode ser colocado a perder na busca por algo tão transitório e irrelevante quanto um contato sexual casual. O que é eles estão pensando? Perguntamos ao Sérgio.

"Em primeiro lugar", disse ele, "o sexo era ótimo. Eu não me sentia vivo assim havia muitos anos. Eu pensava que estava apaixonado pela Mônica [a outra mulher]. Quando estava com ela, era como se tudo fosse *mais intenso*, sabe? A comida era mais gostosa, as cores eram mais vivas, e eu tinha *muito mais* energia. Era como se eu estivesse sob o efeito de alguma droga, o tempo todo".

Quando perguntamos se o sexo com a Mônica era melhor do que havia sido com Helen, Sérgio pausou por um longo momento. "Na verdade", admitiu, "agora que eu estou parando para pensar, o sexo com a Helen era muito melhor – o melhor que eu já havia feito em toda a minha vida – no início, sabe? Nos primeiros anos. Quer dizer, com a Helen nunca era *só* sexo. Nós dois sabíamos que queríamos passar o resto de nossas vidas juntos, então tinha uma profundidade e, bem, um *amor* e uma conexão espiritual que eu nunca tive com ninguém... Mesmo que ela diga que me odeia agora, eu honestamente acredito que nós sempre teremos essa conexão – mesmo que ela não admita".

Então o que foi que aconteceu? "Com o passar dos anos... Sabe como é... A paixão esmaeceu e o nosso relacionamento mudou. Nós nos tornamos *amigos*... melhores amigos, mas mesmo assim... irmãos, quase. Não é culpa dela. Eu sei que isso é tudo culpa minha, mas o que eu posso fazer?" Com os olhos em lágrimas, continuou: "Me parecia uma situação de vida ou morte. E eu queria me sentir vivo novamente. Eu sei que isso parece ridículo, mas é o que eu estava sentindo."

Sérgio está na idade ideal para a chamada *crise da meia-idade*, que parece atingir tantos homens nesse período de suas vidas. Explicações são fáceis de aparecer, e vão desde fatores econômicos (ele finalmente tem dinheiro e status suficientes para ser atraente para o tipo de mulher jovem e sexy que o havia ignorado anteriormente) e existenciais (ele está tendo que lidar com sua própria mortalidade, se revoltando simbolicamente contra o envelhecimento e a morte) ao ciclo de vida da esposa (ela está se aproximando da menopausa, então ele está sendo biologicamente atraído pela fertilidade de mulheres mais jovens). Cada uma dessas explicações pode ter uma fração da verdade, mas nenhuma responde à questão mais urgente: Por que homens têm apetites tão avassaladores por variedade sexual de parceiras, e não apenas na meia-idade, mas sempre?

Se o fantasma de Calvin Coolidge não estivesse presente, um homem baixaria um filme ou dois de sua atriz pornô favorita e o assistiria sempre, pelo resto de sua vida. Afinal de contas, saber o final da história não estraga esse tipo de filme. Mas não, o que faz homens heterossexuais buscarem permanentemente vídeos de mulheres *diferentes*, fazendo *as mesmas* coisas, é o efeito Coolidge. Se você nunca visitou um portal pornográfico, ficará perplexo com a variedade e especificidade do conteúdo disponível: de "lésbicas japonesas não-depiladas" a "ruivas tatuadas", passando por "mulheres mais velhas acima do peso", está tudo lá. É uma verdade simples que todos sabem ser verdade, mas poucos ousam discutir: variedade e mudança são os temperos necessários da vida sexual do macho humano.

Mas a compreensão intelectual desse aspecto da realidade interior da maioria dos homens não torna sua aceitação mais fácil para muitas mulheres. A escritora e diretora cinematográfica Nora Ephron já explorou o assunto em muitos filmes, incluindo *Heartburn*, baseado em seu próprio casamento fracassado. Em uma entrevista, em 2009, Nora explicou como ter criado seus dois filhos homens esclareceu sua visão do universo masculino: "Meninos são tão dóceis", disse ela, "mas o problema dos homens não é se eles são gentis ou não. É que é difícil, para eles, em determinados pontos de suas vidas, se manterem fiéis ao que dizem. É o que é. É quase como se não fosse culpa deles". E adicionou: "mas a gente *sente* que é culpa deles quando é a gente que está envolvida com eles".[21]

Os Perigos da Monotomia (Monogamia + Monotonia)

> *"O pré-requisito para um bom casamento,*
> *me parece, é a licença para ser infiel."*
> – Carl Jung, em uma carta para Freud,
> datada de 30 de janeiro de 1910.

Você se lembra do que o Sérgio disse em relação ao sexo com sua esposa ter se tornado excessivamente familiar? De como ele começou a sentir que Helen e ele eram "quase irmãos"? Interessante o uso dessas palavras específicas. A explicação mais convincente para a predominância e intensidade do efeito Coolidge entre mamíferos sociais é que o impulso masculino na direção da variedade é o caminho escolhido pela evolução para evitar o incesto. Nossa espécie evoluiu em um planeta escassamente povoado – nunca mais que alguns milhões e provavelmente menos de 100.000 de nós na Terra, durante a maior parte do nosso passado evolutivo. Para evitar a estagnação genética (que teria levado nossos ancestrais à extinção há muito tempo), machos desenvolveram um forte apetite por novidade sexual e uma robusta aversão ao excessivamente familiar. Ainda que esse mecanismo tenha funcionado bem para promover a diversidade genética no ambiente pré-histórico, hoje ele é causa de muitos problemas. Quando um casal vive junto durante anos, quando se tornam uma *família*, o mecanismo anti-incesto pode efetivamente bloquear o erotismo de muitos homens, levando à confusão e mágoa por toda a parte.[22]

Anteriormente nós havíamos dito que o nível masculino de testosterona regride com o passar dos anos. Mas não é apenas o tempo que puxa esses níveis para baixo. A própria monogamia parece ter um papel nisso. Homens casados exibem consistentemente níveis menores de hormônio que homens solteiros da mesma idade, e pais de crianças novas, ainda menos. Homens particularmente sensíveis a crianças mostram quedas de 30 por cento ou mais logo após o nascimento de seus filhos. Já homens casados envolvidos em relacionamentos extraconjugais, por sua vez, exibem níveis mais altos de testosterona do que aqueles que não estão envolvidos em nenhum tipo de *affair*.[23] Adicionalmente, a maior parte dos homens que estão tendo um relacionamento extraconjugal disse aos pesquisadores que estava totalmente feliz em seus casamentos, enquanto apenas um terço das mulheres na mesma situação dizia o mesmo.[24]

É claro – apontarão os leitores mais perspicazes – que correlação não implica causalidade. Talvez os homens com maiores níveis de testosterona são os que buscam mais relacionamentos extraconjugais. É provável, mas há boas razões para acreditar que mesmo contatos casuais com novas mulheres têm um efeito tônico na saúde hormonal masculina. Nesse sentido, o pesquisador James Roney e seus colegas descobriram que mesmo uma breve conversa com uma mulher atraente faz os níveis de testosterona masculinos aumentarem em uma média de 14 por cento. Quando esses mesmos homens conversavam com outros homens, seus níveis de testosterona, ao contrário, caíam em 2 por cento.[25]

Em 1960, o antropólogo William Davenport viveu entre um grupo de ilhéus melanésios que tratava o sexo como algo natural e sem complicação. Todas as mulheres alegavam ser altamente orgásmicas e a maioria relatava ter vários orgasmos para cada orgasmo masculino. "Mesmo assim", relatou Davenport, "é sabido que após alguns anos de casamento, o interesse do marido em sua esposa começará a arrefecer". Até a imposição recente de leis coloniais que inibissem tal prática, os melanésios evitavam a monotomia, permitindo que homens casados tivessem amantes jovens. Ao invés de sentirem ciúmes das concubinas, as esposas consideravam tais amantes símbolos de status. Davenport alega que tanto homens quanto mulheres melanésios consideraram o fim dessa prática a pior consequência do contato com a cultura europeia. "Homens mais velhos frequentemente comentam, nos dias de hoje, que sem meninas mais novas para os excitar e sem a variedade outrora proporcionada pela mudança de concubinas, eles acabaram se tornando inativos sexualmente muito antes da época."[26]

Mais perto de casa, William Masters e Virginia Johnson relataram que "a perda do interesse coital engendrado pela monotonia em um relacionamento sexual é, provavelmente, o fator mais constante na perda de interesse sexual dos homens mais velhos por suas esposas. Eles escrevem que essa perda de interesse pode frequentemente ser revertida se o homem tiver uma amante mais nova – mesmo se a amante não for tão bonita ou habilidosa sexualmente como a esposa". Kinsey concorda, escrevendo: "Parece não haver dúvidas de que o macho humano seria promíscuo pela vida inteira, em sua escolha de parceiras sexuais, se não houvesse restrições sociais".[27]

Nós sabemos que, ao ler isso, muitas leitoras não ficarão felizes, algumas, quiçá, até enfurecidas; mas para a maioria dos homens a monogamia sexual leva, inexoravelmente, à monotomia. É importante entender que esse processo não tem nada a ver com a atratividade da sua parceira de longa data, ou da sinceridade de seu amor por ela. Aliás, citando Symons, "O interesse sexual de um homem por uma mulher com quem ele não está casado é amplamente derivado de ela não ser a sua esposa."[28] *A novidade, em si, é a atração.* Apesar de provavelmente não admitirem, os parceiros de longa data das estrelas mais sexy de Hollywood estão sujeitos aos mesmos processos psicossexuais. Frustrante? Injusto? Exasperante? Humilhante para ambos? Sim, sim, sim e sim. Mas, ainda assim, verdade.

E o que fazer a respeito? A maioria dos casais modernos não é flexível o suficiente para tolerar a diversidade de parceiros sexuais como os melanésios e muitas outras das sociedades que estudamos nos capítulos anteriores. Após revisar a ampla literatura sobre o casamento ocidental, a socióloga Jessie Bernard argumentou, no início dos anos 1970, que aumentar as oportunidades dos homens de experimentar variedade de parceiras era uma das mudanças sociais mais importantes para promover a felicidade conjugal.[29] Mas isso ainda não aconteceu, e parece ser ainda menos provável hoje, quase quatro décadas depois. Talvez essa seja a razão de aproximadamente vinte milhões de casamentos americanos serem categorizados como sem-sexo ou quase-sem-sexo, por falta do interesse sexual *masculino*. De acordo com os autores de He's Just Not Up for It Anymore [*Ele Simplesmente Não Está Mais Afim*, em tradução livre], de 15 a 20 por cento dos casais americanos fazem sexo menos de dez vezes por ano. Eles observam que a ausência de desejo sexual é o problema sexual mais comum dos Estados Unidos.[30] Combine isso com a desalentadora estatística de que 50 por cento de todos os casamentos terminam em divórcio e fica claro que o casamento moderno está explodindo, e não é na cama.

Em *A Evolução da Sexualidade Humana*, o sempre citável Donald Symons apontou para o fato de que as sociedades ocidentais tentaram de todas as formas mudar esse aspecto da sexualidade masculina, mas todas falharam miseravelmente. "Machos humanos parecem ser constituídos de forma a resistir ao aprendizado de não desejar a variedade", escreveu, "apesar dos impedimentos apresentados pelo cristianismo, com sua doutrina do pecado; do judaísmo e sua doutrina do mensch; das ciências sociais e suas doutrinas da repressão homossexual e da imaturidade psicossexual; das teorias evolutivas sobre a monogamia e formação de pares e das tradições legais e culturais que apoiam e glorificam a monogamia".[31] Será que precisamos suplementar as considerações de Symon com uma lista de exemplos específicos de homens (presidentes, governadores, senadores, atletas, músicos) que dilapidaram família e fortuna, poder e prestígio – tudo por um encontro com uma mulher cuja principal qualidade era ser novidade? Precisamos lembrar às leitoras, de todos os homens que conheceram que pareciam muito apaixonados inicialmente, mas misteriosamente pararam de ligar depois que a emoção da novidade passou?

Mais Alguns Motivos Pelos Quais Preciso de Uma Pessoa Nova (Parecida com Você)

"Fazer amor com uma mulher e dormir com uma mulher são duas paixões distintas – não apenas diferentes, mas opostas. O amor não é aquilo que se sente no desejo de copular (um desejo que se estende a um número infinito de mulheres), mas no desejo de compartilhar o sono (um desejo limitado a uma mulher)."
– Milan Kundera, *A Insustentável Leveza do Ser*

Você se lembra do que o Sérgio disse sobre a sensação de estar sob o efeito de drogas quando estava com sua nova amante? "Cores eram mais ricas, a comida era mais gostosa". Há uma razão para essa intensificação das sensações, mas não é o amor. Na medida em que os níveis de testosterona diminuem (com a idade), muitos homens sentem a diminuição da energia e da libido – uma espécie de distanciamento intangível dos prazeres básicos da vida. A maioria deles atribui esse distanciamento ao estresse, à falta de descanso, ao excesso de responsabilidade ou ao próprio passar do tempo. Tudo isso é verdade, mas uma parte dessa dormência pode ser também atribuída à diminuição dos níveis de testosterona. Lembra-se do homem que ficou um tempo sem testosterona? Ele sentiu que havia perdido "tudo o que eu identificava como sendo eu". Sua ambição, paixão pela vida, senso de humor... tudo foi embora. Até que a testosterona trouxe tudo de volta. Sem testosterona, disse ele, "você não tem desejo".

Sérgio pensou que estava apaixonado. *Mas é claro que ele pensou.* Conforme sugerimos acima, uma das poucas coisas que ressuscita de forma eficaz níveis flácidos de testosterona masculina, é uma nova companheira.[32] Logo, ele sentiu todas as coisas que associamos ao amor: vitalidade renovada, uma nova profundidade e intensidade em tudo, uma empolgação inebriante de estar vivo. Quão fácil é confundir essa mistura potente de sentimentos com "amor". Mas uma resposta hormonal à novidade não é amor.

Quantos homens já confundiram essa "onda" causada por hormônios com uma união espiritual que deveria fazê-los mudar de vida? Quantas mulheres já ficaram confusas pela traição de um homem aparentemente ideal? Quantas famílias já foram destruídas porque um homem de meia-idade interpretou erroneamente um surto de vitalidade e energia (resultante de uma nova parceira) como amor por sua alma gêmea? Ou, ainda, quantos se convenceram de que estavam apaixonados, para justificar um sentimento que os fazia querer viver mais intensamente? E quantos desses homens se viram isolados, envergonhados e devastados quando a maldição do efeito *Coolidge* voltou, após alguns meses ou anos, revelando que a nova parceira não era, na verdade, a fonte de todos aqueles sentimentos? Ninguém sabe o número exato, mas é grande.

Essa situação é comum e cheia de tragédias. Uma delas, sem dúvidas, é a própria percepção tardia que muitos homens terão de que abandonaram mulheres que combinavam muito mais com eles do que aquelas por quem as abandonaram. Uma vez passadas as emoções transitórias, tais homens serão confrontados com a realidade do que realmente faz um relacionamento funcionar no longo prazo: respeito, admiração, convergência de interesses, boas conversas, senso de humor, e por aí vai. Um casamento baseado apenas na paixão sexual tem tanta chance de durar quanto uma casa feita de gelo durante o inverno.

Apenas se entendermos as particularidades da natureza da sexualidade humana, seremos capazes de fazer decisões mais inteligentes sobre compromissos de longo prazo. Mas essa compreensão requer que nós enfrentemos alguns fatos desconfortáveis.

Como muitos homens na mesma situação, Sérgio disse que sentia como se estivesse em uma situação de "vida ou morte". É capaz. Pesquisadores constataram que homens com níveis menores de testosterona têm quatro vezes mais chances de sofrerem de depressão clínica, ataques cardíacos fulminantes e câncer, se comparados a homens com a mesma idade e maiores níveis de testosterona. Eles também têm mais chance de desenvolver Alzheimer e outras formas de demência, além de maior risco de morrer de qualquer outra causa (de 88 a 250 por cento a mais, dependendo do estudo).[33]

Se é verdade que a maioria dos homens foi, através de milhões de anos de evolução, constituída de forma a precisar de parceiras novas ocasionais para manter uma sexualidade ativa vital no decorrer de suas vidas, o que estamos dizendo aos homens quando demandamos uma vida inteira de monogamia sexual? Será que eles têm que escolher entre amor familiar e satisfação sexual? A maioria dos homens não compreende completamente o conflito entre as demandas da sociedade e as de sua própria biologia, até estarem casados durante anos – tempo de sobra para a vida ter ficado bastante complicada, com filhos, propriedades compartilhadas, amigos em comum e o tipo de amor e amizade que só uma história compartilhada pode trazer. Quando atingem esse ponto crítico, em que a domesticidade e o declínio nos níveis de testosterona drenam as cores da vida, o que fazer?

As opções para a maioria dos homens parecem ser:

1. Mentir e tentar não ser pego. Mesmo sendo a opção mais escolhida, ela também pode ser a pior. Quantos homens acham que têm um "acordo implícito" com suas esposas de que, desde que elas não descubram, está tudo bem em ter um *affair* de leve? Isso é o mesmo que dizer que você tem um acordo implícito com a polícia de que você pode dirigir bêbado, desde que eles não te peguem. Ainda que *haja* algum tipo de compreensão nesse sentido, qualquer advogado vai te dizer que acordos implícitos são os piores alicerces para qualquer parceria de longa duração.

• Meus amigos, vocês serão pegos mais cedo ou mais tarde (provavelmente mais cedo). Vocês têm tanta chance de escapar dessa quanto um cachorro tem de subir na árvore e pegar um gato. Não vai rolar. Um motivo: o olfato da maioria das mulheres é significativamente superior ao da maioria dos homens, então você vai deixar pistas sem nem se dar conta. Será preciso mencionar o famoso poder da intuição feminina?

Isso requer que você minta para a sua parceira de vida. Que engane a mãe de seus filhos, a pessoa com quem você queria envelhecer. É essa realmente a pessoa que você é? É esse o homem que a sua mulher escolheu?

2. Desista de transar com qualquer outra pessoa que não seja a sua esposa, pelo resto de sua vida. Talvez recorra ao pornô e Prozac.

• Antidepressivos são as drogas mais prescritas nos Estados Unidos, com 118 milhões de prescrições apenas em 2005. Sendo um de seus efeitos colaterais mais proeminentes o enfraquecimento da libido, talvez podemos esperar que, também neste caso, tudo se resolverá sozinho, como numa castração química. Se não, há sempre a opção do Viagra, com mais de um *bilhão* de comprimidos despejados no mercado em sua primeira década de uso, a partir de 1998. Mas Viagra cria *fluxo sanguíneo*, e não *desejo*. Agora os homens também podem fingir interesse sexual. Progresso?

• Não é a mesma coisa, né? E não é um pouco humilhante, assistir pornô escondido? Esse caminho frequentemente leva à raiva e ao ressentimento, que podem destruir o relacionamento.

3. Monogamia em série: se divorcie e comece novamente. Essa opção parece ser a abordagem "honesta" recomendada pela maioria dos *experts* – inclusive muitos conselheiros de relacionamentos.

• Monogamia em série é uma resposta sintomática às questões lançadas pelo conflito entre o que a sociedade dita e o que a biologia exige. Não resolve nada em termos da bola de neve da frustração sexual masculina (e, consequentemente, feminina) em relacionamentos de longa duração.

• Apesar de frequentemente apresentada como a resposta *honrável* ao enigma, a estratégia da monogamia em série tem levado à epidemia atual de lares quebrados e famílias de mães e pais solteiros. Desde quando é "adulto" infligir trauma emocional em nossos filhos por não conseguirmos encarar a verdade sobre sexo? Susan Squire, autora de *I Don't: A Contrarian History of Marriage* [*Não Aceito: Uma História Inusitada do Casamento*, em tradução livre] pergunta: "Por que a sociedade considera moral você romper um casamento, atravessar todos os percalços do divórcio e perturbar a vida de seus filhos (potencialmente para sempre), só para conseguir foder alguém com quem a foda vai ficar tão entediante quanto ficou com a primeira pessoa, logo mais?"[34] Um homem que busca felicidade de longo prazo, deixando atrás de si uma trilha de mulheres feridas, amarguradas e emocionalmente magoadas não é muito diferente de um cachorro que corre atrás do próprio rabo.

• E se você é uma mulher cujo marido está "traindo", suas opções não são muito melhores: fingir que não repara no que está acontecendo, sair e ter seu *affair* de vingança (mesmo sem vontade), ou destruir sua própria família e casamento, ligando para os advogados. Todos os cenários são ruins.

O próprio termo em inglês usado para essa traição de si e da família, "trapaça" [*cheating*], reflete a narrativa padrão da sexualidade humana, que implica que o casamento é um jogo onde um dos participantes pode vencer às custas do outro. A mulher que "engana" o homem para que ele sustente os filhos que *pensa* serem seus, de acordo com esse modelo, trapaceou e venceu. Outro grande vencedor, de acordo com a narrativa padrão, é o "comedor", que dá um jeito de fecundar uma série de mulheres que criarão seus filhos, enquanto ele próprio já está na próxima conquista. Mas em qualquer *parceria* verdadeira – de casais ou não –, a trapaça não pode levar a nenhum tipo de vitória. Ou todo mundo ganha ou todo mundo perde.

——— • ———

* Todos os nomes e detalhes foram modificados para proteger o anonimato dos envolvidos.

CAPÍTULO VINTE E DOIS

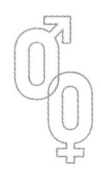

Enfrentando Juntos o Céu

"O amor não é o não conseguir respirar, não é a excitação, não é a promulgação das promessas de paixão eterna. Isso é apenas 'estar apaixonado', algo do qual qualquer um de nós pode se convencer de que está. O amor, propriamente dito, é o que sobra quando o estar apaixonado já se dissolveu..."
– Louis de Bernières, *O Bandolim de Correlli*

"Há um custo [...] para as sociedades que insistem em se acomodar a uma certa gama de práticas heterossexuais. Nós acreditamos que culturas podem ser racionalmente projetadas. Nós podemos ensinar, recompensar e coagir. Mas ao fazer isso, devemos considerar o preço de cada cultura, medido no tempo, na energia necessária para treinar e impor, e na moeda menos tangível, que é a felicidade humana que deve ser gasta para contornar nossas predisposições inatas."
– E. O. Wilson[1]

E agora? Após escrever um livro inteiro sobre o sexo, gostaríamos de, paradoxalmente, afirmar que a maioria das pessoas leva o sexo a sério demais. Quando sexo é apenas sexo, é só isso. Nesses casos, não é amor. Ou pecado. Ou patologia. Ou um bom motivo para destruir uma família que, de outra forma, seria feliz.

Como no período vitoriano, a maioria das sociedades ocidentais contemporâneas inflaciona o valor do sexo reduzindo a oferta ("garotas de bem não fazem isso ou aquilo...") e inflando a demanda (pornografia). Esse processo conduz a uma visão distorcida do quão importante o sexo realmente é. Sim, sexo é essencial, mas não é algo que deve ser *sempre* levado tão a sério. Pense na comida, na água, no oxigênio, no teto e em todos os outros elementos da vida, cruciais para a sobrevivência e felicidade, mas que não entram nos nossos pensamentos do dia a dia, a menos que estejam faltando. Um relaxamento racional dos códigos morais sociais que tornasse a satisfação sexual mais facilmente disponível a tornaria, também, menos problemática.

Essa parece ser a trajetória comum da história. Muitos ficam perplexos e perturbados com a cultura do "ficar", com a troca de mensagens eróticas e de "nudes", com o reconhecimento dos direitos legais de casais homossexuais e por aí vai, mas não há nada que possam fazer para deter tais desdobramentos. Em termos de sexualidade, a história parece estar se revertendo à casualidade caçadora-coletora. Se assim for, gerações futuras talvez sofram menos manifestações patológicas de frustrações sexuais e famílias desnecessariamente fragmentadas. Falando dos Siriono, com quem viveu, Holmberg escreve: "Os Siriono raramente sentem falta, se é que alguma vez sentem, de parceiros sexuais. Quando o desejo sexual aumenta, há quase sempre um parceiro disposto a baixá-lo. Níveis de ansiedade sexual parecem ser notavelmente baixos na sociedade Siriono. Manifestações como galanteios exagerados, castidade ou sonhos e fantasias sexuais são raramente encontradas".[2]

Como seria viver em um mundo desses? Bem, todo mundo sabe como é morar neste aqui. Com exceção da própria morte, nada parece causar mais sofrimento familiar do que a crise atual do casamento. Em 2008, quase 40 por cento das mães que deram à luz nos Estados Unidos eram solteiras. Isso é relevante. Como Caitlin Flanagan relatou recentemente na revista *Time*: "em todos os índices relevantes ao bem-estar de curto prazo e ao sucesso de longo prazo, crianças com famílias intactas, com pai e mãe, obtiveram resultados melhores do que as de casas com pais solteiros. Longevidade, uso abusivo de drogas, desempenho e desistência escolar, gravidez na adolescência, comportamentos criminosos e encarceramento [...], em todos esses casos, crianças que vivem com ambos os pais obtêm resultados drasticamente melhores que as outras".[3]

"O amor é uma coisa ideal, o casamento uma coisa real", observou o filósofo alemão Johann Wolfgang von Goethe. "Uma confusão entre o ideal e o real nunca fica impune". É verdade. Ao insistir em uma visão ideal do casamento, baseada em uma vida inteira de fidelidade sexual a uma pessoa – uma visão que a maioria de nós, eventualmente, aprende que é altamente irrealista –, nos expomos às punições por ela ocasionadas, tanto a nós mesmos quanto aos nossos filhos.

"Os franceses estão muito mais à vontade com a ideia de que seus amantes são apenas isso – amantes", escreve Pamela Druckerman em sua investigação transcultural sobre a infidelidade. *Lust in Translation*. Druckerman diz que as pessoas na França sentem menos necessidade de "reclamar de seu casamento para legitimar seus *affairs*". Mas ela percebeu que casais americanos e ingleses parecem seguir um roteiro completamente diferente. "Um caso, mesmo só de uma noite, significa que o casamento terminou", Druckerman observou. "Eu conversei com mulheres que, ao descobrir que seus maridos as tinham traído, imediatamente arrumaram as malas e partiram, porque 'é isso que se faz'. Não porque era isso que elas *queriam* fazer – elas apenas achavam que essa era a regra. Nem passava por suas cabeças que existiam outras opções [...]. É sério, é como se elas estivessem lendo um roteiro!".[4]

O psicólogo Julian Jaynes descreve a combinação de terror e euforia que as pessoas vivem quando percebem que as coisas não são como elas imaginavam: "há um momento desconfortável no topo da roda gigante quando, após subir virado para dentro da curva, de onde se vê uma estrutura firme, com vigas confiáveis, de repente aquela estrutura desaparece, e nós somos impulsionados para o céu, do lado de fora da curva que desce.[5] Esse é o momento em que muitos casais lutam em vão para evitar ou ignorar – até mesmo ao ponto de escolherem divórcios amargos e famílias fragmentadas, para não realizar a assustadora tarefa de confrontarem o céu juntos, deixando todas as 'vigas de confiança' no passado."

As falsas expectativas que mantemos sobre nós mesmos, sobre o outro e sobre a sexualidade humana nos causam danos sérios e duradouros. Como autor e colunista de conselhos sexuais, Dan Savage explica: "a expectativa de monogamia eterna põe uma pressão imensa no casamento. Mas nosso conceito de amor e casamento não tem por base somente a expectativa de monogamia, mas a ideia de que onde há amor, a monogamia deveria ser fácil e agradável".[6]

Que fique claro que o sexo passional de tirar o fôlego pode ser uma parte importante da intimidade matrimonial, mas é um erro grave achar que ele é a essência da intimidade duradoura. Como qualquer outro tipo de apetite, o desejo sexual tende a ser sufocado pela sua própria satisfação. Squire afirma que pensar no casamento como um romance permanente não é realista: "pouco provável que você queira rasgar a roupa para ficar nu com alguém com quem você está dormindo pela milésima vez. Nós deveríamos manter em mente que a natureza do amor e do sexo mudam com o tempo, e que o melhor caso de amor não constrói, necessariamente, o melhor casamento".[7] Um sexo altamente libidinal pode ser facilmente a expressão da completa falta de intimidade. Considere as famosas "transas de uma noite" e as prostitutas: descarga física pura.

Casais podem descobrir que o único caminho para preservar ou redescobrir reminiscências da intensidade dos primeiros dias e das primeiras noites requer confrontar o céu aberto e incerto juntos. Eles podem acabar por ter a conversa mais íntima e profunda que já tiveram, se ousarem conversar sobre a real natureza de seus sentimentos. Nós não estamos dizendo que essas conversas serão fáceis. Não serão. Há zonas onde sempre será difícil para homens e mulheres entenderem um ao outro, e a do desejo sexual é uma delas. Muitas mulheres acharão difícil aceitar que homens podem tão facilmente dissociar prazer sexual de intimidade sexual, assim como muitos homens lutarão para entender por que essas duas questões claramente distintas (para eles) são tão entrelaçadas para tantas mulheres.

Mas, com confiança, podemos nos empenhar em aceitar até o que não podemos entender. Uma das mais importantes expectativas que nós temos com esse livro é provocar o tipo de conversa que torna mais fácil, para os casais, a travessia desse difícil terreno emocional, com uma compreensão mais profunda e menos criticadora das raízes ancestrais desses sentimentos inconvenientes, e uma aproximação mais madura e informada sobre como lidar com eles. Não temos conselhos a oferecer para além disso. Cada relacionamento é um mundo em constante mudança, que requer atenção específica. Além de alertar sobre o perigo dos conselhos genéricos sobre relacionamento, nossa melhor recomendação reitera aquela dada por Polônio a Laerte, em *Hamlet*: "Sê verdadeiro para a tua consciência, e assim como a noite se segue ao dia, seguir-se-á também que tu jamais serás falso a nenhum homem [ou mulher]".

* * * * *

Ainda assim, é preciso mais do que uma compreensão profunda de nós mesmos e dos outros para lidar com as muitas dificuldades que surgem ao se abordar fidelidade de uma forma mais flexível e tolerante. "Eu sinto pena das pessoas que nem sequer percebem que possuem outras alternativas além das opções tradicionais que a sociedade oferece", afirma Júlio, que faz parte de uma relação duradoura a três com Teresa (mulher), que também está envolvida com Léo (apresentado a Teresa por Júlio). Ainda que relacionamentos sérios a três ou a quatro tenham, por pressões sociais, ocorrido às sombras, estima-se que famílias denominadas poliamorosas estejam na casa do meio milhão nos Estados Unidos, de acordo com um artigo da *Newsweek*.⁸ Embora Helen Fisher pense que pessoas envolvidas nesse tipo de combinação estejam "lutando contra a mãe-natureza" por tentarem confrontar suas próprias inseguranças e ciúmes de cabeça erguida, há bastante evidência de que, para as pessoas certas, tais arranjos podem funcionar muito bem para todos os envolvidos – inclusive para as crianças.

Como Sarah Hrdy nos lembra, pode ser que quem esteja lutando contra a "mãe-natureza" sejam os casais convencionais, se martirizando para cuidarem de suas famílias de forma isolada: "desde Darwin", ela escreve, "acreditamos que os humanos tenham evoluído em famílias onde a mãe dependia de um homem para ajudá-la a criar seus filhos em uma família nuclear, [...] mas os diversos arranjos familiares humanos [...] seriam mais bem explicados se nós crêssemos que nossos ancestrais evoluíram como reprodutores cooperados".⁹ A partir da nossa perspectiva, pessoas como Júlio, Léo e Teresa parecem tentar replicar as configurações sociossexuais antigas. Como já vimos, da perspectiva de uma criança, ter mais que dois adultos estáveis que a amem pode ser enriquecedor, seja na África, na Amazônia, na China ou no interior de São Paulo. Laird Harrison recentemente escreveu sobre sua experiência em crescer em uma casa compartilhada por seus pais biológicos com outro casal e seus filhos. Ele lembra: "A residência comunitária desfrutava de uma camaradagem que eu, desde então, nunca mais senti [...]. Eu trocava livros com minhas meias-irmãs, ouvia maravilhado suas histórias de paqueras, recebia dicas sobre professores. O pai delas nos transmitia seu amor por boa música, e a mãe, sua paixão por cozinha. Uma espécie de vínculo se formou entre todos nós dez".¹⁰

Todo Mundo Para Fora do Armário

*"Uma era pode ser considerada terminada quando
suas ilusões primárias foram esgotadas."*
– Arthur Miller

Muito da história recente pode ser visto como ondas de tolerância e aceitação se quebrando sobre as pedras rígidas das estruturas sociais. Embora possa parecer que demore muito, as ondas sempre vencem no final, reduzindo pedras imóveis à areia maleável. O século vinte viu as pedras começando a se quebrar sob as ondas dos movimentos antiescravatura, direitos das mulheres, igualdade racial e, mais recentemente, o firme crescimento da aceitação dos direitos de lésbicas, gays, bissexuais e transgêneros.

O autor Andrew Sullivan descreveu sua experiência de vida desde a infância, como gay e católico: "mais difícil que um suplício. Eu via na minha própria vida e na de muitos outros", relata Sullivan, "que a supressão dessas emoções centrais e a negação da sua deliberação no amor sempre, *sempre*, acabam em distorções individuais, compulsões e perda de perspectiva. Forçar [...] pessoas em moldes nos quais elas não cabem não ajuda a ninguém". Sullivan ainda escreve "isso os rouba de sua dignidade, amor-próprio e capacidade para relacionamentos saudáveis. Destrói famílias, distorce o cristianismo e viola a humanidade. Isso precisa acabar".[11] Os comentários de Sullivan foram provocados pelo colapso problemático do televangelista publicamente homofóbico, mas privadamente homossexual, Ted Haggard, mas ele poderia estar falando a qualquer pessoa que não se encaixa nos moldes sociais sancionados em sua época.

E *quem* se encaixa nesses moldes? Sim, políticos e televangelistas gays que se odeiam precisam sair do armário, mas todo o resto do mundo também.

Não será fácil. Nunca é fácil se levantar contra o ódio misturado com a vergonha. O historiador Robert S. McElvaine nos dá uma prévia do que espera aqueles que ousam andar longe do rebanho monogâmico, ao declarar: "Amor livre está propenso a se degenerar em 'ódio livre'. Como é biologicamente impossível amar a todos, a tentativa de fazê-lo se converte em 'estrangeirização', com todo o ódio que tal processo acarreta".[12] Como McElvaine, muitos conselheiros amorosos parecem ter muito medo e pouca informação sobre qualquer tipo de relacionamento conjugal diferente do padrão. Esther Perel, autora de *Sexo no Cativeiro*, cita uma terapeuta familiar que ela conhece (e respeita), ao afirmar categoricamente: "Casamento aberto não funciona. Achar que você consegue é totalmente ingenuidade. Nós tentamos fazer isso nos anos setenta e foi um desastre".[13]

Talvez, mas é possível também que tais terapeutas devessem se informar um pouco mais antes de descartar alternativas ao casamento convencional automaticamente. Se você tiver que imaginar quem foram os primeiros praticantes de suingue na história moderna americana, é bem provável que pense em hippies. Todos eles lá, com suas bandanas e colchões d'água, em comunas repletas de pôsteres do Che Guevara e do Jimi Hendrix. Mas relaxa, irmãozinho, porque a real vai te fazer pirar.

Ao que tudo indica, os primeiros praticantes de suingue dos tempos modernos, nos Estados Unidos, foram os pilotos da força aérea americana e suas esposas. Como os guerreiros de elite de qualquer lugar, esses *"top guns"* frequentemente desenvolviam laços fortes uns com os outros, talvez por fazerem parte do grupo que mais sofria baixas em qualquer segmento da força militar. De acordo com o jornalista Terry Gould, "festas-chave", como aquelas posteriormente dramatizadas no filme *Tempestade de Gelo*, de 1997, tiveram origem nessas bases militares nos anos 1940, onde pilotos de elite (e suas esposas) se entremeavam sexualmente uns com os outros antes de voarem rumo à artilharia antiaérea japonesa.

Gould, autor de *O Estilo de Vida*, um livro sobre a história cultural do suingue nos Estados Unidos, entrevistou dois pesquisadores que haviam escrito sobre esse ritual da Força Aérea Americana. Joan e Dwight Dixon explicaram a Gould que esses guerreiros e suas esposas "compartilhavam-se uns com os outros como uma espécie de ritual de união tribal, com a compreensão tácita de que os dois terços dos maridos que sobrevivessem deveriam cuidar das viúvas".* A prática continuou até depois do fim da guerra e no final dos anos 1940: "instalações militares, do Maine ao Texas e da Califórnia a Washington, tinham prósperos clubes de suingue", escreve Gould. Até o fim da Guerra da Coreia, em 1953, os clubes "haviam se espalhado das bases aéreas aos bairros próximos, entre profissionais heterossexuais de colarinho branco".[14]

Devemos acreditar que esses pilotos de guerra e suas esposas eram "ingênuos"?

É verdade que as aventuras sexuais alternativas de muitos americanos de destaque dos anos 70 acabaram em mágoas ou confusões, mas isso prova alguma coisa? Os americanos também tentaram reduzir seu consumo de petróleo nos 70 e falharam. Se formos seguir essa lógica, seria "ingenuidade" tentar de novo. Além disso, para assuntos íntimos, sucesso e discrição costumam andar lado a lado, então ninguém tem uma real noção de quantos casais *deram certo* e mantiveram-se discretos em relacionamentos alternativos à monogamia enlatada.[15]

O que não é nem discutível é que o casamento convencional é atualmente um desastre para milhões de homens, mulheres e crianças. O tradicional até-que-a-morte (ou infidelidade ou tédio)-nos-separe falhou. A longo prazo, não dá certo emocionalmente, economicamente, psicologicamente ou sexualmente para muitos casais. Mas enquanto apenas um número reduzido de terapeutas convencionais, nos dias de hoje, cogitaria convencer um homem ou uma mulher homossexual a "crescer, tomar jeito e parar de ser gay", o mesmo não ocorre quando se trata de tentativas não-convencionais ao casamento heterossexual. Perel aponta que "interdições sexuais são uma das poucas áreas em que terapeutas parecem reproduzir a cultura dominante. A monogamia", ela continua, "é a norma, e a fidelidade sexual é considerada sinônimo de maturidade, comprometimento e seriedade". Esqueça discutir alternativas: "a não-monogamia, mesmo que consensual, é vista com desconfiança". A ideia de que talvez seja possível amar uma pessoa ao mesmo tempo em que se é sexualmente ativo com outra "nos faz estremecer", e invoca "imagens caóticas: promiscuidade, orgias, devassidão".[16]

Casais que procuram terapeutas na esperança de receber orientações sobre como flexibilizar – sem quebrar – as fronteiras da monogamia, têm grandes chances de não receber nada além de reprovações defensivas ou clichês pomposos, como esse conselho de um psicólogo evolucionista baseado no livro *A Culpa é da Genética*: "As tentações que nós todos enfrentamos estão enraizadas profundamente em nossos genes, corações e mentes, [...] mas enquanto formos dínamos de interesse, não haverá conflito entre a monogamia e nossos genes cruéis, promotores de infidelidade".[17] Dínamos de interesse? Não haverá conflito? Aham, fala isso para a senhora Coolidge.

Perel é uma das raras terapeutas dispostas a considerar publicamente a possibilidade de que casais heterossexuais possam encontrar acordos alternativos que deem certo – mesmo que isso os coloque para além da aprovação pública. Ela escreve: "na minha experiência, casais que rediscutem as fronteiras da sexualidade [...] não estão menos comprometidos que casais que mantêm as portas fechadas. Na verdade, é a vontade de melhorar o relacionamento que os leva a explorar outros modelos de acordo romântico".[18]

Existem infinitas formas de adaptar parcerias amorosas e flexíveis aos nossos apetites milenares. Apesar do que dizem muitos terapeutas convencionais, pessoas em "casamento aberto" avaliam, geralmente, sua satisfação global (tanto com o relacionamento quanto com a vida, em geral) significativamente melhor do que pessoas em casamentos tradicionais, por exemplo.[19] Poliamoristas encontraram formas de incorporar relacionamentos adicionais em suas vidas sem precisar mentir ou destruir sua parceria primária. Como muitos casais gays, essas pessoas reconhecem que relacionamentos adicionais não precisam ser tomados como ofensas pessoais. Dossie Easton e Catherine Liszt, autores do livro *The Ethical Slut* [Vagabunda Com Ética, em tradução livre], escrevem: "é cruel e insensível interpretar um *affair* como sintoma de um problema no relacionamento, deixando o 'traído' – que já deve estar se sentindo inseguro – a se perguntar 'o que há de errado' com ele [...]. Muitas pessoas fazem sexo fora do relacionamento primário por motivos que não têm nada a ver com insuficiência de seu parceiro ou do relacionamento".[20]

Apesar dos séculos de propaganda religiosa e científica, as ilusões básicas subjacentes à suposta "naturalidade" da família nuclear convencional claramente se esgotaram. Esse colapso deixou muitos de nós isolados e insatisfeitos. A insistência cega e as inquisições bem-intencionadas não conseguiram virar a maré, e não mostram sinais de sucesso futuro. Em vez da interminável guerra entre os sexos, ou rígida adesão a uma noção da família humana que nunca foi verdadeira, precisamos buscar a paz com as verdades da sexualidade humana. Talvez isso signifique improvisar novas configurações familiares. Talvez seja necessário mais assistência comunitária para mães solteiras e seus filhos. Ou, ainda, talvez isso signifique apenas que devamos aprender a ajustar nossas expectativas em relação à fidelidade sexual. Mas sabemos uma coisa: pura negação, inflexibilidade religiosa, leis arbitrárias e rituais de apedrejamento medievais no deserto já se mostraram todos impotentes contra nossas predileções pré-históricas.

Em 1988, Roy Romer, então governador do Colorado, foi confrontado com uma enxurrada de perguntas sobre seu relacionamento extraconjugal de longa data, que havia se tornado público. Romer fez o que poucas figuras públicas ousaram fazer. No espírito dos Iucatã, se recusou a aceitar a premissa subjacente às perguntas que lhe estavam sendo feitas, de que seu relacionamento extraconjugal significava uma traição à sua esposa e família. Ao invés disso, convocou uma coletiva de imprensa onde declarou que sua esposa, com quem estava casado há 45 anos, sempre soube e aceitou seu relacionamento. Romer confrontou os repórteres, que murmuravam entre si, com fatos "da vida como ela é". "O que é fidelidade?", perguntou aos repórteres subitamente calados. "Fidelidade é a abertura que você tem. É o tipo de confiança que você tem, que é baseado em verdade e transparência. Sendo assim, na minha família, discutimos o assunto extensamente e tentamos estabelecer uma compreensão de quais são os nossos sentimentos e nossas necessidades, e a partir daí chegar a uma compreensão mútua, com *esse* tipo de fidelidade".[21]

O Casamento do Sol e da Lua

Em um céu repleto de incontáveis estrelas, nuvens fluindo incessantemente e planetas errantes, sempre houve apenas uma Lua e um Sol. Para nossos ancestrais, esses dois corpos misteriosos refletiam a essência feminina e a masculina. Da Islândia à Tierra del Fuego, povos atribuíram masculinidade ao poder e à constância do Sol; já as mudanças da Lua, sua beleza inenarrável e seus ciclos mensais eram sinais de sua feminilidade.

Para os olhos humanos virados para os céus há 100.000 anos, ambos aparentavam possuir tamanhos idênticos, assim como ainda aparentam.

Em um eclipse solar total, o disco da Lua se encaixa tão precisamente sobre o do Sol que o olho nu pode ver apenas as erupções solares aparecendo em seu contorno externo.

Mas mesmo *parecendo* do mesmo tamanho aos observadores terrestres, cientistas há muito tempo estabeleceram que o real diâmetro do Sol é aproximadamente *quatrocentas vezes* o da Lua. Ainda assim, incrivelmente, a distância do Sol à Terra é, aproximadamente, quatrocentas vezes a da Lua, trazendo, assim, um improvável equilíbrio quando vistos do único planeta da região com observadores.[22]

Alguns dirão: "que coincidência interessante". Outros se perguntarão se não tem uma mensagem extraordinária contida nessa conversão celeste de diferenças e similaridades, intimidade e distância, constância rítmica e mudança cíclica. Como nossos ancestrais distantes, assistimos à dança eterna do nosso Sol e da nossa Lua, buscando pistas sobre a natureza do homem e da mulher, sobre masculino e feminino, aqui, em casa.

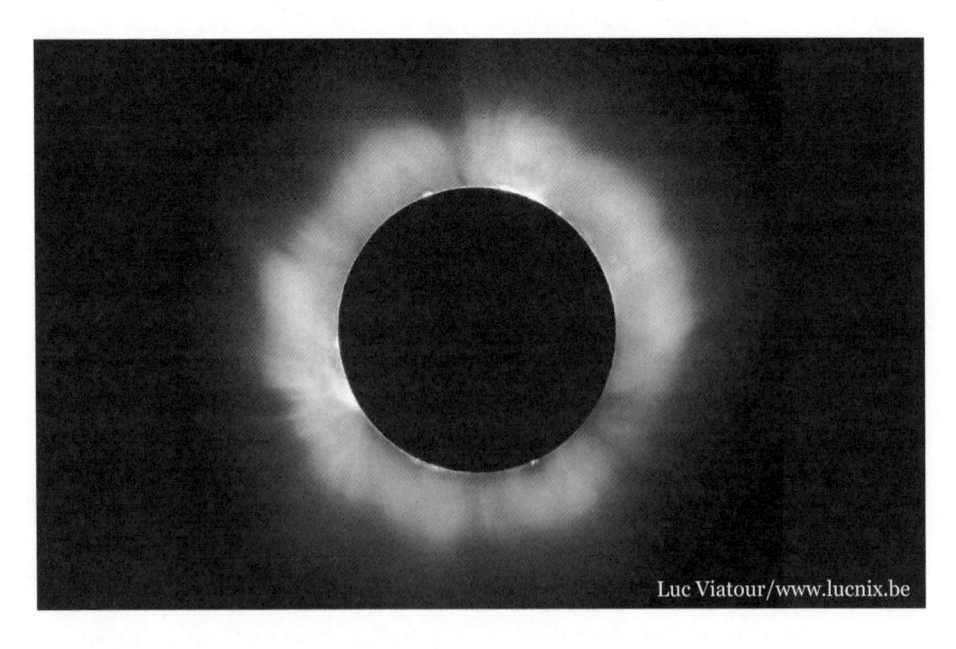

Luc Viatour/www.lucnix.be

---

* Lembre-se da descrição de Beckerman do compartilhamento de parceiros no Amazonas: "Você sabe que se você morrer, outro homem tem a obrigação residual de cuidar de ao menos um dos seus filhos. Então virar o rosto ou até abençoar a união de sua esposa com um amante é o único seguro que você pode comprar".

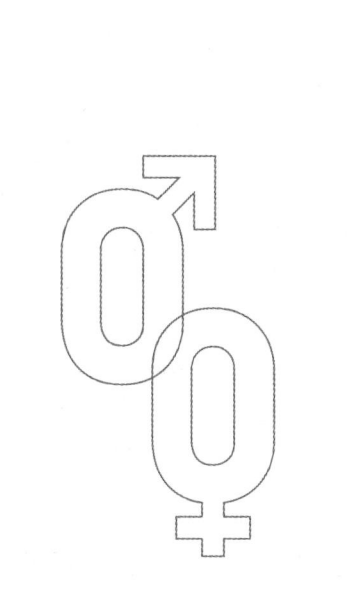

NOTAS

Para as últimas notícias e discussões sobre as questões levantadas no livro, ou para contatar os autores, por favor visite sexatdawn.com.

Introdução

1. Talvez até mesmo 4,5 milhões de anos atrás. Para uma revisão da evidência genética, ver Siepel (2009).
2. de Waal (1998), p. 5.
3. Alguns desses números são relatados em McNeil et al. (2006) e Yoder et al. (2005). A cifra de centenas de bilhões vem de http://www.latimes.com/nation/la-fg-vienna-porn25-2009mar25-story.html.
4. Ver "Yes, dear. Tonight again." Ralph Gardner, Jr. *The New York Times* (9 de junho de 2008): http://www.nytimes.com/2008/06/09/arts/09iht-08nights.13568273.html.
5. Rupert Murdoch também é dono da HarperCollins, a editora deste livro nos EUA.
6. Diamond (1987).
7. Tais relacionamentos teriam sido uma das muitas técnicas de promoção da identidade grupal, assim como a participação em rituais de união grupal ainda comuns às religiões xamanísticas características de povos caçadores-coletores. Interessantemente, tais rituais de afirmação da identidade coletiva são frequentemente acompanhados de música (que, assim como o orgasmo, libera oxitocina, o hormônio mais associado à formação de laços). Ver Levitin (2009) para mais informações sobre música e identidade social.
8. O tempo exato dessa mudança foi recentemente questionado. Ver White e Lovejoy (2009).
9. Para mais informações sobre essa economia baseada no compartilhamento de caçadores-coletores, ver Sahlins (1972), Hawkes (1993), Gowdy (1998), Boehm (1999) ou o artigo de Michael Finkel na *National Geographic* sobre o Hadza, disponível em: http://ngm.nationalgeographic.com/2009/12/hadza/finkel-text.
10. Mithen (2007), p. 705.
11. Taylor (1996), pp. 142-143. O livro de Taylor é um relato arqueológico excelente sobre a origem da sexualidade humana.

Parte I: A Origem dos Espectros
Capítulo 1: Lembre-se dos Iucatã!
1. Esse relato vem de Todorov (1984), mas sua versão dos eventos não é universalmente aceita. Ver http://yucatantoday.com/origen-del-nombre-yucatan, por exemplo, para uma revisão de outras etimologias (em espanhol).
2. Retirado do Manual de Procedimentos Macroanalíticos do FDA, em seu capítulo sobre métodos de tempero. Disponível em: https://www.fda.gov/Food/FoodScienceResearch/LaboratoryMethods/ucm2006953.htm.

Capítulo 2: O Que Darwin Não Sabia Sobre Sexo
1. Originalmente publicado em *Daedalus*, na edição de primavera de 2007. O artigo pode ser acessado em: http://www.redorbit.com/news/science/931165/challenging_darwins_theory_of_sexual_selection. Para mais informações sobre sua visão original e embasada sobre a diversidade sexual na natureza, ver Roughgarden (2004). Para sua desconstrução do interesse próprio como o motor da seleção natural e sexual, ver Roughgarden (2009). Para mais informações sobre a homossexualidade no mundo animal, ver Bagemihl (1999).
2. http://www.advicegoddess.com/ag-column-archives/2006/05.
3. Nem todos concordaram, é claro. Quando Erasmus, irmão de Darwin, leu o livro pela primeira vez, achou a lógica de Darwin tão convincente que nem mesmo se importou com a falta de evidências, escrevendo: "se os fatos não se encaixarem, tanto pior para eles, pois os fatos são o meu sentimento."

Para uma estudo mais completo (mas de fácil leitura) sobre como o Vitorianismo de Darwin afetou sua ciência e a ciência subsequente, veja Hrdy (1996).

4. Darwin (1871/2007), p. 362.
5. Pinker (2002), p. 253.
6. Fowles (1969), pp. 211–212.
7. Houghton (1957). Citado em Wright (1994), p. 224.
8. Citado em Richards (1979), p. 1244.
9. Em seu texto para a *Scientific American Online* (fevereiro, 2005, p. 30), a historiadora das ciências Londa Schiebinger explica: "Erasmus Darwin [...] não limitava suas atividades sexuais aos laços do santo matrimônio.

Em seu *Amores das Plantas* (1789), as plantas de Darwin expressavam toda forma imaginável de união heterossexual. A justa *Collinsonia*, suspirando de doces preocupações, se revezava em satisfazer o amor de dois irmãos. A *Meadia* – uma prímula comum – curvava-se deliberadamente, revirava seus olhos negros e jogava seus cabelos dourados enquanto satisfazia cada um de seus cinco amantes... Darwin poderia estar usando um disfarce botânico para propagandear o amor livre que praticou após a morte de sua primeira esposa".

10. Ver Hrdy (1999b).
11. Raverat (1991).
12. Desmond and Moore (1994), p. 257. Ver também Wright (1994) para excelentes reflexões sobre a forma de pensamento de Darwin e sua vida familiar.
13. Levine (1996) foi o primeiro a usar o termo *flintstonização*. *Os Flintstones* ocupam um lugar único na história cultural americana. Foi o primeiro desenho animado para adultos a passar no horário nobre, o primeiro desenho animado no horário nobre a ter mais de duas temporadas (só vencido pelos *Simpsons* em 1992) e o primeiro desenho animado a mostrar um homem e uma mulher juntos na cama.
14. Lovejoy (1981).
15. Fisher (1992), p. 72.
16. Ridley (2006), p. 35.
17. Ver, por exemplo, a afirmação de Steven Pinker de que as sociedades humanas se tornaram progressivamente mais pacíficas ao longo de gerações (discutido em detalhes no capítulo 13).
18. Wilson (1978), pp. 1–2.
19. Uma visão que Steven Pinker ressucitou décadas mais tarde, bem depois de posições mais moderadas terem se tornado prevalentes.
20. Ver, por exemplo, Thornhill e Palmer (2000).
21. "A Treatise on the Tyranny of Two," *New York Times Magazine*. Disponível em: http://www.nytimes.com/2001/10/14/magazine/love-in-the-21st-century-against-love.html .
22. Citado em Flanagan (2009).
23. *Real Time with Bill Maher* (21 de Março, 2008). Ironicamente, o conferencista que sugeriu "seguir em frente" era Jon Hamm, que, na época, fazia o papel de um garanhão no programa de TV *Mad Men*.
24. Para mais informações sobre a vida e as ideias de Morgan, ver Moses (2008).
25. Morgan (1877/1908), p. 418, 427.

26. Darwin (1871/2007), p. 360.
27. Morgan (1877/1908), p. 52.
28. Dixson (1998), p. 37.

Capítulo 3: Um Olhar Mais Próximo Sobre a Narrativa Padrão da Evolução Sexual Humana

1. Peço desculpa a John Perry Barlow, autor de "A Ladies' Man and Shameless". Disponível (em inglês) em http://www.nerve.com/video/shameless.
2. Wilson (1978), p. 148
3. Pinker (2002), p. 252.
4. Barkow et al. (1992), p. 289.
5. Barkow et al. (1992), pp. 267–268.
6. Acton (1857/62), p. 162.
7. Symons (1979), p. vi.
8. Bateman (1948), p. 365.
9. Clark and Hatfield (1989).
10. Wright (1994), p. 298.
11. Buss (2000), p. 140.
12. Wright (1994), p. 57.
13. Birkhead (2000), p. 33.
14. Wright (1994), p. 63.
15. Henry Kissinger – apenas nossa opinião. Nada pessoal.
16. Wright (1994), pp. 57–58.
17. Symons (1979), p. v.
18. Fisher (1992), p. 187.

Capítulo 4: O Hominoide no Espelho

1. Ver Caswell et al. (2008) e Won e Hey (2004). Os rápidos avanços em testes genéticos reabriram o debate sobre o rompimento entre os chimpanzés/bonobos. Usamos a estimativa amplamente aceita de 3 milhões de anos, apesar de ainda podermos descobrir que ele ocorreu há menos de um milhão de anos.
2. Esse relato de Waal e Lanting (1998).
3. Harris (1989), p. 181.
4. Symons (1979), p. 108.
5. Wrangham e Peterson (1996), p 63.
6. Sapolsky (2001), p. 174.
7. Tabela baseada em de Waal (2005a) e Dixson (1998).
8. Stanford (2001), p. 116.

9. Berman (2000), pp. 66-67.
10. Dawkins (1976), p. 3.
11. https://www.edge.org/conversation/vanessa_woods-brian_hare-out-of-our-minds-how-did-humans-come-down-from-the-trees-and.
12. de Waal (2005), p. 106.
13. Theroux (1989), p. 195.
14. Pusey (2001), p. 20.
15. Stanford (2001), p. 26.
16. McGrew e Feistner (1992), p. 232.
17. de Waal (1995).
18. de Waal e Lanting (1998), p. 73.
19. de Waal (2001a), p. 140.
20. Esta citação pode ser encontrada em inglês em: http://primatediaries.blogspot.com/2009/03/bonobos-in-garden-of-eden.html.
21. Fisher (1992), p. 129.
22. Fisher (1992), pp. 129–130.
23. Fisher (1992). Essas citações foram todas retiradas da nota final, na página 329.
24. Fisher (1992), p. 92.
25. Fisher (1992), pp. 130–131.
26. de Waal (2001b), p. 47.
27. de Waal (2005), pp. 124–125.
28. Como verdadeiro cientista que é, de Waal foi gentil o bastante para revisar e criticar partes deste livro, incluindo seções nas quais discordamos de alguns dos seus pontos de vista.
29. As informações deste quadro foram retiradas de várias fontes (Blount, 1990; Kano, 1980 e 1992; de Waal e Lanting, 1998; Savage-Rumbaugh e Wilkerson, 1978; de Waal, 2001a; de Waal, 2001b).

Parte II: Perdido (de desejo) no Paraíso (solitário)

Capítulo 5: Quem Perdeu o Que no Paraíso?

1. Para leitores interessados em entender melhor como e por que a mudança de caça e coleta para cultivo ocorreu, Fagan (2004) e Quinn (1995) são ambos ótimos autores para se começar.
2. Cochran e Harpending (2009) salientam alguns desses paralelos: "Tanto em humanos [domesticados] quanto em animais domesticados, vemos uma redução no tamanho do cérebro, crânios mais amplos, mudanças nas cores do cabelo e dos revestimentos e dentes menores". (p. 112)

3. Anderson é citado em "Hellhole", de Atul Gawande, no *The New Yorker* de 30 de março de 2009. O artigo vale a leitura por seu exame de se o regime de prisão solitária é tão anti-humano que se qualifica como tortura. Gawande conclui que claramente sim, escrevendo "Para simplesmente existir como um ser humano normal, necessitamos de interações com outras pessoas".

4. Jones et al. (1992), p. 123.

5. Apesar de, aparentemente, apenas humanos e bonobos fazerem sexo durante o ciclo menstrual, tanto chimpanzés quanto alguns tipos de golfinhos parecem partilhar da nossa predileção por fazer sexo por prazer, e não apenas pela reprodução.

6. Esses fragmentos vêm do ensaio maravilhoso de Ventura "Ouça Aquela Cobra Enorme Gemer", sobre as origens do jazz e do rock, publicado em Ventura (1986). As publicações do livro encontram-se esgotadas, mas você pode acessar o ensaio e outros de seus escritos em: www.michaelventura.org. O material de Thompson pode ser encontrado tanto no ensaio de Ventura quanto em Thompson (1984).

Capítulo 6: Quem São Seus Pais?

1. Harris (1989), p. 195.
2. Beckerman e Valentine (2002), p. 10.
3. Beckerman e Valentine (2002), p. 6.
4. Kim Hill é citado em Hrdy (1999b), pp. 246–247.
5. Entre o povo Bari da Colômbia e da Venezuela, por exemplo, pesquisadores descobriram que 80 por cento das crianças com dois ou mais pais socialmente reconhecidos sobreviviam até a adultez, enquanto apenas 64 por cento daqueles com apenas um pai oficial chegavam até essa idade. Hill e Hurtado (1996) relataram que entre uma amostra de 227 crianças aché, 70 por cento daquelas com apenas um pai reconhecido sobreviviam até os 10 anos de idade, enquanto 85 por cento daquelas com um pai primário e outro secundário chegavam nessa idade.
6. A citação é de um artigo publicado por Sally Lehrman para a AlterNet.org. Disponível em: http://www.alternet.org/story/13648.
7. Morris (1981), pp. 154–156.
8. Em Beckerman e Valentine (2002), p. 128.
9. Ver o capítulo de Erikson em Beckerman e Valentine (2002).
10. Williams (1988), p. 114.
11. Caesar (2008), p. 121.
12. Citado em Sturma (2002), p. 17.
13. Ver Littlewood (2003).

14. Aqui, opositores apontarão para o fato de que as famosas alegações de Margaret Mead sobre os libertinos dos mares do Sul foram derrubadas por Derek Freeman (1983). Mas as alegações de Freeman também foram derrubadas, então surge a possibilidade de que as alegações de Mead sejam, sim, válidas. Hiram Caton (1990) e outros argumentaram, de forma deveras convincente, que os ataques incessantes de Freeman a Mead foram provavelmente motivados por um distúrbio psiquiátrico que também o levou a diversos surtos de paranoia, tão intensos que o pesquisador foi, inclusive, removido à força de Sarawak pelos agentes diplomáticos australianos. O consenso na comunidade antropológica parece ser de que é pouco claro até que ponto, se algum, os achados de Mead estavam incorretos. O suposto desmascaramento feito por Freeman ocorreu décadas após o doutrinamento cristão do povo samoa, de maneira que não seria surpreendente que as histórias escutadas diferissem bastante daquelas contadas a Mead meio século antes. Para uma breve revisão, recomendamos Monaghan (2006).

15. Ford e Beach (1952), p. 118.
16. Small (1993), p. 153.
17. de Waal (2005), p. 101.
18. Morris (1967), p. 79.
19. http://primatediaries.blogspot.com/2007/08/forbidden-love.html.
20. Kinsey (1953), p. 415.
21. Sulloway (1998).
22. Para uma revisão de outros mamíferos que praticam o comportamento de compartilhamento, ver Ridley (1996) e Stanford (2001).
23. Bogucki (1999), p. 124.
24. Knight (1995), p. 210.
25. Até que ponto a ovulação é realmente oculta nos humanos não é um ponto pacífico, como alegam muitas autoridades. Ainda há boas razões para crer que sistemas olfativos são capazes de detectar a ovulação em mulheres, e que tais sistemas são significativamente atrofiados atualmente, em comparação a humanos ancestrais. Ver, por exemplo, Singh e Bronstad (2001). Além disso, há razões para acreditar que mulheres anunciavam sua fertilidade através de deixas visuais como joias e mudanças na atratividade facial. Ver, por exemplo, Roberts et al. (2004).
26. Daniels (1983), p. 69.
27. Gregor (1985), p. 37.
28. Crocker e Crocker (2003), pp. 125–126.
29. Wilson (1978), p. 144.

Capítulo 7: Os Queridinhos das Mamães
1. Pollock (2002), pp. 53–54.
2. A citação foi retirada de uma entrevista de Sarah van Gelder, "Remembering Our Purpose: An Interview with Malidoma Somé", *In Context: A Quarterly of Humane Sustainable Culture*, vol. 34, p.30 (1993). Disponível online em: www.context.org/iclib/ic34/some.
3. Hrdy (1999), p. 498.
4. Darwin (1871), p. 610.
5. Leacock (1981), p. 50.
6. http://www.slate.com/id/2204451/.
7. Erikson (2002), p. 131.
8. Chernela (2002), p. 163.
9. Lea (2002), p. 113.
10. Chernela (2002), p. 173.
11. Morris (1998), p. 262.
12. Malinowski (1962), pp. 156–157.
13. See Sapolsky (2005).
14. Drucker (2004).
15. Até mesmo Jean-Jacques Rousseau, garoto-propaganda da noção romântica do Bom Selvagem, utilizou esses depósitos para bebês. Em 1785, Benjamin Franklin visitou o hospital onde Rousseau depositou seus cinco filhos ilegítimos e descobriu um índice de mortalidade entre os bebês de 85 por cento. ("Baby Food", por Jill Lepore, *The New Yorker,* 19 de janeiro, 2009).
16. McElvaine (2001), p. 45.
17. Betzig (1989), p. 654.

Capítulo 8: Confundindo Casamento, Acasalamento e Monogamia
1. Enquanto escrevemos este livro, Tiger Woods está sendo acusado de "ter dormido" com mais de uma dúzia de mulheres em carros, estacionamentos, sofás... Devemos considerá-lo narcoléptico?
2. de Waal (2005), p. 108.
3. O artigo de Trivers é visto como o texto-base no estabelecimento da importância do provimento (investimento) masculino como um fator crucial na seleção sexual feminina, dentre outras coisas. Vale muito a pena lê-lo, caso você queira uma compreensão mais profunda do desenvolvimento geral da psicologia evolutiva.

4. Ghiglieri (1999), p. 150.
5. Small (1993), p. 135.
6. Roughgarden (2007). Disponível em: http://www.redorbit.com/news/science/931165/challenging_darwins_theory_of_sexual_selection/
7. *The New Yorker*, 25 de novembro de 2002.
8. O artigo de Cartwright's pode ser encontrado em: http://www.pbs.org/wgbh/aia/part4/4h3106t.html.
9. Symons (1979), p. 108.
10. Valentine (2002), p. 188.
11. Artigo escrito por Souhail Karam, *Reuters*, 24 de julho de 2006.
12. *The New Yorker*, 17 de abril de 2007.
13. *Speculum doctrinale* 10.45, de Vicente de Beauvais.
14. Ambos de Townsend e Levy (1990b).

Capítulo 9: Certeza Paternal: O Frágil Alicerce da Narrativa Padrão

1. Edgerton (1992), p. 182.
2. Em Margolis (2004), p. 175.
3. Pollock (2002), p. 53.
4. Para mais informações sobre as conexões profundas entre os níveis de violência de uma sociedade e seu erotismo, ver Prescott (1975).
5. Citado em in Hua (2001), p. 23.
6. Namu (2004), p 276. Para um olhar extraordinário sobre a cultura Mosuo, ver "The Women's Kingdom", da *PBS Frontline World,* disponível em www.pbs.org/frontlineworld/rough/2005/07/introduction_to.html.
7. Namu (2004), p. 69.
8. Namu (2004), p. 8.
9. Esse tratamento sagrado concedido à autonomia de cada indivíduo é característico de caçadores-coletores também. Por exemplo, quando Michael Finkel visitou os Hadza, recentemente, na Tanzânia, relatou que "os Hadza não reconhecem um líder oficial. Os acampamentos são, tradicionalmente, nomeados em homenagem a um homem mais velho, [...] mas essa honra não o confere poder particular algum. A autonomia individual é o símbolo dos Hadza. Nenhum adulto Hadza possui qualquer autoridade sobre um outro." *(National Geographic,* Dezembro de 2009).
10. Hua (2001), pp. 202–203.
11. Namu (2004), pp. 94–95.
12. China's Kingdom of Women, por Cynthia Barnes, em Slate.com (17 de novembro de 2006): http://www.slate.com/id/2153586/

13. Goldberg (1993), p. 15.

14. (Foto: Christopher Ryan.) Quando vi esta senhora, logo percebi que sua face continha o humor e a força feminina que eu esperava transmitir em uma foto. Gesticulei para perguntar se eu poderia tirar uma foto dela. Ela concordou, mas me pediu para esperar, e imediatamente começou a chamar alguém. Duas meninas (netas? Bisnetas?) vieram correndo. Assim que estavam em seus braços, ela me autorizou a bater a foto.

15. O livro foi publicado em 2002, ao passo que o de Goldberg foi publicado quase uma década antes. Ainda assim, todo o trabalho de Sanday sobre os Minangkabau, incluindo o artigo que Goldberg cita, defende posições *contrárias* às suas - algo que certamente é digno de nota.

16. Fonte: http://www.eurekalert.org/pub_releases/2002-05/uop-imm050902.php.

17. Fonte: http://www.eurekalert.org/pub_releases/2002-05/uop-imm050902.php.

18. A maioria dessas citações é proveniente de um artigo de David Smith que foi publicado em *The Guardian*, em 18 de setembro de 2005, disponível em: http://www.guardian.co.uk/uk/2005/sep/18/usa.filmnews, ou na revisão de Stephen Holden's no *The New York Times* do dia 24 de junho de 2005, disponível em: http://www.nytimes.com/2005/06/24/movies/the-lives-and-loves-perhaps-of-emperor-penguins.html.

19. *The San Diego Union-Tribune:* "Studies Suggest Monogamy Isn't for the Birds—or Most Creatures", por Scott LaFee, 4 de setembro de 2002.

20. "Monogamy and the Prairie Vole" edição online da *Scientific American*, fevereiro de 2005, pp. 22–27.

21. As coisas se atrapalharam um pouco mais desde que Insel fez tal afirmação. Recentemente, tanto Insel quanto outros estão trabalhando para descobrir as correlações hormonais subjacentes à fidelidade (ou falta dela) entre arganazes do campo, da montanha e do prado. Conforme relatado na edição de 7 de outubro de 1993 da *Nature*, Insel e seu time descobriram que a vasopressina, um hormônio liberado durante o acasalamento, parece provocar comportamentos protetores e defensores de ninho em algumas espécies de arganazes machos, mas não em outras, levando à especulação sobre "genes monogâmicos". Ver www.nature.com/articles/365545a0 para uma revisão sobre o tema. Em 2008, Hasse Walum, do Karolinska Institute, na Suécia, descobriu que uma variação no gene *RS3 334* parece estar associada à facilidade com a qual homens criavam laços com suas parceiras. O mais interessante é que os genes parecem ter alguma associação com o autismo também. O DOI do artigo de Walum é: 10.1073pnas.0803081105.

Um artigo de jornal, com um bom sumário do assunto, pode ser acessado em: http://www.newscientist.com/article/dn14641-monogamy-gene-found-in-people.html.

Capítulo 10: Ciúmes: Um Guia Para Iniciantes Sobre Como Cobiçar a Mulher do Próximo

1. Darwin (1871/2007), p. 184.
2. Hrdy (1999b), p. 249.
3. Conhecida pelos historiadores como A Bíblia Perversa (*The Wicked Bible*), o erro levou à perda de licença dos responsáveis pela impressão da família real e uma multa de £300.
4. Confusamente, a tribo que veio a ser conhecida como os cabeças-chatas (*Flatheads*) não era essa, uma vez que suas cabeças eram chatas, e não bizarramente cônicas, como a de seus vizinhos.
5. Reprodução em tons de cinza escaneada de Eaton, D.; Urbanek, S.: Paul Kane's Great Nor-West, University of British Columbia Press; Vancouver, 1995.
6. Na verdade, Maryanne Fisher e seus colegas constataram o oposto: a angústia era maior se a infidelidade envolvesse alguém com vínculos familiares (ver Fisher et al., 2009).
7. Buss (2000), p. 33.
8. Buss (2000), p. 58.
9. Jethá e Falcato (1991).
10. Harris (2000), p. 1084.
11. Para uma visão geral da pesquisa de Buss sobre o ciúme, ver Buss (2000). Para pesquisas e comentários refutando tal trabalho, ver Ryan e Jethá (2005), Harris e Christenfeld (1996), e DeSteno e Salovey (1996).
12. http://journals.sagepub.com/doi/abs/10.1177/147470490800600412.
13. Holmberg (1969), p. 161.
14. Extraído de um post do jornal *The Washington Post* do dia 29 de novembro de 2007: https://www.onfaith.co/onfaith/2007/11/29/banishing-the-greeneyed-monste/3484banishing_the_greeneyed_monste.html.
15. Wilson (1978), p. 142.

Part III: Do Jeito Que Não Éramos

Capítulo 11: "A Riqueza (Pobreza?) das Naturezas"

1. Presumivelmente, ele estava lendo a sexta edição, publicada em 1826.
2. Barlow (1958), p. 120.

3. Não é por acaso que Darwin estava bem ciente do pensamento de Malthus. Harriet Martineau, uma feminista, filósofa da economia e opositora explícita da escravidão, era próxima de Malthus antes de começar uma amizade com o irmão mais velho de Darwin, Erasmus, que a apresentou a Charles. Caso Darwin não houvesse ficado "surpreso em descobrir o quão feia ela é", alguns, incluindo Matt Ridley, suspeitam que essa amizade haveria resultado em casamento. Teria, certamente, sido um casamento com efeitos duradouros para o pensamento ocidental (ver o artigo de Ridley "The Natural Order of Things", em *The Spectator*, 7 de janeiro de 2009).

4. Shaw (1987), p. 53.

5. Darwin (1871/2007), p. 79. Ambos, Malthus e Darwin, teriam se beneficiado da familiaridade com o pensamento de MacArthur e Wilson (1967) sobre a reprodução e seleção r/K. Em suma, eles postulam que algumas espécies (de insetos, roedores e etc.) se reproduzem rapidamente para preencher um nicho ecológico vazio. Eles não contam com a sobrevivência da maioria de seus filhotes até a adultez, e inundam o ambiente de forma rápida (seleção r). Espécies selecionadas pelo K possuem menos crias e investem pesadamente nelas. Tais espécies estão, geralmente, em um estado de equilíbrio malthusiano, já havendo atingido um ponto de estase entre alimento e população. Sendo assim, as perguntas: sendo o *homo sapiens* uma espécie claramente selecionada pelo K, em que momento nosso nicho ambiental se tornou saturado? Ou será que, no passado, encontramos continuamente maneiras de expandir nosso nicho à medida que a população humana expandiu? Em caso positivo, o que isso significa para os mecanismos subjacentes à seleção natural aplicados à evolução humana?

6. Por exemplo, "nos aproximadamente 2 milhões de anos nos quais nossos ancestrais viveram como caçadores-coletores, a população aumentou de aproximadamente 10.000 proto-humanos para aproximadamente 4 milhões de humanos modernos. Se, como acreditamos, o padrão de crescimento durante essa era foi razoavelmente constante, então a população deve ter duplicado, em média, a cada 250.000 anos." *Economics of the Singularity,* Robin Hanson, https://spectrum.ieee.org/robotics/robotics-software/economics-of-the-singularity.

7. Fonte: Departamento do Censo dos E.U.A.: https://www.census.gov/population/international/data/worldpop/table_history.php.

8. Lilla (2007).

9. Smith (2007).

10. Hassan (1980).

11. Para uma abordagem diferente sobre como e por que populações pré-históricas aumentavam de tamanho tão lentamente, ver Harris (1977), em especial o Capítulo 2. Para ainda uma outra perspectiva, ver Hart e Sussman (2005), que defendem que nossos ancestrais viveram, de fato, com um medo hobbesiano – mas não um do outro, e, sim, da predação constante. Malthus reconheceu o baixo crescimento populacional dos índios americanos nativos, mas o atribuiu a uma falta de libido ocasionada pela escassez de comida e a um "temperamento fleumático", além de um "defeito natural em sua estrutura corporal" (I. IV. P. 3).

12. A maioria das outras espécies de hominídeos que se espalharam da África para a Ásia e Europa anteriormente já havia desaparecido há muito tempo quando os humanos modernos se aventuraram para fora da África. Aqueles que ainda persistiram – neandertais e (possivelmente) *homo erectus* –, teriam estado em grande desvantagem caso tenha havido competição interespécie, o que ainda não é claro. Poderia argumentar-se que a presença de neandertais na Europa e em partes da Ásia Central pode ter levado à competição por áreas de caça, mas a extensão do contato entre nossos ancestrais e neandertais, se algum, ainda não está decidida. Além disso, qualquer sobreposição teria sido apenas parcial, uma vez que neandertais parecem ter sido caçadores de alto nível, ao passo que *homo sapiens* são e eram grandes onívoros. (Ver, por exemplo, Richards e Trinkaus, 2009).

13. A questão sobre quando foi a primeira vez que humanos chegaram nas Américas, ainda não foi resolvida. Achados arqueológicos recentes no Chile sugerindo acampamentos humanos feitos há 35.000 anos recolocaram em foco a dúvida sobre como e quando os primeiros humanos chegaram no hemisfério ocidental. Ver, por exemplo, Dillehay et al. (2008).

14. Ver Amos e Hoffman (2009), por exemplo. O paleontólogo John Hawkes não está convencido de que gargalos populacionais necessariamente resultam em populações humanas pré-históricas escassas, propondo que "muitos grupos pequenos de humanos estavam, de fato, competindo intensivamente, e muitos deles não conseguiram resistir no longo prazo. Em outras palavras, um tamanho pequeno e eficaz não é uma evidência sólida de ausência de competição ou guerra. Ele pode ter sido o resultado de competições intensas que levaram a muitas extinções locais" (ver seu blog: http://johnhawks.net/node/1894). Dada a persistência de populações de caçadores-coletores nas regiões menos habitáveis do mundo, a relativa abundância do restante do planeta e a evidência genética de apenas algumas centenas de pares reprodutores após a erupção do Toba 70.000 anos atrás (Ambrose, 1998), não estamos convencidos do cenário descrito por Hawkes de "muitas extinções locais" devidas à competição,

em vez de catástrofes planetárias.

15. A própria agricultura pode ser vista como uma resposta à saturação ecológica ocasionada pelos efeitos combinados do aumento gradual da população e de mudanças climáticas catastróficas. Por exemplo, Nick Brooks, um pesquisador da University of East Anglia, argumenta que "a civilização foi, em grande parte, um subproduto de uma adaptação não planejada a uma mudança climática catastrófica". Brooks e outros defendem que a mudança para a agricultura foi o "último recurso" possível frente à deterioração das condições ambientais. Para uma discussão abrangente sobre como a mudança climática pode ter causado a agricultura, ver Fagan (2004).

16. Conhecida como "geofagia", comer terra é comum em sociedades por todo o mundo – especialmente entre mulheres grávidas e lactantes. Adicionalmente, muitas comidas que normalmente são tóxicas e contêm alcaloides venenosos e ácidos tânicos são cozinhadas com argilas que os neutralizam. A argila pode ser uma rica fonte de ferro, bronze, magnésio e cálcio – elementos importantíssimos durante a gravidez.

17. August 5, 2007.

18. http://proinvestiment.blogspot.de/2009/04/millionaires-arent-sleeping-well-either.html

19. Ver Wolf et al. (1989) e Bruhn e Wolf (1979). Malcolm Gladwell (2008) também discute Roseto.

20. Sahlins (1972), p. 37.

21. http://www.newyorker.com/online/blogs/books/2009/04/the-exchange-david-plotz.html.

22. Malthus (1798), Livro I, Capítulo IV, parágrafo 38.

23. Darwin (1871/2007), p. 208.

24. Para uma análise mais detalhada de como a teoria econômica moderna se desenrola (ou não) em sociedades não-estatais, ver Henrich et al. (2005) e o capítulo de Richard Lee intitulado "Reflections on Primitive Communism" em Ingold et al., (1988).

Capítulo 12: O Meme Egoísta

1. Em *A Teoria dos Sentimentos Morais*, Smith escreve: "Por mais que se creia no egoísmo humano, há evidentemente alguns princípios em sua natureza que o fazem interessado na sorte de outros e tornam sua felicidade necessária a ele, mesmo quando ele dela nada derive, a não ser o prazer de vê-la."

2. Gowdy (1998), p. xxiv.

3. De Mill (1874).

4. *New York Times,* 23 de julho de 2002, "Why We're So Nice: We're

Wired to Cooperate" http://www.nytimes.com/2002/07/23/science/why-we-re-so-nice-we-re-wired-to-cooperate.html. Para a pesquisa original, ver Rilling et al. (2002).

5. Retiramos de uma excelente análise do artigo de Hardin por Ian Angus, que pode ser encontrada em http://links.org.au/node/595.
6. Ver Ostrom (2009), por exemplo.
7. Ver Dunbar (1992 e 1993).
8. Harris (1989), pp. 344–345.
9. Bodley (2002), p. 54.
10. Harris (1989), p. 147.
11. van der Merwe (1992), p. 372. Ver também Jared Diamond, "The Worst Mistake in the History of the Human Race", amplamente disponível online.
12. Le Jeune (1897), pp. 281–283.
13. Gowdy (1998), p. 130.
14. Citado em Menzel e D'Aluisio, p. 178.
15. Harris (1977), p. x. Ver também Eaton, Shostak, e Konner (1988).
16. Gowdy (1998), p. 13.
17. Gowdy (1998), p. 23.
18. Harris (1980), p. 81.
19. Ridley (1996), p. 249.
20. Ver de Waal (2009) para mais informações sobre as origens biológicas da empatia e sobre justiça instintiva.
21. Dawkins (1998), p. 212.
22. de Waal e Johanowicz (1993).
23. Sapolsky e Share (2004). Ver também Natalie Angier, "No Time for Bullies: Baboons Retool Their Culture", *New York Times*, 13 de abril de 2004.
24. Boehm (1999), p. 3, 68.
25. Fromm (1973), p. 60.
26. Gowdy (1998), p. xvii.

Capítulo 13: A Batalha Sem Fim Sobre a Guerra Pré-Histórica

1. Extraído dos argumentos conclusivos do famoso julgamento de Scopes.
2. Wade (2006), p. 151.
3. Estudos recentes sobre o DNA mitocondrial sugerem que mesmo antes da migração humana para além da África, iniciada há aproximadamente 60.000 anos, populações humanas eram amplamente isoladas umas das outras durante, talvez, 100.000 anos, se localizando no Leste e no Sul da África.

Apenas por volta de 40.000 anos atrás essas duas linhas se reuniram, se tornando uma população pan-africana única, de acordo com essa pesquisa. Ver Behar et al. (2008). Artigo completo disponível em: http://www.cell.com/AJHG/fulltext/S0002-9297%2808%2900255-3.

4. Leitores interessados em ler críticas mais aprofundadas às suposições hobbesianas referentes à guerra na pré-história, podem começar com Fry (2009) e Ferguson (2000).

5. A palestra de Pinker se baseia em um argumento que apresenta em *The Blank Slate* (2002), particularmente nas últimas páginas do terceiro capítulo.

6. O link para a palestra de Pinker é http://www.ted.com/index.php/talks/steven_pinker_on_the_myth_of_violence.html. Há muitas outras palestras interessantes no mesmo site. Vale a pena assistir a de Sue Savage-Rumbaugh sobre os bonobos, por exemplo. Se você prefere ler as considerações de Pinker, um ensaio baseado na palestra pode ser acessado em: www.edge.org/3rd_culture/pinker07/pinker07_index.html.

7. Repare que o gráfico utilizado por Pinker se refere à parte de um gráfico do livro de Keeley (1996), e que Keeley se refere a essas sociedades como "primitivas", "pré-estado" e "pré-históricas" em seus gráficos (pp. 89-90). De fato, Keeley distingue entre o que chama de "caçadores-coletores sedentários" dos verdadeiros "caçadores-coletores nomádicos", escrevendo que "caçadores-coletores de baixa densidade, com suas poucas e portáteis posses, amplos territórios e poucos recursos ou construções fixas, tinham a opção de fugir do conflito e de grupos de invasores. Na melhor das hipóteses, a única coisa que perdiam em tais confrontos era a compostura" (p.31).

Conforme já estabelecemos, tais caçadores-coletores nomádicos (retorno imediato) são basicamente representantes da pré-história humana – um período que é, *por definição*, anterior ao advento de comunidades estabelecidas, comida cultivada, animais domesticados e assim por diante. A confusão de Keeley (e, consequentemente, de Pinker) se deve, em grande parte, à sua visão de que horticultores, com seus jardins, animais domesticados e vilas estabelecidas eram "caçadores-coletores sedentários)". Sim, eles ocasionalmente caçam e de vez em quando coletam, mas uma vez que essas atividades não são suas únicas fontes de comida, suas vidas são dissimilares às dos caçadores-coletores de retorno imediato. Seus jardins, vilas estabelecidas e etc. tornam a defesa territorial necessária e a fuga de conflito muito mais problemática do que era para os nossos ancestrais.

Eles – diferentemente dos reais caçadores-coletores de retorno imediato – têm muito a perder se simplesmente fugirem de agressores. Keeley reconhece essa diferença crucial, escrevendo que "fazendeiros e caçadores-coletores sedentários tinham poucas alternativas que não fossem combater força com força ou, após lesão, desencorajar maiores depredações pela vingança" (p.31). Esse ponto vale a pena ser repetido. Se você vive de forma permanente em uma vila estabelecida, tem abrigo que demandou muito trabalho, campos cultivados, animais domesticados e muitas posses para carregar facilmente, *você não é um caçador-coletor*. Seres humanos pré-históricos não tinham nenhuma dessas coisas, o que é o que faz deles, justamente, pré-históricos. Pinker ou falha em compreender esse ponto crucial ou simplesmente o ignora.

8. Sociedades no gráfico de Pinker:

Jivaro: cultivam inhame, amendoim, mandioca doce, milho, batata-doce, abóbora, banana-da-terra, tabaco, algodão, banana, cana-de-açúcar e taro. Também domesticam, tradicionalmente, lhamas e porquinhos-da-índia, tendo também, posteriormente, domesticado cães, galinhas e porcos.

Ianomâmi: são caçadores-coletores e horticultores de derrubada e queimada. Cultivam banana-da-terra, mandioca e bananas.

Mae enga: plantam batata-doce, taro, bananas, cana-de-açúcar, castanha de pandanus, feijões e várias folhas verdes, batatas, milho e amendoim. Criam porcos, que utilizam não só na alimentação como também em celebrações ritualísticas.

Dugum dani: aproximadamente 90 por cento da dieta dani é constituída por batata-doce. Eles também cultivam banana e mandioca. Porcos domésticos são importantes tanto para a permuta quanto para a celebração de eventos importantes. O roubo de porcos é uma causa grande de conflitos.

Yolngu (ou Murngin): a economia yolngu era primariamente baseada na pesca, coleta de moluscos, caça e coleta até o estabelecimento de missões religiosas e a introdução gradual de bens de mercado nos anos 1930 e 1940. Enquanto caça e coleta permaneceram importantes para alguns grupos, veículos motorizados, barcos de alumínio de motores fora de borda, armas de fogo e outras ferramentas introduzidas substituíram as técnicas indígenas.

Huli: o alimento principal dos Huli é a batata-doce. Como outros grupos em Papua-Nova Guiné, os Huli valorizavam porcos como fonte de carne e status.

9. De acordo com Fry (2009).

10. Knauft (1987 e 2009).

11. Para piorar as coisas, Pinker justapõe essas falsas taxas de mortalidade de "caçadores-coletores" com uma barra minúscula representando os números relativamente baixos de mortes vinculadas à guerra, no século 20,

nos EUA e na Europa. Isso é enganoso em vários aspectos, o mais importante talvez sendo o de que o século 20 deu à luz "guerra total" entre nações, nas quais civis (e não apenas combatentes do sexo masculino) foram atingidos em nome de vantagens psicológicas (Dresda, Hiroshima, Nagasaki...), de forma que contar apenas as mortes masculinas é inútil.

Além disso, por que Pinker não incluiu as dezenas de milhões de pessoas que morreram naqueles que foram os exemplos mais brutais e mortais de guerras do século 20? Em sua discussão de "nossa era mais pacífica", ele não menciona O Estupro de Nanquim, ou a região do Pacífico na Segunda Guerra Mundial (incluindo a detonação de duas bombas nucleares no Japão), o Khmer Vermelho e os campos de execução de Pol Pot em Camboja, as várias décadas de guerra no Vietnã (contra japoneses, franceses e americanos), a revolução chinesa e a Guerra Civil, a separação da Índia e do Paquistão e as muitas guerras subsequentes ou a Guerra da Coreia. Nenhum desses muitos milhões foram incluídos em sua avaliação das fatalidades (masculinas) decorrentes da guerra.

Pinker também não inclui a África, com seus conflitos intermináveis, crianças soldados e genocídios casuais. Sem mencionar Ruanda. Nem mesmo um tutsi ou um hutu. Ele deixa de fora cada uma das muitas guerras da América do Sul e seus ditadores conhecidos por torturar e sumir com dezenas de milhares de cidadãos. El Salvador? Nicarágua? Os mais de 100.000 habitantes mortos na Guatemala? Nada. *Absolutamente nada.*

12. Por exemplo, ver Zihlman et al. (1978 e 1984).

13. Smith (2007). Depois de o havermos contatado para perguntar como ele justificava a omissão, Smith inicialmente citou a exclusão que Wrangham e Peterson fazem de bonobos por serem menos representativos do que chimpanzés de nossos últimos ancestrais comuns. Quando apontamos para o fato de que muitos primatólogos defendem que bonobos são provavelmente *mais* representativos, e que até mesmo Wrangham revisou sua opinião sobre o assunto e que, de qualquer forma, é factualmente errado dizer que chimpanzés são nossos "parentes não-humanos mais próximos" sem citar os bonobos, ele finalmente cedeu e adicionou duas rápidas referências a bonobos em sua descrição sensacionalista das 'guerras de atrito sangrentas' dos chimpanzés, em um de seus artigos. Seu livro, no entanto, já impresso, provavelmente permanecerá sem tais alterações.

14. Ghiglieri (1999), pp. 104–105.

15. Para uma revisão, ver o capítulo de Sussman e Garber em Chapman e Sussman (2004).

16. A citação é de de Waal (1998), p. 10.

17. Goodall (1971), citado em Power (1991), pp. 28–29.

18. Estranhamente, mesmo concordando com o argumento central estabelecido por Power, de Waal praticamente não menciona seu trabalho, e quando menciona é para rejeitá-la. Em uma nota final em seu livro de 1996, *Good Natured: The Origins of Right and Wrong in Humans and Other Animals*, ele escreve que "baseada na sua interpretação da literatura, Power (1991) argumenta que o suprimento em alguns locais do campo (como o local das bananas em Gombe) fez com que os chimpanzés ficassem mais agressivos e menos igualitários, mudando assim o 'tom' do relacionamento tanto dentro quanto dentre comunidades. A análise de Power – que mistura um sério reexame dos dados disponíveis com nostalgia das imagens de 1960 dos primatas como nobres selvagens – levanta questionamentos que serão, sem dúvida, resolvidos pelas pesquisas atuais com chimpanzés selvagens sem campos de alimentação.

Essa rejeição da análise de Power nos soa injustificada e estranhamente pouco generosa. Independentemente de ela sentir ou não "nostalgia pelos anos 1960" (uma emoção que não detectamos em seu livro), de Waal admite que sua análise "levanta questionamentos" que merecem investigação. Esses questionamentos ameaçam reformular uma quantidade enorme de dados relacionados às interações sociais dos chimpanzés – um grande interesse de de Waal, uma das maiores autoridades mundiais em comportamento dos chimpanzés e um homem cuja cientificidade demonstra profundo respeito por análises críticas.

19. Ghiglieri (1999), p. 173.

20. Para uma revisão desses importantes relatórios e uma refutação do argumento de Power, ver Wilson e Wrangham (2003). O artigo está disponível em http://anthro.annualreviews.org.

21. Nolan (2003).

22. Behar et al. (2008). Ver também, para uma excelente revisão deste material, Fagan (2004).

23. Turchin (2003 e 2006).

24. Leitores com imagens mentais de líderes Sioux com cocares de penas de águia ondulando ao vento, devem manter em mente que em gerações anteriores ao contato com os brancos, doenças se espalharam por muitas tribos e a chegada de cavalos trouxe diversas disrupções culturais, levando ao conflito entre grupos que haviam estado em paz anteriormente (ver Brown, 1970/2001).

25. Edgerton (1992), pp. 90–104.

26. Ferguson (2003).

27. No dia do Natal, em 1968, o astronauta do Apollo 8, Frank Borman, leu sua oração para uma audiência mundial: "Nos dê, ó Deus, a visão que

pode ver o seu amor no mundo apesar das falhas humanas. Nos dê a fé para acreditar na bondade apesar de nossa ignorância e fraqueza. Nos dê a sabedoria para que continuemos a orar com corações compreensivos, e nos mostre o que cada um de nós pode fazer para caminharmos rumo ao dia em que teremos paz universal. Amém."

28. Tierney (2000), p. 18. O livro de Tierney desencadeou uma conflagração que faz com que qualquer comunidade de chimpanzés pareça totalmente pacífica em comparação. O grosso da controvérsia diz respeito às alegações de Tierney que Chagon e seu colega James Neel podem ter causado uma epidemia fatal entre os Ianomâmis. Não tendo analisado essas acusações em detalhe, não temos nada a adicionar à discussão, limitando nossa crítica ao método e a cientificidade aplicados à guerra ianomâmi.

29. Para comparação, o tempo total de Chagnon entre os Ianomâmis perfaz aproximadamente cinco anos. Leitores interessados em saber mais sobre os Ianomâmis podem começar com Good (1991). Esse é um relato muito pessoal e acessível de seu tempo vivendo com eles (e, em última instância, encontrando uma esposa por lá). Tierney (2000) descreve o caso contra Chagnon, indo muito além das críticas aqui delineadas. Ferguson (1995) oferece uma análise aprofundada dos cálculos e conclusões de Chagon. Para mais sobre a visão de Ferguson sobre a origem da guerra, os seguintes artigos podem ser baixados na página de seu departamento (https://www.ncas.rutgers.edu/r-brian-ferguson): *Tribal, "Ethnic," and Global Wars* e *Ten Points on War*, que inclui uma ampla discussão de biologia, arqueologia e da controvérsia ianomâmi. Borofsky (2005) oferece uma descrição equilibrada da controvérsia e do contexto na qual ocorreu. É claro, o trabalho de Chagnon também está facilmente disponível.

30. Quoted in Tierney (2000), p. 32.

31. Revisão do *Washington Post* de *Darkness in El Dorado: Jungle Fever,* por Marshall Sahlins, Domingo, 10 de dezembro de 2000, p. X01.

32. Chagnon (1968), p. 12.

33. Tierney (2000), p. 14.

34. Sponsel (1998), p. 104.

35. October 23, 2008.

Capítulo 14: A Mentira da Longevidade

1. Mantenha em mente que esses números são apenas para propósitos de demonstração. Para manter as coisas simples (já que, de qualquer maneira, é insignificante), não ajustamos para as diferenças de tamanho entre homens e mulheres, ou variações regionais de média no tamanho do esqueleto infantil, e etc. 2. 6 de outubro de 2008.

3. Adovasio et al. (2007), p. 129.
4. Gina Kolata, "Could We Live Forever?," 11 de novembro de 2003.
5. *Scientific American*, 6 de março, p. 57.
6. Harris (1989), pp. 211–212.
7. http://www.gendercide.org/case_infanticide.html.
8. Esses números não incluem o aborto seletivo de fetos femininos, o que é generalizado nesses países. Por exemplo, a Agence-France Presse relata que abortos seletivos deixaram a China com 32 milhões de homens a mais do que mulheres, e que em apenas um ano (2005), mais que 1,1 milhão de garotos nasceu a mais que garotas na China.
9. O filósofo Peter Singer já escreveu tanto livros quanto ensaios instigantes sobre a questão de como calcular o valor de uma vida humana versus uma vida não-humana. Ver, por exemplo, Singer (1990).
10. Citado em Blurton Jones et al. (2002).
11. Blurton Jones et al. (2002).
12. Ver Blurton Jones et al. (2002).
13. Um artigo excelente, altamente recomendado aos leitores interessados nessas questões, é Kaplan et al. (2000). O artigo pode ser baixado no site da universidade: http://www.unm.edu/~hkaplan/publications.html.
14. Do artigo de Kaplan et al. citado acima, p. 171.
15. Leitores interessados em ver como essas mesmas maldições agriculturais estão se desenrolando no mundo moderno talvez se interessem pela leitura de *Em Defesa da Comida*, de Michael Pollan (2008).
16. Larrick et al. (1979).
17. Fonte: Diamond (1997).
18. Edgerton (1992), p. 111.
19. Cohen et al. (2009).
20. Horne et al. (2008).
21. Já que estamos falando de redes, gostaríamos de aproveitar a oportunidade para formalmente propor que redes – e não pontas de lança ou pedras cortantes – foram o primeiro exemplo da tecnologia humana. E que nenhuma evidência concreta disso foi descoberta porque redes são feitas de fibras perecíveis (quem iria querer uma rede de pedra?) Até mesmo os chimpanzés e os bonobos fazem redes primitivas tecendo galhos de árvores para criar uma plataforma onde dormir.
22. Ver Sapolsky (1998) para uma excelente revisão sobre como o estresse nos afeta. No que diz respeito às similaridades entre humanos e bonobos sobre o estresse, é interessante notar que quando bombas caíram perto deles na Segunda Guerra Mundial, *todos* os bonobos no zoológico morreram em virtude do estresse que as explosões causaram, enquanto *nenhum* dos

chimpanzés pereceu (de acordo com de Waal e Lanting, 1998).
23. *The New Yorker*, 26 de junho de 2006, p. 76.

Parte IV: Corpos em Movimento

1. Essa citação foi extraída de um debate entre Gould, de um lado, e Steven Pinker e Daniel Dennett, do outro. Vale a pena a leitura se você gosta de discussões de alto nível, com muitos golpes baixos: "Evolution: The Pleasures of Pluralism," *The New York Review of Books* 44(11): 47-52.
2. Potts (1992), p. 327.

Capítulo 15: Pequeno Grande Homem

1. Miller (2000), p. 169.
2. Mas nem sempre, já que outros fatores, além da intensidade do conflito entre machos pelo acasalamento, podem influenciar o dimorfismo sexual referente ao tamanho do corpo. Ver Lawler (2009), para exemplos.
3. Estima-se que *australopithecus* machos (entre três e quatro milhões de anos atrás) eram aproximadamente 50 por cento maiores que as fêmeas. Artigos recentes sugerem que o *ardipethicus ramidus*, outro suposto ancestral humano (estimado que seja aproximadamente um milhão de anos mais velho que o *australopitecus*), estava mais próximo do nosso nível (15 a 20 por cento maiores que as fêmeas). Mas mantenha em mente que muitas das reconstruções alardeadas do *ardipethicus ramidus* se basearam em fragmentos e pedaços de muitos indivíduos diferentes, portanto nossa noção do dimorfismo sexual referente ao tamanho do corpo de 4.4 milhões de anos atrás é baseado em, na melhor das hipóteses, opiniões abalizadas (White et al., 2009).
4. Lovejoy (2009).
5. http://www.psychologytoday.com/articles/200706/ten-politically-incorrect-truths-about-human-nature.
6. Nota suplementar. *On sexual selection in relation to monkeys*. Reimpresso em *Nature* em 2 de novembro de 1876, p. 18. Disponível em: http://sacred-texts.com/aor/darwin/descent/dom25.htm.
7. Conforme discutiremos no próximo capítulo, a *teoria do eco genital* postula que mulheres desenvolveram seios pendulares para que o decote imitasse a divisão do bumbum (existe um termo científico para isso?) que tanto atiçava nossos ancestrais primatas. Seguindo essa linha de raciocínio, alguns defendem que os batons servem para recriar o vermelho intenso das "regiões traseiras" que tanto atordoavam o pobre Darwin.
8. Ver Baker e Bellis (1995) ou Baker (1996) para a teoria do time-esperma.
9. Hrdy (1996) é uma discussão maravilhosamente envolvente e erudita

sobre como algumas das inibições sexuais de Darwin são refletidas em sua teoria evolutiva.

10. Nota suplementar. *On sexual selection in relation to monkeys.* Reimpresso em *Nature* em 2 de novembro de 1876, p. 18. Disponível em: http://sacred-texts.com/aor/darwin/descent/dom25.htm.

11. Diamond (1991), p. 62.

Capítulo 16: O Verdadeiro Tamanho do Homem

1. de Waal (2005), p. 113.
2. Em Barkow et al. (1992), p. 299.
3. Barash e Lipton (2001), p. 141.
4. Pochron e Wright (2002).
5. Wyckoff et al. (2000). Outra pesquisa que analisa a genética testicular de primatas reforça a impressão de que o comportamento ancestral de acasalamento humano mais se assemelha à promiscuidade dos chimpanzés do que a um-parceiro-de-cada-vez dos gorilas. Ver, por exemplo, Kingan et al. (2003), que concluiu que apesar de "predizer a intensidade da competição espermática em humanos ser um assunto controverso [...] percebemos que padrões de variabilidade nucleótida no Sg1 de humanos se parecem mais com os padrões vistos em chimpanzés do que com os vistos em gorilas."
6. Short (1979).
7. Margulis e Sagan (1991), p. 51.
8. Lindholmer (1973).
9. Para mais informações sobre esse assunto, ver o trabalho de Todd Shackelford, especialmente Shackelford et al. (2007). Shackelford generosamente disponibiliza a maior parte de suas publicações gratuitamente em: http://www.toddkshackelford.com/publications/index.html.
10. Symons (1979), p. 92. Apesar de nós discordamos de, provavelmente, metade de suas conclusões, e de muito de sua ciência estar desatualizada, a perspicácia e o talento artístico encontrados no livro de Symon fazem a leitura valer a pena por si só.
11. Harris (1989), p. 261.
12. A competição espermática é uma área de debates passionais. Limitações espaciais (e, muito possivelmente, de interesse dos leitores) inviabilizam uma discussão mais minuciosa – especialmente no que diz respeito às alegações altamente controversas de Baker e Bells em relação a times de esperma compostos de células especiais agindo como "bloqueadores", "*kamikazes*" e "buscadores de óvulo". Para uma revisão científica de seus achados, ver Baker e Bellis (1995). Para uma revisão popularizada, ver Baker (1996). Para uma discussão equilibrada sobre a controvérsia, escrita

por uma entidade externa, ver Birkhead (2000), especialmente pp. 21-29.

13. Dados primariamente de Dixson (1998).
14. Ver, por exemplo, Pound (2002).
15. Kilgallon e Simmons (2005).
16. Alguns leitores defenderão que essas convenções na pornografia contemporânea são expressões da subjugação e degradação feminina, ao invés de erotismo. Se esse é ou não o caso (uma discussão que evitaremos neste momento), é necessário se interrogar sobre a razão de ela ser expressada dessa forma em especial, com essas imagens, uma vez que há tantas outras maneiras de humilhar alguém explicitamente. Algumas autoridades acreditam que a prática do *bukkake* tenha se originado como uma forma de punir mulheres adúlteras no Japão – como uma *Scarlet Letter* menos puritana (ver, por exemplo, "Bake a Cake? Exposing the Sexual Practice of Bukkake", pôster apresentado no 17º Congresso Mundial de Sexologia, por Jeff Hudson e Nicholas Doong). Se você não sabe o que é *bukkake* e tem a menor tendência que seja a se ofender facilmente, por favor deixe o assunto para lá.

Capítulo 17: Às Vezes um Pênis é Apenas um Pênis

1. Frans de Waal suspeita que bonobos possuem pênis mais longos que humanos (pelo menos em termos proporcionais ao tamanho do corpo), mas a maioria dos outros primatologistas parece discordar dessa afirmação. De qualquer forma, não há dúvidas de que o pênis humano é muito mais grosso do que o de qualquer outro símio, seja em termos absolutos ou em relação ao tamanho do corpo, e muito mais comprido do que o de qualquer outro primata não envolvido em competições espermáticas extremas.
2. Sherfey (1972), p. 67.
3. Uma espécie de gibão, o gibão-de-topete (*Nomascus concolor*) tem, de fato, uma bolsa escrotal externa e pendular. Curiosamente, esse tipo de gibão talvez também seja excepcional em não ser estritamente monogâmico (ver Jiang et al., 1999).
4. Gallup (2009) oferece um resumo excelente desse material.
5. Dindyal (2004).
6. http://news.bbc.co.uk/2/hi/health/7633400.stm.
7. Harvey e May (1989), p. 508.
8. Ao escrever a *Enciclopédia da Evolução Humana*, Robert Martin observa que "em relação ao tamanho do corpo, seres humanos possuem um valor muito baixo de rmax – mesmo em comparação a outros primatas. Isso sugere que a seleção favoreceu um baixo potencial de reprodução durante a evolução humana, e qualquer modelo de evolução humana deve levar isso em consideração". O baixo valor rmax associado aos altos níveis

de atividade sexual típicos dos seres humanos é ainda outra indício de que o sexo tem servido a propósitos não reprodutivos por muito tempo em nossa espécie.

De maneira similar, quando Dixson (1998) caracteriza as vesículas seminais de primatas monogâmicos e poligínicos (à exceção do *Theropithecus gelada*) como vestigiais ou pequenas, ele classifica as humanas como médias, salientando que "é razoável propor que a seleção natural possa ter favorecido a redução no tamanho das vesículas em condições onde a cópula é relativamente infrequente e a necessidade de ejaculação de grandes volumes e de formação de coágulo é reduzida". Ele segue adiante e propõe que "isso talvez explique o tamanho muito pequeno das vesículas em [primatas] primariamente monogâmicos".

9. *BBC News* online, 16 de julho de 2003.
10. *BBC News* online, 15 de outubro de 2007.
11. *Psychology Today,* março/abril de 2001.
12. Barratt et al. (2009).
13. Hipoteticamente, poderia-se tentar falsificar essa hipótese usando dados sobre o volume e produção de esperma em algumas das sociedades que discutimos, onde a competição espermática e paternidade parcial estão em efeito. Com esse objetivo, entramos em contato com todo antropólogo que conseguimos localizar que já tenha trabalhado no Amazonas (ou qualquer outro lugar onde existam caçadores-coletores) mas, aparentemente, ninguém conseguiu coletar esses dados delicados. Ainda assim, mesmo se nós descobríssemos que os homens nessas sociedades exibem maior volume testicular e produção de esperma, como prediz nossa hipótese, confirmações definitivas seriam impossibilitadas pela relativa ausência de toxinas ambientais que são, presumivelmente, ao menos em parte responsáveis pela atrofia testicular em sociedades industrializadas.
14. *BBC News* online, 8 de dezembro de 2006.
15. Diamond (1986).
16. W. A. Schonfeld, "Primary and Secondary Sexual Characteristics. Study of Their Development in Males from Birth through Maturity, with Biometric Study of Penis and Testes," *American Journal of Diseases in Children* 65, 535–549 (citado em Short, 1979).
17. Harvey e May (1989).
18. Baker (1996), p. 316.
19. Bogucki (1999), p. 20.

Capítulo 18: A Pré-História de O
1. O livro de Maines se tornou uma sensação *underground*. É uma

narrativa convincente e surpreendente, escrita como uma história cultural séria do vibrador. No momento em que escrevemos este livro, uma peça baseada nele escrita por Sarah Ruhl, *In the Next Room*, estava em cartaz na Broadway. Um artigo da Rádio Pública Nacional (NPR) sobre a peça pode ser encontrado aqui: http://www.npr.org/templates/story/story.php?storyId=120463597

2. Citações retiradas de Margolis (2004).

3. Ver Money (2000). Interessantemente, o esgotamento seminal é central à compreensão ancestral taoísta da saúde e sexualidade masculina. Ver, por exemplo, Reid (1989).

4. Sobre Baker Brown, ver Fleming (1960) e Moscucci (1996).

5. Coventry (2000).

6. Apesar de o clitóris ser frequentemente chamado de "o único órgão no corpo humano cuja única função é proporcionar prazer", há dois problemas com essa observação. Em primeiro lugar, se o orgasmo feminino (prazer) é funcional nos sentidos que delineamos (aumenta a chance de fertilização, inspira vocalizações que promovem a competição espermática), então há claramente uma proposta no prazer. Em segundo lugar, o que dizer dos mamilos masculinos? Nem todos os homens o consideram uma zona de prazer, mas eles são certamente bem enervados e não servem a nenhum propósito funcional.

7. Margolis (2004), pp. 242–243

8. Ironicamente, de acordo com o arqueólogo Timothy Taylor (1996), essa imagem do Diabo provavelmente derivou de *Cernunnos*, o deus de chifres, que era a tradução celta de uma prática tântrica indiana e, consequentemente, originalmente um símbolo da transcendência através da prática sexual.

9. Coventry (2000).

10. Hrdy (1999b), p. 259.

11. Sherfey (1972), p. 113.

Capítulo 19: Quando as Garotas Vão à Loucura

1. Pinker (2002), p. 253.

2. Não querendo excluir homens ou mulheres gays, mas há uma escassez grande de dados científicos sob esse ângulo. O interessante, no entanto, é que diversas pessoas já nos descreveram que quando elas escutaram seus vizinhos fazendo sexo (tanto casais homossexuais masculinos quanto femininos), o parceiro considerado mais feminino era aquele que fazia mais barulho.

3. Quando o diretor Rob Reiner mostrou o roteiro para sua mãe, ela sugeriu que no final dessa cena a câmera cortasse para uma mulher mais velha prestes a fazer seu pedido e que dissesse: "Vou querer o mesmo que ela".

A ideia era tão brilhante que Reiner disse à sua mãe que a inseriria, mas apenas se ela concordasse em dizer ela mesma, o que ela aceitou.

4. Semple (2001).
5. Small (1993), p. 142.
6. Small (1993), p. 170.
7. Dixson (1998), pp. 128–129.
8. Pradhan et al. (2006).
9. Essas citações são de Hamilton e Arrowood (1978).
10. A intensidade das vocalizações femininas poderiam, por exemplo, guiar as diferentes respostas masculinas, aumentando assim as chances de orgasmos simultâneos ou quase simultâneos. Como discutimos abaixo, há evidências de que essa sincronização poderia conceder vantagens reprodutivas ao homem.
11. O título, longe de ser a declaração juvenil que parece ser ("Sem tetas não há paraíso"), é o nome de uma novela colombiana sobre uma jovem que coloca silicone nos seios, na esperança de atrair os barões das drogas locais e assim escapar da pobreza.
12. Por exemplo, Symons (1979) e Wright (1994).
13. Ver Morris (1967), Diamond (1991), e Fisher (1992).
14. https://www.salon.com/2002/05/28/booty_call_2/.
15. Apesar de poderem ser considerados permanentemente inchados, isso não quer dizer que os seios não mudam no decorrer do ciclo da vida (e da menstruação) de uma mulher. Tipicamente, eles incham mais ainda durante a gravidez, menstruação e orgasmo (até 25 por cento maiores que o normal, de acordo com Sherfey), e diminuem em tamanho e enchimento com a idade e a amamentação.
16. Small (1993), p. 128.
17. Haselton et al. (2007). Disponível em: www.sciencedirect.com.
18. Muitos relatos da sexualidade humana incorporam essa explicação, mas a de Desmond Morris provavelmente é a mais amplamente conhecida.
19. Dixson (1998), pp. 133-134.
20. Dixson se refere especificamente a macacas e chimpanzés nessa passagem, apesar de ele estar falando da capacidade de orgasmos múltiplos de primatas fêmeas em geral, na seção onde a passagem aparece. Passagens assim nos levam a imaginar por que Dixson não seguiu os dados até onde eles pareciam tão claramente levar. Nós o enviamos um e-mail delineando nosso ponto de vista e solicitando seus comentários e críticas, mas se ele recebeu nossa mensagem, escolheu não responder.
21. Symons (1979), p. 89.
22. Lloyd, uma ex-aluna de Stephen Jay Gould, publicou recentemente

um livro inteiro no qual revisa (e desdenhosamente rejeita) os vários argumentos adaptativos sobre o orgasmo feminino (*The Case of the Female Orgasm: Bias in the Science of Evolution*). Para uma ideia da razão pela qual não recomendamos seu livro, dê uma olhada na revisão de David Barash ("*Let a Thousand Orgasms Bloom*"), disponível em http://journals.sagepub.com/doi/full/10.1177/147470490500300123

23. Conforme indicado acima, alguns dos achados de Baker e Bellis são altamente controversos. Nós os mencionamos porque eles são conhecidos por muitas pessoas do público em geral, mas nenhum de seus achados é necessário para o nosso argumento.

24. Barratt et al. (2009). Disponível em: http://jbiol.com/content/8/7/63.

25. Pusey (2001).

26. Ambas as citações aparecem em Potts e Short (1999). A primeira é do texto principal, página 38, e a segunda está citando Laura Betzig, p. 39.

27. Dixson (1998), pp. 269–271. Uma revisão excelente do desenvolvimento do conceito de seleção sexual pós-copulatória pode ser encontrada em Birkhead (2000). Evidências abundantes dessa função filtradora podem ser encontradas em Eberhard (1996), onde o autor apresenta dezenas de exemplos de mulheres exercendo "controle pós-copulatório" sobre quais espermatozoides fertilizarão seus óvulos.

28. Dixson (1998), p. 2.

29. Small (1993), p. 122.

30. Gallup et al. (2002).

Parte V: Homens São da África, Mulheres São da África

1. Wright (1994), p. 58.

Capítulo 20: Na Mente de Mona Lisa

1. Kendrick et al. (1998).

2. Baumeister (2000).

3. Chivers et al. (2007).

4. Boa parte da pesquisa revisada aqui é mencionada no excelente artigo de Bergner "*What Do Women Want?—Discovering What Ignites Female Desire*", de 22 de janeiro de 2009. Disponível em: http://www.nytimes.com/2009/01/25/magazine/25desire-t.html.

5. Anokhin et al. (2006).

6. Georgiadis et al. (2006). Ou, para uma revisão: Mark Henderson, "*Women Fall into a 'Trance' During Orgasm*" *Times Online,* 20 de junho de 2005. Disponível em: https://www.thetimes.co.uk/article/women-fall-into-trance-during-orgasm-q2vw29lpl0s

7. Tarin e Gómez-Piquer (2002).
8. A citação de Little é do artigo de notícias da BBC News: http://news.bbc.co.uk/2/hi/health/2677697.stm.
9. Wedekind et al. (1995). Uma pesquisa mais recente que confirma esses resultados é Santos et al. (2005).
10. Pílulas anticoncepcionais não interferem apenas na habilidade feminina de sentir o MHC em homens, mas parecem afetar outros sistemas de *feedback* também. Ver Laeng and Falkenberg (2007), por exemplo.
11. Para um levantamento de dados recente dessa pesquisa, ver Alvergne e Lummaa (2009).
12. Nossa ideia não é difamar a pílula. Mas, à luz dessas mudanças, recomendamos que casais passem vários meses juntos utilizando diferentes formas de contracepção, antes de fazer planejamentos de longo prazo.
13. Lippa (2007). Disponível online em: http://psych.fullerton.edu/rlippa/bbc_sexdrive.htm.
14. Ver Safron et al. (2007). Uma boa revisão de pesquisas relacionadas pode ser acessada em: http://www.wired.com/medtech/health/news/2004/04/63115.
15. Alexander e Fisher (2003).

Capítulo 21: O Lamento do Pervertido

1. Dixson (1998), p. 145.
2. Ambas as entrevistas aparecem no episódio 220 do programa *This American Life,* da NPR. Disponível em: www.thislife.org.
3. De acordo com Reid (1989), era considerado sábio e saudável para jovens chineses compartilhar sua energia sexual abundante com mulheres mais velhas, que se beneficiariam em absorver a energia liberada pelo orgasmo masculino. Da mesma forma, era difundido que o orgasmo de mulheres mais novas infundia nova vitalidade em homens mais velhos. O mesmo padrão é encontrado em algumas sociedades caçadoras-coletoras, assim como na cultura de algumas ilhas do Sul do Pacífico.
4. Um exemplo, entre muitos: Dabbs et al. (1991, 1995) descobriram que "infratores com altos índices de testosterona não só cometiam mais crimes violentos, como também eram julgados de forma mais severa pela comissão de indultos e violavam mais frequentemente as regras da prisão do que aqueles com baixa testosterona."
5. Gibson (1989).
6. É importante refletir sobre as repercussões de longo prazo da frustração sexual generalizada de adolescentes do sexo masculino. Até que ponto, por exemplo, essa frustração é um fator que contribui para o ódio misógino

que muitos homens sentem? Como será que essa frustração influencia a disposição de jovens a participar de guerras e a entrar em gangues de rua? Se, por um lado, não concordamos com o argumento de Kanazawa (2007), de que o islã sanciona a poliginia para aumentar a frustração sexual masculina e, assim, criar um reservatório de homens-bomba, por outro é difícil descartar a noção de que a frustração intensa será frequentemente expressa em ódio mal orientado.

7. A Geórgia tem problemas sérios com o sexo oral. Até 1998 ele era ilegal – até mesmo entre pessoas casadas e em seus próprios quartos – e passível de até vinte anos de prisão.

8. Por exemplo, http://www.npr.org/templates/story/story.php?storyId=101735230.

9. Fortenberry (2005).

10. Todas as citações dessa seção foram retiradas de Prescott (1975).

11. Ver Elwin (1968) e Schlegel (1995).

12. "*Some Thoughts on the Science of Onanism*", um discurso feito no Stomach Club, uma sociedade de escritores e artistas americanos.

13. Money (1985).

14. Ver http://www.cirp.org/library/statistics/USA/.

15. Money (1985), pp. 101–102.

16. Esses homens acreditavam que quaisquer temperos ou sabores fortes excitavam energias sexuais, então recomendavam dietas destemperadas para atenuar a libido. Biscoitos de água e sal e cereais matinais sem açúcar foram originalmente propagandeados para pais de garotos adolescentes como comidas que os ajudariam a escapar dos males da masturbação. Para uma descrição fictícia (mas muito precisa) desses homens e de seu movimento, ver Boyle (1993).

17. Curiosamente, o sobrinho de Freud, Edward Bernays, é considerado um dos fundadores das relações públicas e da publicidade moderna. Dentre suas muitas campanhas publicitárias famosas está a que associava cigarros à autonomia feminina. Nos anos 1920, Bernard encenou uma manobra publicitária lendária que é ensinada nas salas de aula até os dias de hoje: no dia do desfile de Páscoa de Nova Iorque, organizou uma marcha de modelos com cigarros acesos, vestindo uma faixa que os chamavam de "tochas da liberdade". Para mais informações, ver Ewen (1976/2001).

18. Fazendeiros sabem que para fazer com que um touro cruze com a mesma vaca várias vezes, ele tem que ser enganado e pensar que se trata de uma vaca diferente. Isso é feito esfregando um cobertor em outra vaca para absorver seu aroma e depois o jogando sobre a vaca que querem que seja inseminada. Se o touro não for enganado, ele simplesmente se recusa

a fazê-lo, independentemente do quão atrativa a vaca seja.

19. Sprague e Quadagno (1989).

20. Ver, por exemplo, o documentário *Rent a Rasta,* escrito e dirigido por J. Michael Seyfert: www.rentarasta.com, ou o longa-metragem *Heading South,* dirigido por Laurent Cantet, sobre mulheres indo ao Haiti nos anos 1970.

21. *The New Yorker,* 6 e 13 de julho de 2009, p. 68.

22. Adicionalmente, o chamado *efeito Westermark* parece dissuadir fortemente a prática sexual entre familiares próximos.

23. Ver, por exemplo, Gray et al. (1997 e 2002) e Ellison et al. (2009).

24. Ver, por exemple, Glass e Wright (1985).

25. Roney et al. (2009), mas ver também Roney et al. (2003, 2006, e 2007).

26. Davenport (1965).

27. Kinsey et al. (1948), p. 589.

28. Symons (1979), p. 232.

29. Bernard (1972/1982).

30. Berkowitz e Yager-Berkowitz (2008).

31. Symons (1979), p. 250.

32. Ver, por exemplo, Roney et al. (2003). Exercícios aeróbicos regulares, muito alho, prevenção de estresse e muitas horas de sono são boas maneiras de manter "tudo em cima". Devemos nos atentar para o fato de que, apesar de já termos escutado muitos depoimentos informais, poucos cientistas se arriscarão a passar pelo constrangimento de solicitar verbas para pesquisar mulherengos. O fenômeno, todavia, é bem documentado em outros animais (ver, por exemplo, Macrides et al., 1975).

É possível que o efeito seja mediado não pelo ato sexual em si, mas por feromônios – o que poderia explicar as lojas *burusera,* onde homens japoneses compram roupas íntimas femininas usadas, embaladas a vácuo, direto de uma máquina automática. Sugiro aos estudantes de pós-graduação ambiciosos que considerem a possibilidade de fazer uma pesquisa similar à de Wedekind (a da camiseta suada), mas com calcinhas femininas, para ver se a exposição a novos feromônios genitais femininos por si só é suficiente para afetar a concentração sanguínea de testosterona em homens.

33. Por exemplo, para depressão: Shores et al. (2004); doenças cardiovasculares: Malkin et al. (2003); demência: Henderson e Hogervorst (2004); mortalidade: Shores et al. (2006).

34. Squire, citado por Phillip Weiss em seu provocante artigo na *New York* magazine: "The affairs of men: The trouble with sex and marriage." 18 de maio de 2008. Disponível em: http://nymag.com/relationships/sex/47055.

Capítulo 22: Enfrentando Juntos o Céu

1. Wilson (1978), p. 148.
2. Holmberg (1969), p. 258.
3. "Is There Hope for the American Marriage?" Caitlin Flanagan, *Time*, 2 de julho de 2009. http://www.time.com/time/nation/article/0,8599,1908243,00.html.
4. Essas citações de Druckerman foram retiradas de uma revisão de seus livros em *The Observer*, 8 de julho de 2007.
5. Jaynes (1990), p. 67.
6. "What does marriage mean?", Dan Savage, na Salon.com de 17 de julho de 2004. Disponível em: https://www.salon.com/2004/07/17/gay_marriage_18/
7. Squire, citado por Weiss na *New York magazine*: "The affairs of men: The trouble with sex and marriage." 18 de maio de 2008. Disponível em: http://nymag.com/relationships/sex/47055.
8. "Only You. And You. And You. Polyamory—relationships with multiple, mutually consenting partners—has a coming-out party." Por Jessica Bennett. Revista *Newsweek* (Exclusivo para internet), 29 de julho de 2009. http://www.newsweek.com/id/209164.
9. Hrdy (2001), p. 91.
10. "Cenas de um casamento grupal." Por Laird Harrison. https://www.salon.com/2008/06/04/open_marriage/.
11. http://dish.andrewsullivan.com/2009/01/30/ted-haggard-a-1/
12. McElvaine (2001), p. 339.
13. Perel (2006), p. 192.
14. Gould (2000), pp. 29–31.
15. Afinal, nos anos 1970, *alguém* comprou quase quatro milhões de cópias do livro Open Marriage, de Nena e George O'Neill.
16. Perel (2006), pp. 192–194.
17. Burnham e Phelan (2000), p. 195.
18. Perel (2006), p. 197.
19. Bergstrand e Blevins Williams (2000).
20. Easton e Liszt (1997).
21. Você pode ouvir essa coletiva de imprensa em www.thisamericanlife.org/Radio_Episode.aspx?episode=95.
22. Ouvimos pela primeira vez sobre essa fantástica relação Sol/Lua em Weil (1980), um livro fascinante sobre o poder de alterar consciência que está presente em tudo, desde eclipses solares a mangas maduras.

SEXO antes de TUDO

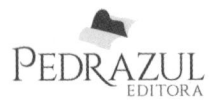

PEDRAZUL
EDITORA

www.pedrazuleditora.com.br